JANA CRÄMER

DAS MÄDCHEN AUS DER 1. REIHE

Originalausgabe – Erstdruck

»ICH STEHE AUF KONZERTEN VORNE, WEIL HINTEN ALLES VOLL IST.«

Jana Crämer, Jahrgang 1982, hat in Dortmund Erziehungswissenschaft/Psychologie studiert und lebt in Wetter an der Ruhr. Als Managerin der Band „Luxuslärm" liegt ihr Aufgabenfeld vorwiegend am Bühnenrand und im Backstagebereich, trotzdem zieht es sie nach wie vor in die 1. Reihe.

JANA CRÄMER

DAS MÄDCHEN AUS DER 1. REIHE

Roman

juneberry

Bibliographische Information der Deutschen Bibliothek:

Die Deutsche Bibliothek verzeichnet diese Publikation in der *Deutschen Nationalbibliografie*; detaillierte bibliographische Daten sind im Internet über *www.d-nb.de* abrufbar.

Umschlaggestaltung
Idee & Design: Esther Grünhagen
Umsetzung: Stephanie Raubach

1. Auflage 2015
2. Auflage 2015
3. Auflage 2017
4. Auflage 2017

juneberry
Schardt Verlag
Metzer Straße 10 A
26121 Oldenburg
Tel.: 0441-21 77 92 87
Fax: 0441-21 77 92 86
E-Mail: hallo@juneberry.de
www.juneberry.de

Herstellung: CPI GmbH, Leck

ISBN 978-3-89841-764-8

INTRO

Frustriert betrachte ich mich im Spiegel. Das Shirt ist einfach zu eng. Als ich es vor ein paar Wochen gekauft habe, saß es noch locker, jetzt zeichnet sich unter dem schwarzen Stoff deutlich mein viel zu dicker Hintern ab.

„Du reißt es noch kaputt", sagt Jule in mahnendem Ton, als ich versuche, es mit beiden Händen in die Breite zu dehnen. Entnervt ziehe ich meine Hände unter dem Saum des Shirts hervor. Die hat gut reden.

Jule ist meine beste Freundin, seit wir uns am ersten Schultag in der fünften Klasse nebeneinander gesetzt haben, und das genaue Gegenteil von mir. Sie hat eine absolut perfekte Figur. Beine, die zum Himmel reichen, eine superschlanke Taille und einen knackigen Hintern, der in der engen, verwaschenen Bluejeans besonders gut zur Geltung kommt.

„Jetzt hör doch endlich mal auf, so auf deinen Hintern zu gucken, man sieht ihn unter dem Shirt doch gar nicht", versichert mir Jule und strahlt mich mit ihren großen, grünblauen Augen an. Sie bindet ihre sommerblonden, schulterlangen Haare zu einem lockeren Pferdeschwanz und beginnt sich zu schminken.

Ich ziehe eine Schnute und gucke resigniert in den großen Spiegel über der Waschbeckenzeile. Das kalte Licht lässt mich aschfahl und irgendwie krank aussehen. Warum nehmen die in den Toiletten an Raststätten nur immer so kaltes Licht? Wollen die, dass man sich hässlich fühlt und vor lauter Frust oben noch mal schnell bei den Süßigkeiten zugreift? Wenn das deren Plan zur Umsatzsteigerung ist, dann geht er auf jeden Fall auf. Das Shirt ist eh zu eng, dann ist es jetzt auch egal, wenn ich mir noch 'ne Schokolade mitnehme.

Oh Mann, wie oft wir schon an Autobahnraststätten gehalten haben, um uns auf der Damentoilette für den Abend zu stylen. Dabei ist es uns auch völlig egal, wenn uns andere Frauen abschätzig von oben bis unten mustern und genervt die Augen verdrehen, weil die ganze Schminke ums Waschbecken verteilt liegt. Die sollen sich mal nicht so anstellen, schließlich gibt es an Raststätten glücklicherweise nicht nur eins.

Ich knete meine braunen Locken noch einmal mit etwas Wasser kopfüber, fixiere alles mit Haarspray und schmeiße den Kopf zurück. Schon besser. Jetzt noch schnell ein bisschen Wimperntusche und meinen Lieblingslippenstift, zartes Rot und ein bisschen Glanz, aber auf keinen Fall zu auffällig - fertig. Auf meinen Hintern gucke ich einfach nicht mehr. Wir stehen eh in der ersten Reihe, da sind die Leute so dicht gedrängt, dass niemand drauf achten wird, und nach dem Konzert ziehe ich einfach meine lange Weste drüber.

„Bist du so weit?", reißt mich Jule aus meinen Gedanken.

„Na klar, wir können los." Ich räume schnell meine Sachen zusammen und folge ihr die Treppe nach oben.

Die junge Frau hinter der Theke lächelt uns freundlich an und wünscht uns einen schönen Abend. „Danke, den werden wir haben. Jetzt geht's zum Strand", antworten wir wie aus einem Mund und müssen lachen, da sogar der Tonfall unserer Stimmen absolut identisch ist. So viele Jahre bleiben nicht ohne Folgen.

Was die sich wohl denkt? Wir kommen hier rein, ungestylt und in schlabbrigen Klamotten, verschwinden auf der Damentoilette, nur um eine halbe Stunde später fast wie verwandelt zurück ins Auto zu steigen. Irgendwie hat das schon ein bisschen was von einer Vorher-Nachher-Show. So ist es fast jedes Wochenende, seit wir vor einem halben Jahr die Jungs kennengelernt haben.

DER ANGESAGTESTE CLUB DER STADT

Wir beide waren nie die typischen Discogänger, sind nie mit Jungs ausgegangen, waren am Wochenende am liebsten zu Hause auf der Couch, haben uns zu zweit einen gemütlichen DVD-Abend gemacht und eine Jumbopizza für vier Personen bestellt. Jule hat für eine Person gegessen und ich für die übrigen drei. Keine Ahnung, wie die darauf kommen, dass davon vier Personen satt werden können. Das war, bis wir 18 waren, ein perfekter Abend für uns.

Wir hatten zwar überhaupt keine Lust, haben uns dann aber doch von den Mädels aus der Stufe überreden lassen, mit in den Club zu gehen. „Irgendwie werden wir den Abend schon rumkriegen, zur Not tust du so, als hättest du Migräne, und wir verdrücken uns", hatte ich zu Jule gesagt, ohne zu ahnen, dass dieser Abend alles verändern würde.

Da standen wir also, in dem riesigen, bitterkalten Eingangsbereich zum Babylon, dem angesagtesten Club der Stadt. Direkt vor uns eine breite, endlos lange Treppe aus hellem Marmor, die Wände komplett verspiegelt und mit pompösen Kronleuchtern an der hohen Decke. Wir – mit den viel zu stark geschminkten, zu affektiert laut kichernden Mädels, die nur allzu sehr darauf bedacht waren, gesehen zu werden. Oh Mann, wie anstrengend, das konnte ja was werden.

Plötzlich wurde das Getuschel noch lauter, als sich eine Gruppe von jungen Frauen näherte. Groß und megaschlank, mit bunten Haarteilen und knallengen Hotpants, absolute Paradiesvögel und völlig überdreht. Ja, die passten wirklich perfekt hierher. Aber Hotpants bei dieser Kälte? Wir hatten Ende Februar, und auch wenn die Straßen frei waren, lagen überall an den Seiten noch die gefrorenen Schneeberge. Eine von den Ladies rempelte mich im Vorbeidrängeln ganz leicht an, entschuldigte sich aber gleich überschwänglich bei mir. Wow, mit dieser tiefen Stimme konnte sie auf jeden Fall bei 'ner Telefonhotline arbeiten.

Ich weiß nicht, ob ich vor Kälte oder Aufregung gezittert habe, aber es wäre nicht schlecht gewesen, wenn meine schwarze Jacke zumindest noch so gut gepasst hätte, dass ich sie hätte zumachen können. Drinnen würde es ja auf jeden Fall wärmer sein, und solange kuschelte ich mich einfach etwas näher an Jule, die gerade genervt die Augen verdrehte. Der Grund war Jasmin, ein Mädchen aus unserer Stufe. Sie zog gerade ihren eh schon tiefen Ausschnitt noch ein ganzes Stück weiter nach unten, bevor sie an der Security vorbei ging.

Security? Auch das noch, daran hatte ich ja gar nicht gedacht. Was war, wenn denen mein Gesicht nicht gefiel, ich nicht schick genug angezogen war oder ich einfach nicht in ihren Club passte?

Alle Mädels um mich herum hatten kurze Röcke an, einige mit High Heels, einige mit kniehohen Stiefeln. Der Unterschied zwischen mir und den anderen war deutlich zu sehen. Wie gerne wollte ich auch mal so etwas anziehen, etwas Aufregendes, etwas Aufreizendes. Stattdessen trug ich eine schwarze, weit geschnittene Stoffhose und ein schlabbriges, bis über den Hintern reichendes Lagenshirt, um meine Figur zu kaschieren.

Mein Herz klopfte wie verrückt, und auf einmal war mir überhaupt nicht mehr kalt, ich hatte das Gefühl, innerlich zu kochen. Warum hatte ich mich nur darauf eingelassen, mit hierher zu gehen?

„Darf ich kurz einen Blick in Ihre Tasche werfen?", fragte mich der Security-Mann überraschend freundlich.

„Ähm, ja, natürlich", entgegnete ich etwas verwirrt, da ich in Gedanken schon wieder zu Hause auf der Couch saß. Mit Jumbopizza.

„Vielen Dank, alles okay. Einen schönen Abend wünsche ich", sagte er, sichtlich amüsiert, dass ich rot angelaufen war.

Das passiert mir ständig in solchen Situationen. Ich kann nichts dagegen machen, immer wenn ich unsicher oder aufgeregt bin, leuchte ich wie eine Tomate, superpeinlich. Nervös strich ich mir eine Haarsträhne hinters Ohr und beeilte mich, zu den anderen zu kommen, die schon kichernd und glucksend die lange Treppe hinaufstiegen.

Jule wartete auf mich. Sie passte perfekt hierhin, in dieses elegante Ambiente, wo sie die Blicke der Männer auf sich zog - in ihrem engen Rock und der leichten Bluse, die ihre schlanke Figur umspielte. Ich fühlte mich einfach nur fehl am Platz - wie so oft.

Oben angekommen, bogen wir links in einen großen, indirekt beleuchteten Raum. Es roch sehr angenehm nach schwerem Holz, neuem Leder und süßen Cocktails. In der Mitte war eine leere Tanzfläche mit vereinzelten Stehtischen, daran jeweils drei Barhocker, ebenfalls mit dunklem Leder bezogen, und dahinter ein schwerer grüner Vorhang. Über der Tanzfläche sammelte sich Nebel in einem gläsernen Dachgewölbe, das wie eine Kuppel aussah. Mit grünem Laser wurden dort zarte Wellen und schimmernde Punkte hineinprojiziert, was mich an tanzende Polarlichter erinnerte. Das sah wirklich hübsch aus. Den Raum erfüllte leise Musik, so dass man sich gut hätte unterhalten können, aber Jasmin und ihre Mädels waren eh nicht mehr bei uns, also kein Grund für gezwungenen Smalltalk. Keine Ahnung, wohin die auf einmal verschwunden waren. Es war mir aber ehrlich gesagt auch egal.

Gerade lief Sting mit „Desert Rose", eines meiner absoluten Lieblingslieder, und mit dem Klang seiner weichen, ruhigen Stimme wurde auch ich entspannter.

Rechts und links von uns ging es wenige Stufen nach oben, und etwas erhöht standen dort viele kleine, runde Tische mit schicken Lederstühlen. Die beiden Theken an den langen Wänden waren aus edlem, dunklem Holz und mit grün schimmerndem Glas verkleidet, das von hinten indirekt beleuchtet wurde und so eine ganz tolle Stimmung verbreitete. Vereinzelte Bäume, die mit cremefarbenen und mintgrünen Lampions geschmückt waren, lockerten die Tischgruppen auf.

„Ich geh uns was zu trinken holen, möchtest du 'ne Cola light?", fragte Jule, die nicht weniger beeindruckt als ich aussah.

Ich nickte und deutete auf einen Tisch mit drei Stühlen am Rand. „Ich warte dort auf dich."

So saß ich eine ganze Weile da und beobachtete einfach nur die Leute. Die meisten waren in unserem Alter, standen in kleinen Grüppchen zusammen, lachten ausgelassen und stießen mit ihren Sektgläsern an. An den Tischen saßen vereinzelt Pärchen, tief im Blick des anderen versunken. Sie schienen von dem Trubel der Menschen, die sich hinter ihnen an den Bars drängten, gar nichts mitzubekommen. Nur auf der Tanzfläche war es noch vollkommen leer, vermutlich wollten sich alle erst mal mit Getränken versorgen, um sich in die richtige Stimmung zu bringen. Wir brachten uns halt mit Cola und Cola light in Stimmung. Warum auch nicht?

Aber wo blieb Jule denn so lange?

Ich blickte mehrmals den Tresen entlang, als ich schon sah, wie sie sich mit zwei Gläsern zwischen einer Gruppe von jungen Männern durchschlängelte. Die Typen johlten auf und stellten sich so dicht zusammen, dass sie von ihnen umschlossen war. „Na, Baby, wie wär's mit uns? Nicht so schüchtern, Kleine!" Einer versuchte noch, ihr auf den Hintern zu hauen, aber da war sie schon zwei Schritte weiter. Was für Wichser, ging es mir durch den Kopf, und gleichzeitig wünschte ich mir, dass ich mal so viel Beachtung bekommen würde, selbst wenn es nur so plumpe Anmachen wären. Mir wurde in solchen Situationen nur missmutig Platz gemacht, oder ich wurde einfach ignoriert, so dass ich einen anderen Weg nahm, wo ich niemanden bitten musste, zur Seite zu gehen.

„Was für Spinner", lachte Jule, reichte mir mein Glas rüber, setze sich und schlug ihre schlanken Beine elegant übereinander. Ich schaute an mir herunter. Ich saß eher wie eine Bäuerin da, und auch wenn ich meine Beine unter dem niedrigen Tisch nicht übereinanderschlagen konnte, musste ich ja doch nicht so breitbeinig dasitzen. Für Jule schien das alles hier wie selbstverständlich zu sein, von mir erforderte es höchste Konzentration. Ich war echt nicht für die Öffentlichkeit gemacht.

„Worauf trinken wir?“, fragte sie lächelnd, eine perfekt gezupfte Augenbraue nach oben gezogen.

„Darauf, dass wir diesen Abend schnell hinter uns bringen und es uns nächstes Wochenende …“

„… mit der neuen Staffel von ‚Queer as Folk‘ auf der Couch gemütlich machen!“, beendete sie meinen Satz, und wir stießen an. Was für eine absurde Situation. Wir saßen hier im angesagten Club, hatten noch die ganze Nacht vor uns und wollten bereits jetzt lieber nach Hause. Discogänger würden wir wohl nie werden.

EIN GEWISSER HANG ZUM MASOCHISMUS

Plötzlich wurde das Gemurmel und Gerede um uns herum leiser, und ich schaute zu dem sich öffnenden Vorhang. Dahinter war eine Bühne mit wuchtigen Boxentürmen links und rechts. Vier junge Männer in schwarzen Hosen und weißen Hemden nahmen ihre Plätze an Schlagzeug, Keyboard, Bass und Gitarre ein. Auf der Tanzfläche wurde es binnen Sekunden brechend voll, und als der Sänger, groß und schlank, die Bühne betrat, klatschte und jubelte das Publikum, als hätte es nur auf diesen Moment gewartet.

Er trug, anders als seine Bandkollegen, keinen Schlips. Er war irgendwie lässiger mit seinem Dreitagebart und den verwuschelten, dunklen Haaren. Er schaute nicht ins Publikum, sondern ging auf direktem Weg zur Mitte der Bühne und stellte in aller Ruhe den Mikroständer auf die richtige Höhe ein. Die Band begann das endlos lange Intro von „Hotel California" zu spielen, und ich nahm den Flyer, der auf unserem kleinen Tisch lag: „Heute Abend: Top-40 Cover im Atelier". Ich dachte gerade darüber nach, dass ich es schon merkwürdig fand, dass für eine einfache Coverband so ein Alarm gemacht wurde, als seine Stimme den Raum erfüllte und es mich ohne Vorwarnung gnadenlos umwarf. Sofort waren meine Augen wieder bei ihm.

Er saß nun auf einem Barhocker, ein Bein angewinkelt, mit dem Fuß auf dem Steg, den anderen hatte er auf dem Tellerstativ des Mikroständers. Die eine Hand oben am Mikro, die andere versetzt etwas tiefer. Seine Augen waren geschlossen, er war völlig in dem Lied versunken und ich in seiner rauchigen, weichen Stimme.

Sie klang wie die wohlige Wärme eines prasselnden Kaminfeuers, aus dem lodernde, kleine Funken sprühten, so unbezähmbar und doch so vertraut.

„Meine Güte, kann der Typ singen, oder was?", hörte ich Jule wie durch einen dichten Nebel sagen.

Benommen brachte ich nur leise „allerdings" hervor.

„We are all just prisoners here of our own device." Er beugte sich weiter vor, war mit seinem Mund ganz nah am Mikrofon und schien völlig in dem, was er da gerade schuf, aufzugehen. Seine Stimme verschmolz zu einem Duett mit der Gitarre - er war eins mit der Musik. „You can check out anytime you like, but you can never leave." Er lockte noch den letzten Tropfen Gefühl aus der Zeile, bevor er schließlich verstummte.

Für einen Moment herrschte absolute Stille, dann brach tosender Applaus los. Jule, ich, die Gäste um uns herum, es gab kein Halten mehr. Der ganze Raum war jetzt so brechend voll, dass sich die Menschen sogar in den breiten Eingangstüren drängten. Während des ganzen Songs hatte der Sänger seine

Augen geschlossen, nun drehte er sich zu seinem Gitarristen, nickte ihm kurz zu, wandte sich zu uns und zuckte auf charmante Art verlegen mit den Schultern. Als wollte er zum Ausdruck bringen, dass er gar nicht verstand, warum alle so aus dem Häuschen waren.

Er stand auf, stellte seinen Barhocker beiseite, strich sich durch die zerzausten Haare und begrüßte das Publikum mit einem freundlichen „Guten Abend. Schön, dass ihr hier seid, das wird eine lange Nacht!“ Das Publikum jubelte, und die Band legte mit dem nächsten Song los. „Ayo Technology“ von Milow. „When she‘s ready to ride, I'll be ready to roll – I'll be in this bitch ‘til the club close.“

Mir war zuvor nie aufgefallen, dass es in dem kompletten Lied nur um Sex ging, aber so wie er die Textzeilen mit seiner rauchigen Stimme liebkoste, die ad libs hauchte, fast stöhnte, hätte ich Englisch nicht als viertes Abifach haben müssen, um zu verstehen, worum es ging.

Wenn es sich so anfühlte, dann musste es großartig sein.

„Let‘s get it poppin‘ shorty – We can switch positions – From the couch to the counters of my kitchen.“ Wie er so da oben stand, beide Hände ums Mikro gelegt, den einen Fuß auf dem Tellerstativ, das andere Bein einen halben Schritt nach hinten versetzt, konnte ich meine Augen nicht von ihm abwenden. Er verlagerte sein Gewicht von einem Bein aufs andere, so dass sich seine Hüfte im Takt geschmeidig vor und zurück bewegte, immer und immer wieder. Wie es wohl wäre, wenn ich diejenige aus seinem Song wäre? Wenn ich meine Hände in seinen dunklen, zerzausten Haaren vergraben und sich meine Beine um seine Hüften schlingen würden? Ich spürte plötzlich ein angenehmes Kribbeln und schloss die Augen. Es fühlte sich köstlich an, und mir wurde mit einem Mal ganz warm, als mich das laute Klatschen und Jubeln unsanft aus meinen Phantasien riss. Ich schüttelte den Kopf, um mich von diesen ungewohnten Gedanken zu befreien, und nahm einen großen Schluck von meiner Cola light. Ich genoss es, wie eiskalt sie war. Ja, diese Abkühlung tat ungemein gut.

„Kommt ihr mit tanzen?" Jasmin hatte sich bis zu uns durchgequetscht und schaute uns auffordernd an. Jule und ich brauchten uns nicht mal anzusehen, um gleichzeitig „Nein, wir bleiben noch hier" zu antworten. Jasmin blickte auf die Bühne, dann zu uns, skeptisch auf die Bühne und wieder zu uns. „Okay, der Typ ist echt heiß, aber seit wann interessiert euch das? Na ja, ich geh wieder zu den anderen. Himmelt ihr ihn mal ruhig weiter an, und vergesst bloß nicht, euch ein Autogramm zu holen." Sie lachte spöttisch und verschwand wieder zwischen den Menschen.

Was 'ne blöde Kuh, ging es mir durch den Kopf. Ja stimmt, wir hatten beide noch nie einen Freund. Was zugegeben in unserem Alter, kurz vorm Abitur, sicher nicht die Regel war, aber das hieß ja nicht, dass wir nicht auch mal jemanden interessant finden konnten. Und ihn aus der Ferne anzuschmachten war schließlich nicht verboten. Zur Männerwelt habe ich immer einen großen Sicherheitsabstand eingehalten.

Natürlich hatte ich mal Freunde, aber eher beste Freunde, Kumpels halt. Gut, vielleicht war ich in den einen oder anderen auch mal ein bisschen verknallt, aber ich habe mir nie etwas anmerken lassen. Ich habe mir die Schwärmereien angehört, bei Liebeskummer getröstet und die Kupplerin gespielt.

Ja, was das angeht, hatte ich schon immer einen gewissen Hang zum Masochismus. Es scheint etwas Wahres an dem Spruch zu sein, dass man sich erst selbst lieben muss, um von anderen geliebt zu werden. Oder eher, um dies zulassen zu können, denn ich habe schlichtweg das Weite gesucht, als es einmal doch den Anschein machte, dass er auch etwas mehr für mich empfand. Nicht unbedingt eine Glanzleistung von mir, aber da war ich einfach schon immer unheimlich feige.

So konnte mir ja nichts passieren. Ich saß hier unten, und der hübsche Sänger stand da oben, bei den vielen Menschen sah er mich ja noch nicht mal. Jule stand auf, nahm mir mein Glas aus der Hand, stellte es auf dem Tisch ab und versuchte mich auf die Tanzfläche zu ziehen. Zumindest auf das kleine Fleckchen, das vor unserem Tisch noch frei war. Ich lehnte mich dagegen, denn eigentlich war ich ganz froh, dass ich auf dem Barhocker sitzen konnte, denn unter dem Tisch sah man meine Beine nicht.

Mein Oberkörper war nun wirklich nicht das, was man schlank nennen konnte, aber doch zwei bis drei Kleidergrößen schmaler als der Rest. Man konnte also sagen, dass ich sitzend an einem Tisch eine deutlich bessere Figur machte als stehend.

Jule legte den Kopf schief und zog die Stirn kraus, denn natürlich kannte sie den Grund meiner Tanzverweigerung. Sie lächelte aber zufrieden, als ich doch aufstand, und stupste mich neckisch mit ihrer Hüfte, die locker zwei Handbreit über meiner saß.

Ich checkte kurz die Lage. Die Leute standen so dicht, dass niemand freie Sicht auf meine größten Problemzonen hatte. Das beruhigte mich, und ich fing an, mich sachte im Takt der Musik zu bewegen. Die Band spielte jetzt eine perfekte Mischung aus älteren und aktuellen Songs, die man alle aus dem Radio kannte. Die Musik glitt über uns hinweg wie klanggewordene Schwerelosigkeit, wie ein Windhauch. Ich fühlte mich mit einem Mal unglaublich leicht, mein Blick ging nach oben und verlor sich in der Weite der Glaskuppel. Ich schloss die Augen und ließ mich einfach in die Musik fallen. Ich machte mir über nichts Gedanken, nicht über mich, nicht darüber, was die anderen vielleicht über mich dachten. Ich war ganz bei mir.

Oh nein, bitte nicht aufhören! ging es mir durch den Kopf, als ich den Sänger auf einmal „Wir machen jetzt eine kurze Pause, trinken zusammen was an der Bar und sehen uns gleich wieder hier!“ sagen hörte. Er gab dem Barkeeper ein Zeichen, und sofort ertönte leise Musik aus den Boxen, die in den mit Lichtern geschmückten Bäumen um uns herum hingen.

Man konnte zusehen, wie sich das Publikum verteilte. Einige strömten zu den großen Türen Richtung der anderen Räume, andere gingen zu den Theken, um sich weiter mit Getränken zu versorgen, und eine Handvoll Mädels stiefelte zu der Treppe rechts neben der Bühne.

Auf dem Weg dorthin wurden die Ausschnitte tiefer gezogen, die eh schon kurzen Röcke noch ein Stückchen weiter hochgeschoben, so dass man den Ansatz der halterlosen Strümpfe sehen konnte, und der Lippenstift aufgefrischt. Mir kam die Textzeile „Fliegen Motten in das Licht, genau wie du und ich" von Nena in den Kopf, und ich musste grinsen. Jule warf mir einen fragenden Blick zu, und ich nickte Richtung Bühnenaufgang, wo der Sänger gerade die Treppe herunterkam. Er kam natürlich nicht weit, da wurde er von den fünf Mädchen umschwärmt. Sie redeten alle gleichzeitig auf ihn ein, dass er gar nicht wusste, welcher er sich zuerst zuwenden sollte, und jede versuchte verführerischer als die anderen zu sein.

Er lächelte und strich sich die Haare aus dem Gesicht, hob dann aber höflich abwehrend die Hände und ging weiter zur Bar. Die Mädels folgten ihm tatsächlich und ignorierten völlig, dass er ihnen doch eben schon einen Korb gegeben hatte. Am Tresen ging das Theater weiter. Der arme Typ, sie ließen ihm echt keine Pause. Dicht gedrängt standen sie um ihn herum. Die Schwarzhaarige mit Pulp-Fiction-Frisur spielte anzüglich mit der Zunge an dem schwarzen Strohhalm in ihrem bunten Cocktailglas, so dass man denken konnte, es hätte ein Casting für einen RTL2-weit-nach-Mitternacht-Spot stattgefunden.

„Ist das nicht Caro aus unserer Stufe?", fragte mich Jule fassungslos.

Ich schaute genauer hin. Sie war im letzten Schuljahr hängengeblieben und seitdem bei uns im Abschlussjahrgang. Ich hatte zwar keinen Kurs mit ihr und auch noch nie länger mit ihr gesprochen, hatte sie aber schon öfter mit Jasmin gesehen. Doch, das war sie auf jeden Fall.

Die Blonde neben ihr, mit den halterlosen Strümpfen und den knallroten Lack High Heels zog die typische Kleine-Mädchen-Nummer ab, große Kulleraugen und ein unschuldiger Schmollmund, dabei wickelte sie eine Haarsträhne lasziv um ihren Zeigefinger.

Der Sänger unterhielt sich, von den Mädels absolut unbeeindruckt, angeregt mit dem Barkeeper. Am Tisch neben uns standen seine Jungs aus der Band und beobachteten, genau wie wir, amüsiert das Spektakel. „Oh Mann, wenn die wüssten ..."

„... wäre es vor unserer Bühne nicht halb so voll", beendete ein Bandkollege den Satz des Drummers, und alle lachten. Wenn sie was wüssten? Dass er eine Frau und zwei Kinder zu Hause hat? Dass er jeden Abend eine andere mit ins Hotel nimmt? Dass er im Bett auf so abgefahrene Sachen steht, dass ‚Shades of Grey' dagegen ein Kinderbuch ist?, schoss es mir durch den Kopf, als Jasmin und die anderen zurück an unseren Tisch kamen.

Im Schlepptau hatten sie ausgerechnet die Typen, die Jule so plump an der Theke angemacht hatten. Der eine stellte sich dicht neben sie, zeigte zur Theke und brüllte über die Musik hinweg: „Ich habe dich schon den ganzen Abend von dort hinten aus beobachtet."

Jule hielt sich schützend eine Hand vor ihr Ohr, sah ihn lächelnd an und erwiderte: „Dann geh genau dorthin zurück und mach weiter." Seinem Gesicht war deutlich anzusehen, dass er mit dieser Abfuhr nicht gerechnet hatte, und seine Kollegen johlten vor Schadenfreude.

„Wir wollen mit den Jungs hier noch in einen anderen Club. Seid ihr dabei?", kicherte Jasmin, während ein widerlich schleimiger Typ, der wie eine ganze Parfümerie roch, ihr den Hals küsste und an ihrem Ohr knabberte.

„Nein, geht ihr mal allein, wir sehen uns Montag in der Schule", sagte Jule und bemühte sich, nicht laut loszuhusten. Der

Typ stank aber auch einfach bestialisch. „Wir bleiben noch und hören uns die Band weiter an. Die sind echt gut!“

Wir verabschiedeten uns und guckten den Mädels hinterher, als vom Nachbartisch „Vielen Dank, das hört man gern“ kam und der Gitarrist uns zuprostete. Jule lächelte und hob ebenfalls ihr Glas, wandte sich aber wieder mir zu.

„Kann ich dich kurz allein lassen? Ich muss mal.“

„Klar, ich bewache unseren Tisch vor den Groupies“, flachste Jule und grinste mich breit an. Auf dem Weg zu den Toiletten war ich vollkommen in Gedanken. Was für eine unglaublich schöne Stimme, ich hätte dem Sänger ewig zuhören können. Okay, ich geb's ja zu, ich hätte ihn auch ewig weiter aus der Ferne anschmachten können. Dass er sich seiner Wirkung auf Frauen so bewusst war und sie eiskalt ignorierte, machte ihn nur noch attraktiver. Wenn die öfter hier spielten, mussten wir unbedingt wiederkommen, soviel stand fest.

Ich reihte mich in die Schlange ein, die zum Glück nicht besonders lang war. Direkt vor mir standen zwei von den Frauen, die sich beim Einlass an uns vorbeigedrängt hatten. Wahnsinn, die waren wirklich locker zwei Köpfe größer als ich. Wenn man das so betrachtete, war ich also gar nicht zu dick, sondern einfach nur fünfzig, okay, sechzig Zentimeter zu klein für mein Gewicht.

ICH HABE EINE WASSERMELONE GETRAGEN

Wow, das war eher ein Wellnessbereich als eine Damentoilette! Der Boden aus dunklem Marmor, die Wände aus hellem Sandstein, in der Mitte ein großer, rechteckiger Waschtisch aus dunklem Holz mit zwölf Wasserhähnen aus Messing, sechs auf der einen Seite, sechs gegenüberliegend auf der anderen. Daneben schwarze und beige kleine Handtücher, sauber und ordentlich gestapelt. Der Raum war in warmes Licht getaucht, und es roch angenehm frisch durch diese kleinen Rituals-Duftgläser mit den Holzstäbchen, die auf einer kleinen Anrichte vor der Spiegelwand aufgebaut waren.

Ich stand mitten im Raum, als plötzlich eine Kabinentür aufging und mir der attraktive Sänger gegenüberstand. Er war gerade dabei, sich die Hose zuzuknöpfen, als er mich bemerkte. Während er mich von oben bis unten musterte, spielte ein verdutztes Schmunzeln um seine Mundwinkel. Er legte den Kopf schief, zog eine Augenbraue nach oben und sagte amüsiert: „Na, du hast dich aber in der Tür geirrt!" Bei diesen Worten erreichte das Lächeln nun auch seine stahlblauen Augen. Ich war wie versteinert und starrte ihn einfach nur an. In diesem Moment öffnete sich eine weitere Toilettentür und eine von den großen Frauen trat heraus. Große Frau? Von wegen! Geschminkt, mit bunten Extensions, in Frauenklamotten und High Heels, aber doch definitiv ein Mann. Oh Gott, ich wäre am liebsten im Erdboden versunken, was für eine unglaublich peinliche Situation. Ich lief tiefrot an und konnte nur noch ein „Tut mir leid. Entschuldigung!" stammeln, bevor ich mich umdrehte, um schnell das Weite zu suchen.

Ich zog an der Tür, aber nichts rührte sich. Konnte sich nicht bitte sofort die Erde vor mir auftun? So eine Blamage, das konnte ja nur mir passieren. Ich zog fester und fester, als der Sänger plötzlich dicht neben mir stand. Sein unverschämt verführerischer Duft stieg mir in die Nase, als er mit einem Mal seine Hand auf meine legte. Es durchzuckte mich wie ein Stromschlag und mein einziger Gedanke war, dass er hoffentlich nicht merkte, wie schwitzig meine Hände waren. Er drückte die Tür auf und sagte leise: „Siehst du, so geht's einfacher."

Seine Stimme klang freundlich, irgendwie belustigt, was natürlich kein Wunder war, denn ich machte mich hier gerade echt zum Vollhorst. Dass ich beim Rausstürmen nicht noch auf allen vieren landete, war ein Wunder. Oh Mann, wäre ich doch einfach cooler gewesen, aber nein, ich legte hier so einen peinlichen Abgang hin ...

Vor der Bühne war es schon wieder brechend voll, und die Musiker nahmen bereits ihre Plätze an den Instrumenten ein, um das nächste Set zu eröffnen. Schnell Jule Bescheid sagen, bevor der Sänger zurück auf die Bühne kam, dann unsere Jacken holen und abhauen - das war der Plan. Mit „Willkommen zur zweiten Runde, habt ihr irgendwelche Musikwünsche?" begrüßte er das Publikum, und beim Klang seiner Stimme zuckte ich zusammen. Ich war zu langsam gewesen. Noch mehr erschrak ich nur eine Sekunde später, als plötzlich hinter uns eine Frauenstimme „‚If I were a boy' von Beyoncé!" rief. Musste die denn ausgerechnet genau hinter mir stehen? Der Sänger schmunzelte und suchte meinen Blick. Wieder lief ich knallrot an, konnte aber nicht wegschauen. „Wie darf ich denn das verstehen?", lachte er und strich sich die widerspenstigen Haare aus dem Gesicht. „Sicher mag es in einigen Situationen ganz praktisch sein, mal für einen Tag das Geschlecht zu tauschen. Als Mann müsstet ihr zum Beispiel auch nicht so lange an der Toilette anstehen", sagte er und zwinkerte mir zu, „aber so hoch wie Beyoncé zu singen will ich weder mir noch euch zumuten. Hat jemand einen anderen Wunsch, vielleicht von einem männlichen Interpreten?" Das Publikum lachte.

Nicht weit von mir entfernt stand Caro und warf mir einen bösen Blick zu. Ich lächelte sie trotzdem freundlich an, schließlich kannten wir uns ja, wenn auch nur vom Sehen, aber das ignorierte sie völlig. Was dachte die sich denn? Dass er mit mir flirtete? Dachte sie das wirklich?

„Hier geht doch irgendwas vor, von dem ich nichts weiß. Dich darf man auch nicht mal fünf Minuten alleine lassen! Was ist hier im Busch?", neckte mich Jule und hielt mir auffordernd ihr Ohr hin.

Ich erzählte ihr, was mir auf der Toilette passiert war, und dass ich mich am liebsten in Luft aufgelöst hätte, doch ihre einzige Reaktion war: „Und, Maus, warst du dann noch auf der Toilette?" Sie hatte diese unglaubliche Gabe, Dinge, die mich verzweifeln ließen, endlos zum Grübeln brachten oder Situationen, die mir unsagbar peinlich waren, einfach wegzulächeln. Ich schüttelte den Kopf, das hatte ich bei der Aufregung völlig vergessen. „In der nächsten Pause gehen wir zusammen aufs Klo. Es hat schon seinen Sinn, dass Mädchen immer zu zweit gehen", flachste sie, und schon tanzten wir wieder inmitten der anderen Gäste.

Als die Bedienung unseren Tisch abräumte, bestellte ich noch eine Cola für Jule und eine Cola light für mich, dann mussten wir uns nicht wieder bis zur Theke durchkämpfen. Da hörte ich ein „Bist du so nett und bestellst mir ein Helles mit?" Sprach da jemand mit mir? Verdutzt guckte ich mich um, tatsächlich, die Stimme kam von der Bühne. Der Sänger schaute mich auffordernd an und wiederholte: „Ja, genau, bestellst du mir bitte ein Helles mit?"

Als ich es gerade für die Bedienung wiederholen wollte, lächelte sie mich nur an und sagte: „Und ein Helles, geht klar." Wieder spürte ich, dass mir die Röte ins Gesicht stieg. Das war heute wirklich nicht mein Tag, absolut nicht mein Tag. Ich strich mir eine widerspenstige Haarsträhne hinters Ohr, nahm meine Getränkekarte wieder entgegen und zuppelte an meinem Shirt, dass es lockerer fiel. Jule flüsterte mir ein „Da geht noch was!" ins Ohr, bevor sie sich wieder ins Getümmel stürzte und mich hinter sich herzog. Widerstand zwecklos, jetzt wurde getanzt.

Die Band spielte einen Chart-Hit nach dem anderen, und das Publikum sang lauthals mit. Ich kannte alle Songs aus dem Radio, aber live und mit seiner Stimme gefielen sie mir noch viel besser. Als ich mich das nächste Mal zu unserem Tisch drehte, standen dort unsere Getränke, sein großes Bier und daneben eine grinsende Jule. Warum hatte die Kellnerin es ihm denn nicht zur Bühne gebracht? Ich schob das Bier in Jules Richtung, in der Hoffnung, dass sie es ihm brachte, aber sie schüttelte nur kichernd den Kopf. „Von wegen, das ist euer Ding, ich halte mich da raus. Bring es ihm, er wird dich schon nicht fressen."

Ich nahm das Bierglas in die Hand, ein Glück, es war noch kühl, atmete dreimal tief durch und machte mich auf den Weg zur Bühne.

Obwohl die Leute dicht gedrängt standen, machten sie mir umgehend Platz, lächelten mich freundlich an, und es war, als öffnete sich vor mir eine Schneise bis zur Bühne. Ich fühlte mich mit einem Mal irgendwie wichtig, ich hatte eine Mission. Die Mission, ihm sein Bier zu bringen. Es war zwar nur eine sehr kleine Mission, aber immerhin. Außerdem hatte ich mich ja nicht aufgedrängt, er hatte mich darum gebeten, und jetzt brachte ich ihm sein Bier. Je näher ich der Bühne kam, desto mehr verließ mich der Mut. Tief durchatmen und jetzt bitte nicht rot anlaufen, nicht wieder rot anlaufen, sagte ich mir immer wieder wie ein Mantra, aber es half nichts.

„Du stehst nicht gerne im Mittelpunkt, was?" Da waren sie wieder, diese stahlblauen Augen mit den kleinen Lachfältchen und das Grübchen am Kinn. Er war in die Hocke gegangen, hatte sich zu mir hinunter gebeugt und sprach so leise, dass es niemand sonst hören konnte, wofür ich ihm sehr dankbar war. Ich biss mir auf die Unterlippe und senkte den Kopf, konnte meinen Blick aber nicht von seinen unfassbar blauen Augen abwenden. Wie war das mit der Kleine-Mädchen-Nummer?

„Nein, nicht unbedingt", sagte ich leise, als seine Hand meine berührte und er mir das Bierglas abnahm. Die Berührung durchzuckte mich wieder wie ein Schlag, mein ganzer Körper schien zu beben, und mein Herz raste. So etwas hatte ich noch nie gespürt, es fühlte sich unglaublich an. Los, sag irgendwas Schlaues, irgendwas Witziges!, ging es mir durch den Kopf, aber da herrschte völlige Leere. Mir fiel die Szene aus „Dirty Dancing" ein, in der Baby „Ich habe eine Wassermelone getragen" sagt. Also hielt ich den Mund, lächelte verlegen, drehte mich um und ging schnell wieder zurück zu Jule in die sichere Zone, als ich noch ein lautes „Danke!" hörte. Oh Mann, der Kerl wollte mich wohl echt fertigmachen, so viel Aufmerksamkeit war ich nicht gewohnt. Konnte er nicht einfach weitersingen?

„Ha-ha, er mag dich", begrüßte mich Jule breit grinsend, als ich zurück an unseren Tisch kam, und hielt mir meine Cola light hin.

Ich schaute sie mit großen Augen an, bedeutete ihr, dass sie gefälligst sofort den Mund halten sollte, und nahm einen großen Schluck. Die Abkühlung tat jetzt noch besser als vorhin. So viele verwirrende Gedanken und Gefühle. Obwohl er mich nur eine Sekunde berührt hatte, spürte ich immer noch seine Hand auf meiner und dieses angenehme Kribbeln. Ich strich über die Stelle und ging die Situation wieder und wieder im Kopf durch. Was für Augen, was für ein sinnlicher Mund, mit diesem hinreißenden Lächeln. Ich konnte nichts dagegen machen, ein Honigkuchenpferd war depressiv im Vergleich zu mir.

Was war nur los? Ganz normal war das nicht - oder vielleicht war genau das eben doch normal? Einen Tisch weiter stand wieder Caro. Hatte sie mich vorhin nur missgünstig angesehen, sprang mir nun blanker Hass entgegen, und sie machte auch kein Geheimnis daraus. Sie musterte mich von oben bis unten, schnaubte verächtlich und schaute mich so angewidert an, als ob ich etwas Ekliges wäre, in das sie gerade hineingetreten war. Am liebsten wäre ich zu ihr hingegangen, hätte mich vor ihr aufgebaut und sie mit fester, ruhiger Stimme gefragt, was genau ihr Problem war, und dann so lange, strotzend vor Selbstbewusstsein, in ihr verdutztes Gesicht geschaut, bis sie den Blick gesenkt hätte. Für so einen Auftritt musste man nur leider auch die nötige Portion Selbstbewusstsein haben. So vermied ich einfach den Augenkontakt und stellte mich etwas weiter weg von ihr. Das war zwar nicht ganz so eindrucksvoll, aber schien mir in dem Moment die deutlich bessere Alternative.

Der restliche Abend verging wie im Flug, wir tanzten, bis uns die Füße wehtaten, sangen unfassbar laut und schrecklich schief auch die Songtexte mit, die wir nicht kannten, und immer wieder wanderten meine Augen zu ihm, vorzugsweise in den Momenten, in denen er es nicht bemerkte. Nur hin und wieder kreuzten sich unsere Blicke, und ich hatte das Gefühl, dass er sich freute, mich noch dort unten im Publikum zu sehen. Er nickte mir jedes Mal leicht zu oder legte den Kopf ein klein wenig schief, aber vielleicht bildete ich mir das auch einfach nur ein. Als der Abend zu Ende war, die Band ihre Instrumente abbaute und die Gäste langsam ihre letzten Drinks austranken, überlegte ich, ob wir noch so lange an unserem Tisch stehen bleiben sollten, bis er fertig war und die Treppe rechts neben der Bühne hinunterkommen würde, denn dann musste er gezwungenermaßen an unserem Tisch vorbei.

Aber was erwartete ich? Dass er sich zu uns stellte, um sich mit uns zu unterhalten? Worüber hätten wir sprechen sollen? Über den peinlichen Vorfall auf der Toilette? Außerdem standen am Tisch neben uns schon wieder die Mädels, die ihm bereits in der Pause aufgelauert hatten, und meine besondere Freundin hatte mich bestens im Blick.

Nein, es war wohl besser, wenn wir den Abend jetzt einfach beendeten und nach Hause fuhren. Wie immer, wenn ich alle Eventualitäten schon mal im Kopf durchging, bevor überhaupt der erste Schritt gemacht war, kaute ich auf meiner Unterlippe, als Jule mich mit einem „Wollen wir auch gehen, oder möchtest du hier in Ruhe weiterträumen?“ in die Wirklichkeit zurückholte. Ich zog eine Schnute, trank den letzten Schluck aus, zuppelte an meinem Shirt, dann gingen wir Richtung Foyer, um unsere Jacken von der Garderobe abzuholen. Aus dem Augenwinkel konnte ich noch sehen, wie er die Bühnentreppe hinunterkam und sich die Mädels tatsächlich wieder auf ihn stürzten. Gut, dass wir nicht gewartet hatten, mit denen wollte ich nicht in einen Topf geworfen werden.

Auf dem Heimweg hielten Jule und ich noch kurz bei McDonald's an, um einen McFlurry zu essen, den leckeren mit Smarties, bevor sie mich in ihrem schicken, nagelneuen VW Golf nach Hause brachte. Jule lebte, genau wie ich, noch zu Hause und hatte im Gegensatz zu mir einen Führerschein. Sie kam aus einem sehr guten Elternhaus, und ihre Eltern konnten es sich leisten, ihr ein so teures Auto zum Geburtstag zu schenken. Meine Eltern hätten mir mit Sicherheit auch ermöglicht, einen Führerschein zu machen, aber irgendwie hatte es sich bis jetzt nicht ergeben, und da Jule fuhr, wenn wir dann doch mal irgendwohin wollten, war es auch nie notwendig gewesen. Ich konnte mich also gut davor drücken.

Zu Hause angekommen, führte mich mein erster Weg direkt in die Küche. Ein kleiner Nach-Mitternachtssnack konnte ja nicht schaden, und ab morgen fing ich dann an abzunehmen. Wie oft hatte ich mir das schon vorgenommen, aber jetzt hatte ich ja einen echten Anreiz. Einen Anreiz mit blauen Augen und einem umwerfenden Lächeln. Beim nächsten Discobesuch war es also damit vorbei, dass ich ständig mein Shirt in die Breite ziehen musste, aber jetzt war Schlemmen noch einmal erlaubt. Es war auch wirklich das letzte Mal.

So nahm ich mir eine Tafel Schokolade und den Rest von der Pizza Margherita, die noch im Kühlschrank stand, mit auf mein Zimmer. Und mit dem festen Vorsatz, dass ich morgen anfangen würde, gesünder zu essen, schmeckte es gleich doppelt so gut. Kalte Pizza, es gibt kaum was Besseres. Als ich gegen halb vier in meinem Bett lag, war ich immer noch total aufgedreht und überwältigt von den Eindrücken.

Wie konnte jemand mit so einer unverwechselbaren, so außergewöhnlichen Stimme, der dazu noch umwerfend aussah, bei einer gewöhnlichen Coverband singen? Der gehörte doch auf ganz andere, viel größere Bühnen. Mir ging wieder und wieder die Szene in der Männertoilette durch den Kopf, die jetzt, mit einem gewissen Abstand, gar nicht mehr so unglaublich peinlich war. Okay, ein bisschen war sie es noch, aber ich hatte echt übertrieben, da einfach rauszustürmen. Wenn man es genau nahm, war das viel peinlicher, als sich in der Tür zu irren. Na ja, jetzt war es eh zu spät, es gibt keine zweite Chance für einen ersten Eindruck. So lächerlich konnte er meinen Auftritt auch gar nicht empfunden haben, sonst hätte er sich sein Bier nicht von mir bestellen lassen, und das dazu noch vor allen Leuten. Ein Bier, das ich übrigens bezahlt hatte. Ich hatte ihn also quasi auf ein Bier eingeladen. Dieser Gedanke ließ mich schmunzeln, und so schlief ich glücklich ein. Ich träumte von stahlblauen Augen, widerspenstigen Haaren, großen Bühnen, kühlen Biergläsern und eifersüchtigen Mädels, die gerne mit mir getauscht hätten.

WER KÜMMERT SICH UMS ESSEN?

Das Klingeln meines Handys riss mich am nächsten Morgen unsanft aus meinen Träumen.

„Na, du Schlafmütze, wolltest du mich nicht anrufen, wenn du aufgestanden bist?", hörte ich Jule in gespielt vorwurfsvollem Ton. Sie klang schon wieder wie das blühende Leben.

„Guten Morgen! Ja, schon, aber ich bin doch noch gar nicht aufgestanden", antwortete ich mit belegter Stimme, während ich mir die Augen rieb.

„Guten Morgen? Lea, wir haben halb zwölf." Ich konnte förmlich sehen, wie sie eine Augenbraue nach oben zog. War es wirklich schon so spät? Ich schaute mich schlaftrunken in meinem Zimmer um. Es war tatsächlich schon hell, und die Sonne schien auf meinen Schreibtisch unterm Fenster, auf dem die vielen dicken Bücher und Ordner zur Abiturvorbereitung lagen.

Daneben mein Lernplan und To-Do-Listen. Endlich wieder Sonne, ich liebte es, wenn sich die Sonnenstrahlen ganz langsam durch den kalten Nebel kämpften und die Welt mal für einen kurzen Moment den Atem anhielt. Das gibt's nur im Winter.

„Lea? Bist du wieder eingeschlafen?", kam es aus dem Handy, und ich zuckte erschrocken zusammen.

„Quatsch! Ich bin hellwach", war meine wohl nicht ganz so überzeugende Antwort, denn ich versuchte erfolglos ein Gähnen zu unterdrücken.

„Ja, ja, gib's ruhig zu, die Gedanken an den hübschen Sänger haben dich nicht schlafen lassen", lachte Jule. „Ich hab mich mal auf der Homepage von Joyning, das ist die Band zu deinem Sänger, umgesehen." Ihr war deutlich anzuhören, wie sehr sie es gerade genoss, mich aufzuziehen: „Der Mann deiner schlaflosen Nächte heißt übrigens Ben und der Gitarrist Tobi, und jetzt pass auf, nun kommt das Beste: In zwei Wochen spielen sie am Freitag auf einem Frühlingsmarkt, und zwar ganz bei uns in der Nähe."

Sie klang völlig aus dem Häuschen, und auch ich hatte mich im Bett aufgesetzt und war mit einem Schlag hellwach. Ben hieß er also, ein schöner Name. Sofort kamen mir wieder seine blauen Augen mit den kleinen Lachfältchen in den Sinn. Aber Moment, wer war dieser Tobi? Stimmt, der Gitarrist mit den blonden Locken hatte uns zugeprostet, als er am Tisch neben uns stand, aber mir war gar nicht aufgefallen, dass Jule ihn nett fand. Oder hatte sie ihn vielleicht genau deshalb scheinbar ignoriert?

Ja, stimmt schon, ich war damit beschäftigt, vor lauter Aufregung nicht das Atmen zu vergessen, aber wenn Jule jemanden interessant fand, hätte ich das doch trotzdem merken müssen. „Aha, Tobi heißt also der Gitarrist", wiederholte ich schmunzelnd.

„Ja, lass uns da an dem Freitag bitte hinfahren. Wir könnten schon nachmittags los, gehen noch ein bisschen bummeln, abends was essen, und um acht Uhr spielen sie dann auf dem Rathausplatz."

Ich hatte Jule noch nie so begeistert von etwas erlebt, schon gar nicht von einem Typen. Ihre Stimme überschlug sich fast vor Vorfreude.

„Klar, das machen wir. Wir zwei machen uns einen richtig schönen Tag." Und noch während ich das sagte, wanderte mein Blick zu meinem Kleiderschrank. Meinem Kleiderschrank voll Nichts-Anzuziehen.

Die nächste Woche verlief schleppend langsam. Die Schultage zogen sich endlos hin, an den Nachmittagen lernte ich erst fürs Abi und verbrachte dann den Rest des Tages gemütlich vor dem Fernseher. Die Planungstreffen mit unserem Abi-Komitee waren da eine schöne Abwechslung. Es war zwar noch hin, aber es gab so viel zu besprechen, dass wir uns immer am ersten Freitag des Monats trafen. Dieses Mal wollten wir die Aufgaben verteilen, und ich freute mich tierisch drauf. Organisieren, vorbereiten, Pläne erstellen, da war ich völlig in meinem Element. Ich liebte es, To-do-Listen und Zeitpläne zu machen. Noch mehr liebte ich nur, die Deadlines einzuhalten und dann fette Häkchen an die einzelnen Punkte zu setzen.

Jasmin, die Jule und mich seit dem Abend im Babylon schnitt, war die Vorsitzende des Komitees. Ich wollte sie darauf ansprechen, was eigentlich los war, hatte sie bislang aber nie irgendwo allein erwischt. Vielleicht ergab sich heute eine Gelegenheit. Da saßen wir nun alle in den Reihen, und Jasmin stand vorne neben einer Flip-Chart, die fast so groß war wie sie selbst. Sie gefiel sich sichtlich in der Chefinnenrolle, machte an einer endlosen To-do-Liste Häkchen und kringelte die noch offenen Punkte mit einem fetten roten Marker ein, als ob sich die Aufgaben dadurch schneller erledigen würden.

Wie konnte man nur so darauf abfahren, im Mittelpunkt zu stehen? „Du stehst nicht gerne im Mittelpunkt, was?", kamen mir wieder Bens Worte in den Sinn. Das passierte mir seit unserem Discobesuch ständig. Die entferntesten Zusammenhänge erinnerten mich an ihn, und wieder stieg mir eine leichte Röte ins Gesicht. Und das, obwohl ich doch nur an ihn dachte – oh Mann.

„Wer kümmert sich ums Essen?", fragte Jasmin, nachdem sie diesen Punkt besonders dick eingekringelt hatte.

„Lass das doch Lea machen! Oder nein, lieber doch nicht, sonst ist das Buffet schon leergeräumt, bevor wir da sind", kam es verächtlich aus der Reihe hinter mir, und alle bis auf Jule lachten. Caro. Wo kam die denn auf einmal her? Und seit wann gehörte die zu unserem Komitee?

Jule drehte sich mit einem Ruck, dass sogar ich mich erschrak, nach hinten, beugte sich zu Caro vor und herrschte sie an: „Du bist weder im Komitee, noch hat dich hier irgendjemand nach deiner Meinung gefragt. Sieh du erst mal zu, dass du deinen Abschluss überhaupt packst, danach kannst du dir Gedanken über den Abi-Ball machen oder eben auch nicht!" Puh, das war Jule in Bestform.

Während ich noch darüber nachdachte, ob mir überhaupt etwas einfiel, was ich darauf erwidern konnte, hatte sie mal wieder ganz deutlich gemacht, dass man sich mit ihr besser nicht anlegen sollte. Einen Schlagabtausch mit ihr konnte man einfach nur verlieren. Es überraschte mich immer wieder, dass sie, wenn es drauf ankam, die noch so kleinste Schwachstelle des Gegenübers nicht nur fand, sondern das auch gezielt ausnutzte, denn es war eigentlich überhaupt nicht ihre Art, jemanden vorzuführen.

Jule war sonst eher eine Ruhige. Sie fiel nie durch irgendwelchen Stress oder Ärger mit jemandem auf, und jeder wollte mit ihr befreundet sein. Eigentlich war sie immer entspannt und freundlich, aber wenn sich jemand über mich lustig machte, das kam leider recht häufig vor, wurde sie zur Löwin und verteidigte mich, dann stellte sich ihr besser niemand in den Weg.

Caro nahm wütend ihre Tasche und knallte heftig die Tür hinter sich zu, als sie hastig den Raum verließ. Ich musste erst mal tief durchatmen und sackte auf meinem Stuhl zusammen. Ich fühlte mich so elend, dass ich am liebsten auch gegangen wäre, aber draußen war jetzt eine wütende Caro, da blieb ich doch lieber hier.

Ihr Spruch hatte mich echt getroffen, und dass alle mit ihr über mich gelacht hatten, tat einfach nur schrecklich weh. Als Jule mich ansah, funkelte die Wut noch immer in ihren Augen. Sie wandte sich an die Übrigen im Raum und sagte mit gefährlich ruhiger Stimme: „Können wir uns dann wieder den Vorbereitungen zuwenden, oder möchte sich noch jemand Caro anschließen?" Absolute Stille im Raum. Aus dem Augenwinkel sah ich, dass die meisten den Blick gesenkt hatten.

„Ich wünsche Ihnen ein gutes Wochenende, genießen Sie die freien Tage", beendete Herr Hecker unsere Englischstunde, und ich war heilfroh, dass auch diese grauenvolle Woche endlich rum war, trotzdem hatte ich Angst, auf den Flur zu gehen. Seit Caro mich vor einer Woche so mies angegangen war, hatte ich schon beim Gedanken daran, die Leute aus meiner Stufe wiederzusehen, solche Bauchschmerzen, dass ich beim Frühstück keinen Bissen hinunterbekam. Und in der Schule hatte ich mich auch nicht getraut, vor den anderen etwas zu essen. Jetzt wusste ich ja genau, was sie von mir hielten: „Iss doch noch mehr, damit du noch fetter wirst". Das hatte mir zwar niemand ins Gesicht gesagt, aber ich war mir sicher, dass sie genau das über mich dachten.

Wenn ich durch den Flur ging und die anderen zusammenstanden, hatte ich immer das Gefühl, dass sie hinter meinem Rücken über mich tuschelten. Kam ich in einen Raum, verstummten die Gespräche, und es wurden nur noch vielsagende Blicke ausgetauscht. Dieses peinliche Schweigen machte mich wahnsinnig, wahnsinnig traurig. Den ganzen Tag lag mir ein schwerer Stein im Magen, und die letzten Schulstunden konnte ich mich kaum noch konzentrieren, weil mir vor Hunger schon ganz schlecht war. Ich fühlte mich einfach nur hundeelend.

Auf dem Nachhauseweg machte ich dann meist schon bei der Tankstelle Halt, um mir was Süßes zu kaufen. Zu Hause angekommen, nahm ich mir, weil ich so einen Heißhunger hatte, immer besonders große Portionen. Wenigstens waren dann die Bauchschmerzen weg.

Ich wusste natürlich genau, dass mein Essverhalten nicht gesund war und ich davon eher zu- als abnehmen würde, aber nach meinem Abi würde alles besser werden. Ich musste nur noch dieses eine halbe Jahr durchhalten, dann konnte ich mit allem abschließen und völlig neu anfangen. All das einfach hinter mir zu lassen und die Leute aus meiner Stufe nie wiedersehen zu müssen war ein sehr tröstender Gedanke.

Ich hatte vor, in Dortmund Erziehungswissenschaft zu studieren mit dem Schwerpunkt Psychologie, und da meine Noten ganz okay waren, war mir der Studienplatz so gut wie sicher. Zumindest darüber brauchte ich mir keine Sorgen zu machen, wenigstens etwas.

Ich atmete mehrmals tief durch und versuchte auf diese Art den Kloß im Hals wegzubekommen. Herr Hecker, der als Letzter mit mir im Raum war, schaute mich fragend an. Vermutlich dachte er, ich würde Wehen wegatmen, den richtigen Bauchumfang hatte ich ja fast. Während ich aufstand und vor ihm die Klasse verließ, sagte ich mir immer wieder: Nur noch ein halbes Jahr durchhalten, das schaffst du! Und jetzt war erst mal Wochenende.

DREI TÜREN, VIER SCHUBLADEN VOLL NICHTS-ANZUZIEHEN

Wochenende! Es durchfuhr mich wie ein Blitz, wir wollten doch an diesem Abend zu dem Auftritt von Ben beim Stadtfest gehen. Jule und ich hatten gar nicht mehr drüber gesprochen. Da sie unheimlich ehrgeizig war, nutzte sie im Moment jede freie Minute, um den Kopf in die Bücher zu stecken. Ich war wirklich nicht faul, aber sie war an Zielstrebigkeit echt nicht zu überbieten. Sie wollte Jura studieren und brauchte dafür den besten Abschluss.

Jule als knallharte Staatsanwältin, ja, das passte zu ihr. Ich konnte mir gut vorstellen, wie sie den Sitzungssaal betreten würde, die blonden Haare streng zurückgesteckt und für jeden Kampf bereit. Den Männern würde allein bei ihrem Anblick schon schwindelig werden, und dann würde sie den Angeklagten so in die Mangel nehmen, dass ihm Hören und Sehen verging. Niemand konnte ein Geheimnis vor ihr bewahren, sie war so aufmerksam, dass ihr absolut nichts entging. Jule war immer wie eine große Schwester für mich, die ich bewunderte, zu der ich aufschaute. Nicht nur, weil ich sie außergewöhnlich hübsch fand, sondern auch, weil sie der liebenswerteste Mensch war, den ich mir vorstellen konnte. Bei ihr konnte ich einfach ich sein, musste mich nicht verstellen, mich für nichts schämen und ihr auch nie etwas vormachen. Sie gab mir das Gefühl, dass ich, genauso wie ich war, absolut perfekt war.

Wir konnten in unseren schlabbrigsten Jogginghosen und verwaschensten T-Shirts mit Pflegekur in den Haaren auf der Couch sitzen, Musik hören und uns stundenlang unterhalten. Darauf, dass sie, im völligen Gegensatz zu mir, dabei trotzdem eine gute Figur machte, war ich nie neidisch. Sie war eher ein Ansporn, ein Vorbild und meine allerbeste Freundin. Sie hatte so eine fesselnde Art zu erzählen, dass ich ihr stundenlang zuhören konnte. Jule hatte, auch hier wieder im völligen Gegensatz zu mir, nicht nur eine ganz genaue Vorstellung von ihrer Zukunft, sie hatte auch das Selbstvertrauen, dass sie ihre Ziele erreichen würde.

Sie wusste genau, wo sie studieren, was für Fächer sie belegen, wie sie wohnen würde, und dass wir später, wenn wir alt und schrumpelig waren, zusammen unseren Lebensabend in einer WG, irgendwo am Strand, verbringen würden. Nur wir zwei, allein mit unseren zwei Hunden und völlig ohne Sorgen, denn wir hatten ja uns.

„Freundschaft ist die wahrste und ehrlichste Beziehung von allen", sagte sie immer. Ja, sie hatte wirklich große Pläne für uns.

Aber jetzt brauchte ich erst mal einen Plan, wie ich diesen Frühlingsmarkt überstand, denn mir war so rein gar nicht nach Ausgehen zumute. Lieber wollte ich zu Hause bleiben und die Decke über den Kopf ziehen. Aber das konnte ich Jule nicht antun, und auch wenn ich zwar nicht unbedingt wollte, dass Ben mich sah, wollte ich ihn natürlich schon wiedersehen.

Eine Stunde später stand ich ziemlich verzweifelt vor meinem Kleiderschrank. Sonst war ich nie der Typ, der groß drauf achtete, ob die Hose gut saß oder ob das Shirt nicht vielleicht doch schon etwas zu ausgeleiert aussah. Der einzige Grund, etwas nicht mehr anzuziehen, war die Tatsache, dass die Hose nicht mehr zuging oder das Shirt zu sehr am Hintern spannte.

Ich streifte durch die Bügel an der Kleiderstange und blieb an der schwarzen Stoffhose und dem schönen Lagenshirt hängen. Diese Kombi hatte ich mir vor einiger Zeit für schickere Anlässe gekauft und fühlte mich darin auch ganz wohl, nur war ein Stadtfest kaum etwas, wo man in so einem Outfit auftauchte. Außerdem hatte Ben es schon gesehen, zweimal hintereinander genau dieselben Klamotten anzuziehen ging auch schlecht.

Es half nichts, also nahm ich all meine Jeans und probierte eine nach der anderen an. Die saßen alle so knalleng, dass mein Bauch nach oben gequetscht wurde und ich wirklich als schwanger durchgehen konnte. Vielleicht fünfter Monat? Ich hatte echt verdammt viel zugenommen. Die Hose, die ich die letzten Tage in der Schule getragen hatte, hatte zwar gesessen, denn der Jeansstoff gibt immer noch ein bisschen nach, aber ich konnte nicht schon wieder dieselbe Hose anziehen. Wenn ich sie jetzt noch express waschen und dann trocknen würde, wäre sie außerdem vermutlich auch wieder zu eng. Dann würde sie zwar nicht mehr das Modell „Schlammbulli" abgeben, aber Modell „Presswurst", ob das jetzt unbedingt besser wäre?

Ich erinnerte mich, dass eine Freundin von meiner Mutter ihr vor einiger Zeit eine Jeans für mich gegeben hatte, die mir damals noch viel zu groß war. Ich war total empört, wie sie denn glauben konnte, dass mir diese viel zu große Hose passen könnte, aber jetzt hatte ich keine andere Wahl. Auf der einen Seite hoffte ich, dass sie mir nicht passte, denn dann hätte ich seitdem locker zwei Kleidergrößen zugenommen, auf der anderen Seite brauchte ich jetzt irgendeine Hose, die vernünftig saß, ohne mir die Luft abzuquetschen.

An den Oberschenkeln saß sie schon mal, jetzt noch den Reißverschluss hoch und den Knopf zu. Sie passte wie angegossen, nicht zu eng, aber leider auch nicht mehr zu weit.

„Hi Maus, komme um 17 Uhr. Freu mich auf unseren Abend. Kuss Jule", blinkte die Nachricht auf meinem Handy auf. Ich hatte noch fast eine Stunde. Das reichte, um noch zu duschen. Ich stand noch im Badezimmer vor dem Spiegel und war gerade dabei, meine Wimpern zu tuschen, als Jule um Punkt 17 Uhr an der Tür klingelte.

„Du siehst ja toll aus!", begrüßte sie mich und nahm mich so fest in die Arme, als hätten wir uns eine Ewigkeit nicht gesehen. Sie duftete nach „All about Eve", ihrem Lieblingsparfum, das sie immer dann trug, wenn irgendwas Besonderes anstand. Sie freute sich wirklich sehr, den Gitarristen wiederzusehen. Wie hieß er noch gleich? Ach ja, Tobi.

Dann schob sie mich ein Stück von sich weg, um mich von oben bis unten anzuschauen, und lächelte. Warum guckte sie mich jetzt so an? Sie war es doch, die, wie immer, absolut umwerfend aussah. Sie hatte eine Bluejeans an, dazu schwarze Chucks und einen schwarzen, eng geschnittenen Pullover aus ganz leichtem Stoff, der ihren schwarzen BH ansatzweise erahnen ließ. Darüber eine schwarze, kurze Jacke. Die Haare waren zu einem lockeren Zopf zusammengebunden, dass ihr nur wenige Strähnen ins Gesicht fielen.

Wie konnte jemand in so dezenter Kleidung nur so umwerfend aussehen? Wenn ich schlank war, würde ich genau so einen Stil tragen wollen. Keine tiefen Dekolletees, keine bunten Printshirts, die „Hallo, guck mich an“ schrien. Ganz klassisch. Bluejeans und schwarze Shirts aus hochwertigen Stoffen, die durch schlichte Eleganz bestachen. Dazu vielleicht schwarze Schuhe mit einem kleinen Absatz, damit ich mich etwas größer mogeln konnte. Da dies aber noch in weiter Zukunft lag, war es heute zwar auch eine blaue Jeans mit einem schwarzen Shirt, aber von schlichter Eleganz konnte ich da nicht wirklich was sehen. Jules Strahlen über meine Erscheinung konnte ich also nicht teilen, und deshalb sah ich an mir herunter, zog eine Schnute und sagte: „Na ja, geht so.“

Jule machte ihr typisches Jetzt-hörst-du-mir-mal-zu-Gesicht und betonte, wie schön ich geschminkt sei, wie toll meine langen Wimpern zur Geltung kommen würden, und wie sehr sie mich um meine braunen Naturlocken beneidete. Gut, da hatte sie recht, meine Haare waren mir heute wirklich gelungen.

Die Haare hatte ich von meinem Vater, das war unverkennbar. Sonst hatte ich optisch nicht viel von ihm. Er war, ganz im Gegensatz zu mir, sehr groß und bis auf seinen Bierbauch auch sehr schlank. Bier! Sofort bekam ich weiche Knie. Gleich würde ich Ben wiedersehen, ob er sich noch daran erinnern konnte, dass ich ihm sein Bier gebracht hatte? Oder ob er sich bei meinem Anblick nur an die peinliche Aktion auf der Herrentoilette erinnern würde? Vielleicht hatte er mich auch schon gar nicht mehr auf dem Schirm. Mir kamen die Worte seiner Bandkollegen wieder in den Sinn, wenn die Mädchen wüssten, was er für einer ist, wäre es nicht halb so voll vor ihrer Bühne. Ich biss mir bei dem Gedanken ein wenig zu fest auf die Unterlippe, und schon war ich wieder im Hier und Jetzt.

Jule saß im Wohnzimmersessel, die Beine elegant übereinander geschlagen und hatte sich, um mich aufzuziehen, ein Buch genommen, von dem sie jetzt oberlehrerhaft aufschaute. Ich lächelte verlegen. Denn natürlich wusste sie, an wen ich dachte. Denn, wie sollte es anders sein, ich war wieder rot geworden. Hoffentlich spielt die Band erst, wenn es dunkel ist, dann fällt es nicht so auf, dass ich ständig rot werde, ging es mir durch den Kopf.

„Können wir los, du Tagträumerin?", schmunzelte Jule. Ich nahm ihr den dicken Wälzer aus der Hand und legte ihn zurück auf den Couchtisch. Jetzt ging es los, Richtung Frühlingsmarkt.

HEKTISCHE ROTE FLECKEN

Je näher wir dem Ortskern kamen, desto nervöser wurde ich, Jule aber scheinbar auch, denn für unsere Verhältnisse waren wir beide ungewöhnlich still. Von irgendwoher kam Musik, oder zumindest konnte man erahnen, dass es Musik war, denn man hörte eher nur ein tiefes Wummern. Ich kurbelte das Fenster runter, um besser ausmachen zu können, von wo genau das Wummern kam, und jetzt konnte ich sogar eine Stimme erkennen. Seine Stimme!

Je näher wir kamen, desto deutlicher wurde sie, und je deutlicher sie wurde, desto unruhiger wurde ich. Ich klappte die Sonnenblende herunter, um mich im Spiegel sehen zu können. Ich war zwar nicht, wie ich erwartet hatte, im Gesicht rot, hatte aber dafür knatschrote hektische Flecken am Hals. Na super.

„Alles gut?", fragte mich Jule mit prüfendem Blick, während sie auf einen Parkplatz vor der Fußgängerzone bog.

„Nein, nichts ist gut, guck mal, wie ich aussehe!", erwiderte ich und deutete auf die roten Stellen.

Jule stellte den Motor ab, guckte auf meinen Hals und lächelte. „Du hast entweder eine sehr schlimme und äußerst ansteckende Krankheit und musst für die nächsten vier Wochen in Quarantäne, oder du bist einfach nur nervös, Maus!" Ich zog eine Schnute. „Aber das musst du doch gar nicht sein, schließlich musst nicht du auf die Bühne, sondern er. Wenn also einer nervös sein sollte, dann der werte Herr, der dir noch ein Bier schuldet."

Da hatte sie absolut recht. Ich war nur hier, um gute Musik zu hören und mit meiner besten Freundin einen schönen Abend zu verbringen. Einen schönen Abend nach einer grauenvollen Woche.

Nicht wieder drüber nachdenken, nicht wieder drüber nachdenken, ermahnte ich mich lautlos.

Plötzlich war die Musik aus, und ich guckte Jule mit großen Augen an. „Das war bestimmt nur der Soundcheck, die spielen erst in ein paar Stunden, wir haben also noch genug Zeit, um in Ruhe was essen zu gehen. Lass uns doch einfach auf dem Marktplatz gucken, ob wir ein Restaurant finden. Ganz in der Nähe muss dann auch die Bühne stehen", schlug Jule vor.

Ich guckte noch einmal in den Spiegel. Die blöden Flecken waren zwar immer noch nicht weg, aber wenn ich darauf wartete, kämen wir gar nicht mehr los. Als wir ausstiegen, griff Jule auf die Rückbank und präsentierte mir freudestrahlend ein Halstuch. Gar keine schlechte Idee.

Es war eine niedliche, kleine Stadt mit vielen alten, sehr gepflegten Fachwerkhäusern, und in den verwinkelten Gassen waren überall Stände vom Frühlingsmarkt aufgebaut. Alles um uns herum war mit Blumen und Girlanden, Wimpeln und bunten Bändern, die lustig im Wind tanzten, geschmückt. Einige Frauen konnte man beim Körbe flechten beobachten, andere wie sie Blumengestecke arrangierten, und die ganze Zeit über stieg mir der Duft von frisch gebackenem Brot in die Nase.

Obwohl es erst März war, wärmte die Nachmittagssonne doch ganz schön, so dass Jule ihre Jacke auszog und sich über den Arm legte. Das hätte ich eigentlich auch gerne getan, aber so ein schwarzer Mantel kaschierte doch ganz gut, also ließ ich ihn lieber an. Es konnte schließlich jederzeit sein, dass plötzlich die Jungs aus der Band vor uns stünden. Sie sollten ja nicht sofort sehen, dass ich seit unserem letzten Treffen deutlich zugenommen hatte. Deshalb liebte ich die kalte Jahreszeit so, ich konnte muckelig weite Sachen anziehen, ohne mich kaputt zu schwitzen.

Als wir auf den Rathausplatz kamen, war dort eine große Bühne mit einem langen Steg ins Publikum aufgebaut. Dort wurde zwar gerade noch eine Modenschau vorgeführt, aber auf dem hinteren Teil der Bühne konnte man schon die Instrumente der Band sehen und an der Rückwand ein großes Schild mit dem Bandlogo „Joyning", hier waren wir also richtig.

Am Rand des Platzes standen Fressbuden und Bierwagen. „Wollen wir was auf die Hand essen oder uns irgendwo reinsetzen?", fragte mich Jule. Dass mich Jule beim Essen sah, war überhaupt kein Problem für mich, aber da die Band noch nicht auf der Bühne war, mussten die ja auch hier irgendwo sein, und Ben wollte ich nicht unbedingt mit 'ner Pommes in der Hand gegenüberstehen. Irgendwo reinsetzen war also super. Außerdem waren wir eh viel zu früh da, und er sollte mich bitte erst dann sehen, wenn das Konzert schon begonnen hatte. Dann war ich, zumindest solange die Band auf der Bühne stand, in Sicherheit, denn falls er sich doch an mich erinnern würde, konnte es ja schon sein, dass er zu uns kommen würde.

Und was sollte ich dann sagen? Warum waren wir hier? Ich konnte schlecht zugeben, dass ich ihn unbedingt wiedersehen musste, weil er mir seit dem Auftritt im Babylon einfach nicht mehr aus dem Kopf gehen wollte. Nicht am Tag und nicht in der Nacht, es gab kaum einen Moment, den ich nicht mit ihm in Verbindung bringen konnte, und wenn es nur die Songs im Radio waren, die mein Herz höher schlagen ließen. Ich war so heilfroh, dass ich Jules Tuch umhatte, und ich wollte auch gar nicht mehr wissen, wie es darunter aussah, sicher hatten sich die hektischen Flecken mittlerweile zu einer Landkarte formiert. Nein, nein, er da oben auf der Bühne, ich hier unten im Publikum, da war mir wohler.

Seitlich der Bühne gab es eine schnucklige Pizzeria. Auf den Sitzplätzen draußen lagen dicke Stuhlkissen und dazu kuschlige Decken, das war doch mal eine gute Idee. Der Außenbereich war mit dichten Pflanzkübeln so umstellt, dass man zwar mitbekam, was sich auf dem Platz abspielte, aber doch so sichtgeschützt saß, dass einem die Leute nicht auf den Teller gucken konnten. Damit konnte ich mich anfreunden.

Es war nur ein einziger Tisch mit drei Stühlen frei, und noch während wir unsere Plätze einnahmen, kam eine kleine, sehr stabile Italienerin auf uns zu und begrüßte uns, als wären wir liebgewonnene Stammgäste. „Ciao Belle, wisst ihr schon zu trinken? Ich bringe euch gleich Karte, wir haben leckerste Pizza von allen, müsst ihr probieren und ein Tiramisu, ganz lecker, ich verspreche!" Die Blicke der anderen Gäste verrieten uns, dass sie ebenso herzlich begrüßt wurden. Jule beugte sich zu mir über den Tisch und kicherte: „Das nenne ich doch mal italienisches Blut."

Irgendwie mochte ich die kleine Frau, sie hatte so eine offene, herzliche Art. Sie schien völlig darin aufzugehen, was sie hier tat, und fühlte sich sichtlich rundum wohl.

Ich würde niemals auf die Idee kommen, eine so stramm sitzende Bluse zu tragen und dazu noch eine mehr als eng gebundene Schürze, aber sie streichelte sich lachend über den kugelrunden Bauch, als sie mit den Karten vor unserem Tisch stand, und sagte mit lauter Stimme: „Hmmmmm! Leckerste Pizza, ich verspreche!“ Wir bestellten jede einen gemischten Salat und eine große Pizza mit gegrilltem Gemüse.

Es dauerte nicht lang, bis sie unser Essen auf Händen und Armen zu uns nach draußen balancierte. Unser Tisch war fast zu klein für so große Portionen, die meinten es aber echt gut mit ihren Gästen. Die Pizzen sahen fantastisch aus. Genau so musste eine Pizza sein, knusprig gebacken, dass der Teig große Blasen warf, und üppig belegt. Sie kamen so frisch aus dem Ofen zu uns, dass sie noch heiß dampften. Während des Essens sprachen Jule und ich noch mal über das letzte Abi-Komiteetreffen, und dass wir beide das Gefühl hatten, dass Jasmin schon vor dem Stress mit Caro komisch zu uns gewesen war. Jule meinte, dass Jasmin auf uns zukommen müsste, denn schließlich wäre es ja ihr Problem.

Damit hatte sie eigentlich recht. Vermutlich machte ich mir einfach mal wieder zu viele Gedanken darüber, was die anderen über mich dachten, und suchte, wie so oft, den Fehler bei mir. Wenn Jasmin ein Problem mit uns hatte, dann sollte sie doch kommen und sagen, was sie störte. Freundinnen waren wir eh nie und würden es bestimmt auch nicht mehr werden, warum mir also über sie den Kopf zerbrechen? Ich erzählte Jule, dass ich mich in der Schule nur noch unwohl fühlte und heilfroh war, wenn wir den Abschluss endlich in der Tasche hatten. Dabei kam in mir wieder so eine Unruhe hoch, dass ich anfing, nervös an meinen Fingernägeln herumzuknibbeln. Jule legte ihre Hand beruhigend auf meine und sagte, dass ich aufhören müsste, mich mit diesen Idioten zu beschäftigen. „Das sind doch alles Spinner. Die sind es doch gar nicht wert, dass du einen Gedanken an sie verschwendest.“

Es tat so gut, mit ihr darüber zu sprechen, und sie erzählte weiter, dass sie neulich in Mathe mit Andrea und Christin gesprochen hätte, um ihnen zu sagen, dass sie es unmöglich fand, dass niemand den Mund aufgemacht hat, als Caro mich beim Treffen so unmöglich angegangen war. Sie hätten gesagt, dass es ihnen leid täte, es wäre nicht ihre Absicht gewesen, mich zu verletzen, und sie wollten sich noch bei mir entschuldigen. Jule holte tief Luft: „Klar, dafür kannst du dir jetzt auch nichts kaufen, aber wenigstens tut es ihnen leid. Ich glaube, dass denen in dem Moment gar nicht klar war, was das in dir ausgelöst hat und wie sehr sie dich damit getroffen haben. Sei nicht mehr traurig drüber, Maus, nächste Woche haben die wieder ein anderes Thema."

Sie lächelte amüsiert. „Vielleicht wie Caro mal wieder ihrem Schwarm hinterherhechelt", und deutete dabei auf den Rathausplatz. Dort steuerte Caro im ultrakurzen Ledermini und schwarzen Overknees auf Ben und Tobi zu, die gerade zur Bühne gingen.

Ich weiß gar nicht, was mich mehr freute, Ben wiederzusehen, das Strahlen in Jules Augen, als sie Tobi ansah, oder das fassungslose Gesicht von Caro, als Ben dem Versuch ihrer Umarmung geschickt einen Schritt nach hinten auswich und ihr nur die Hand reichte. Sie wechselten ein paar Worte, dann ließen die beiden Caro allein auf dem Platz stehen. Ziemlich verloren sah sie aus. Geschah ihr ganz recht. Ein zufriedenes Lächeln machte sich auf meinen Lippen breit. Das war eine gelungene Vorstellung, und obwohl sich Popcorn in dieser Situation sicher auch gut gemacht hätte, schmeckte mir das hauseigene Tiramisu gleich doppelt so gut, und ich leckte genüsslich meinen Löffel ab.

„Der Tobi ist schon ein Netter, hm?", versuchte ich so beiläufig wie möglich zu fragen.

„Ja, er ist schon interessant", kam es von Jule. „Als du im Babylon kurz auf der Toilette warst, haben wir uns nett unterhalten. Na ja, oder als du eben auch nicht auf der Toilette warst." Sie prustete los vor Lachen. Mit ihr war der Gedanke an die Situation schon wieder witzig, und ich musste mitlachen.

„Ach, unterhalten habt ihr euch also, und worüber?", hakte ich nach.

„Nichts Besonderes. Er hat gefragt, wo ich herkomme, dass er mich noch nie in der Disco gesehen hätte, was ich so machen würde. Halt ganz normaler Smalltalk. Aber irgendwie war er echt charmant und nicht so aufdringlich wie die anderen Typen. Außerdem hatte er Glühweinbonbons." Sie strahlte übers ganze Gesicht, und es war einfach toll, sie so zu sehen. „Aber warten wir erst mal ab, ich kenne ihn noch gar nicht, und nur weil mir ein Typ meine Lieblingsbonbons anbietet, springe ich noch nicht jubelnd zu ihm in den fensterlosen Lieferwagen."

Da war sie wieder, meine Jule, erst mal genau die Lage checken, um dann alles ganz nüchtern zu betrachten und die Situation zu analysieren. Ein bisschen in ihn verguckt hatte sie sich aber schon, das verrieten ihre Augen.

Vor der Bühne wurde es immer voller, und wir ließen die Rechnung kommen. Wir machten uns immer einen Spaß daraus, dass derjenige bezahlte, der schneller an seinem Portemonnaie war. Ich weiß nicht, wie sie es wieder geschafft hatte, aber als ich meine Tasche suchte, lag sie auf dem freien Stuhl mir gegenüber, versteckt unter Jules Jacke, und sie konnte ganz in Ruhe die Rechnung bezahlen. Ich gab ihr als Dankeschön einen Kuss auf die Wange und sagte, dass ich beim nächsten Mal aber wieder dran sei, was sie nur mit einem augenzwinkernden „Wir werden sehen" beantwortete.

ICH STEHE AUF KONZERTEN VORNE, WEIL HINTEN ALLES VOLL IST

Als wir auf dem Weg zur Bühne waren, legten Joyning bereits los, und das Intro von Robbie Williams „Let me entertain you" hallte über den Platz. Einige Leute im Publikum hatten tatsächlich Shirts an, auf denen groß das Logo der Band zu sehen war, und klatschten begeistert im Rhythmus mit. Na ja, mehr oder weniger im Rhythmus. Nicht schlecht, wenn man so einen Fanclub hat, dann kann man sich auf jeden Fall drauf verlassen, dass ab dem ersten Ton Stimmung im Publikum ist. Oder waren das gar keine Fans, sondern nur Freunde und Familie? Ob auch Bens Freundin oder vielleicht sogar schon Frau hier im Publikum stand? Im Babylon schien sie auf jeden Fall nicht dabei gewesen zu sein.

Zeitgleich mit diesem Gedanken betrat er die Bühne, und ich war wie gelähmt. Ich konnte nicht weiterlaufen. Jule zögerte auch einen Moment, schüttelte dann aber den Kopf und setzte sofort zum Weitergehen an, dabei riss sie mich mit.

Wie schnell kann ein Herz eigentlich schlagen, bevor es aus der Brust springt?, waren meine lautesten Gedanken, und ich glaube, sie waren durchaus berechtigt. Hatte ich mich vorhin nur gefreut, ihn wiederzusehen, machte es mich gerade unheimlich an, ihn dort auf der Bühne zu beobachten. Mir wurde heiß und kalt zugleich, und dieses Kribbeln in der Magengegend war auch wieder da. Wenn man's genau betrachtete, lag dieses Kribbeln vielleicht sogar noch etwas tiefer. Diese Gefühle hat noch nie ein Mann zuvor in mir ausgelöst, aber ich hatte auch noch nie so einen Mann wie ihn kennengelernt.

Er sah unfassbar sexy aus, wie er sich im Rhythmus der Musik bewegte und sein Mikro von der einen in die andere Hand gleiten ließ.

Das Herz klopfte mir immer noch bis zum Hals. Die Leute standen zwar dicht gedrängt, aber Jule nahm mich bei der Hand und schlängelte sich vor bis in die fünfte oder sechste Reihe. „Warum müssen wir denn so weit nach vorne?“, fragte ich, in der Hoffnung, mich nicht noch weiter durch die Menschen quetschen zu müssen. „Na, weil hinten alles voll ist!“, lachte Jule, und da sie die Leute mit einem lauten „T'schuldigung!“ ansprach, machten sie wie selbstverständlich Platz.

Wir stellten uns, wie sollte es anders sein, auf die linke Bühnenseite, denn da stand Tobi. Als er Jule im Publikum entdeckte, leuchteten seine Augen, und er nickte ihr freundlich zu. Tobi war, ebenso wie Ben, ein sportlicher Typ, aber sah mit seinem stoppeligem Bart, der definitiv länger als drei Tage stand, und seinen etwa schulterlangen, blonden, leicht gelockten Haaren mehr aus wie ein Surferboy. Und das, obwohl er wieder einen schwarzen Schlips zum weißen Hemd trug. Ja, er hatte irgendwie was Kantiges, was Verwegenes, aber sein herzliches Lächeln machte ihn super sympathisch. Er erinnerte mich irgendwie an Pohlmann.

Tobi war scheinbar so abgelenkt, Jule im Publikum zu sehen, dass er prompt seinen Einsatz zum nächsten Song verpatzte. Das brachte wiederum Ben raus, und er folgte Tobis Blick, um zu sehen, was den so aus dem Konzept gebracht hatte. Als er Jule sah, schien ihm die Sache klar zu sein, und während der Drummer neu einzählte, warf Ben Tobi einen vielsagenden Blick zu. Der reagierte ziemlich cool, zuckte nur kurz mit den Schultern und war wieder mit seinen Augen bei Jule.

Jetzt hatte Ben mich gesehen, und da war es wieder, dieses atemberaubende Lächeln. Er drehte sich kurz vom Mikro weg und formte, während er mich anstrahlte, ein deutliches „Hi!“ mit den Lippen, was ich zaghaft erwiderte. Innerlich explodierte ich geradezu vor Freude, aber das musste er ja nicht wissen, also bemühte ich mich um einen freundlichen, aber nicht allzu hingerissenen Gesichtsausdruck. Hoffentlich sah ich jetzt nicht total bescheuert aus.

Egal, er hatte mich also nicht vergessen. Obwohl, vielleicht erinnerte er sich auch nur an Jule, und er sah, dass ich zu ihr gehörte, und wollte deshalb nur höflich sein. Ohne dass ich hinsah, spürte ich, wie mich einige der umstehenden Leute neugierig anschauten. Komischerweise war es mir nicht unangenehm, es fühlte sich sogar richtig gut an. Wir waren hier willkommen, und das durfte auch jeder sehen. Sein Lächeln galt ganz allein mir, und selbst wenn es tatsächlich nur aus Höflichkeit war, das wusste ja niemand, und vor allem nicht Caro, die mit Sicherheit irgendwo in unserer Nähe stand. Sollte sie mich doch beobachten und vor Eifersucht platzen, die blöde Kuh.

Ben auf der Bühne zu sehen war wieder ein absoluter Genuss. Er beherrschte es, das Publikum in seinen Bann zu ziehen.

Ich hing an seinen Lippen, und mein Blick wanderte von diesem sinnlichen Mund, um den immer ein kleines Lächeln spielte, hoch zu seinen unfassbar stahlblauen Augen und entlang seines Dreitagebartes hinunter zu dem kleinen Grübchen am Kinn. Wie konnte jemand nur so atemberaubend hübsch sein? Es gibt viele Menschen, die einfach nur schön sind, aber er hatte dazu diese unglaubliche Ausstrahlung. Diese vielen interessanten Kleinigkeiten, die man in seinem Gesicht entdecken konnte, wenn er bei seinen Ansagen von den Geschichten hinter den Songs sprach. Er erzählte sie so, dass man das Gefühl hatte, er hätte all das selbst erlebt. Wäre an diesen fernen Orten gewesen, hätte dieses Leid ertragen müssen oder jenes Glück erleben dürfen. All das spiegelte sich in seinem Gesicht wider, in seinem tiefen Blick, in dem ich mich so verlieren konnte.

Jetzt spielten sie einige Songs, die wir schon im Babylon gehört hatten, nur seine Stimme war heute noch rauchiger. Sie hatte diesen leichten Crisp, der sie so unheimlich sexy machte, und er bewegte sich so sicher und elegant, dass sein ganzer Körper, ja, seine ganze Haltung nur so vor Selbstbewusstsein strotzte.

Seine Bewegungen waren fließend, geschmeidig. Er verstand es, sich dermaßen in Szene zu setzen, dass ich meinen Blick nicht von ihm abwenden konnte, und dieses angenehme Kribbeln war immer noch da. Mit Sicherheit war ich nicht die Einzige, die sich vorstellte, wie es wohl wäre, mit ihm zu tanzen, seinen Körper, jede Bewegung, jeden einzelnen Muskel hautnah zu spüren. Muss ganz schön komisch sein, da oben als Lustobjekt angeschmachtet zu werden, aber er schien es zu genießen.

Neben mir standen drei Mädchen, vielleicht gerade fünfzehn, und völlig überdreht. Sie jubelten immer extra laut und schrill, um auf jeden Fall aus der Masse hervorzustechen, denn der Rathausplatz war mittlerweile brechend voll. Eine hatte ein Shirt an, auf dem in großen Buchstaben „I prefer the singer" stand, und jedes Mal, wenn Ben in ihre Richtung guckte, deutete sie mit beiden Daumen auf den Text. Ben schmunzelte und lächelte ihr zu, was sie vor Begeisterung hell aufquietschen ließ, und sofort steckte sie wieder mit ihren Freundinnen die Köpfe zusammen.

Der Spruch auf dem Shirt war schon witzig, und wenn man eine gute Figur hat, ist so ein provokantes Shirt sicher auch sexy, aber wenn jemand, der dick ist, so ein Shirt trägt, dann wirkt es doch eher peinlich. Ich würde so etwas definitiv nicht tragen können. Vielleicht in einigen Monaten, wenn ich meine geplante Diät endlich mal durchziehen würde. Dann würde ich mir als Belohnung genau so ein Shirt besorgen, in Weiß mit schwarzem Text, eine enge Jeans und schwarze hohe Schuhe, dazu eine kurze schwarze Lederjacke, die den Text ein bisschen verdeckte. Eben so, dass man sich schon bemühen müsste, um ihn ganz lesen zu können, denn auf die Nase binden wollte ich es ihm schließlich auch nicht. Bis jetzt kannte er mich ja nur mit meinen braunen Naturlocken. Wenn ich ihn dann wiedersehen würde, könnte ich mir die Haare glatt machen, dazu dieses neue Outfit, und dann hätte ich vielleicht doch mal eine Chance auf einen zweiten ersten Eindruck.

Ich hatte mit einem Mal eine ganz genaue Vorstellung, wie ich aussehen würde, und konnte das Bild von der neuen Lea schon vor meinem inneren Auge sehen, fast wie ein Foto. Ja, es gefiel mir, ich sah ganz schön sexy aus.

Mir kamen Fotos von mir in den Sinn, die während Urlauben, Familienfeiern oder Stufenfahrten gemacht wurden. Fotos, die mich noch breiter aussehen ließen, als ich wirklich war. Zumindest kam es mir so vor. Ich hasste mich auf Fotos und versuchte mich so oft es nur ging irgendwie davor zu drücken. Dieses Elend musste nun wirklich nicht für alle Ewigkeit auf Bildern festgehalten werden. Daher bot ich mich auch immer liebend gern ungefragt an, die Fotos zu machen. Das schlimmste Foto von mir war während der letzten Stufenfahrt, die wir als Abschlussfahrt gemacht hatten, entstanden.

Wir waren mit der Schule vor ein paar Jahren mal im Sommer in Frankreich in der Camargue gewesen, und auf dem Foto waren wir mit der ganzen Stufe am Strand. Die Jungs in Boxershorts und alle Mädchen in Badeanzügen oder knappen Bikinis. Nur ich hatte eine lange Hose und ein weites Shirt an. Mir war so unsagbar heiß, ich habe geschwitzt wie ein Schwein und mich einfach nur geschämt. Mit voller Montur am Strand, noch blöder ging's echt nicht.

Ich atmete tief durch und schaute hoch zur Bühne. Mein Entschluss stand fest, am nächsten Tag würde ich mich zu Hause hinsetzen, mir einen ganz genauen Essensplan machen, und in ein paar Monaten würde die alte Lea Geschichte sein. Ich hatte ein ganz klares Bild vor Augen, wie ich aussehen wollte. Innerlich fühlte ich mich sogar schon ein bisschen leichter. Mein Weg stand fest, jetzt musste ich ihn nur noch gehen. Wenn es mit dem Lernplan für die Abivorbereitung funktionierte, dann ganz bestimmt auch mit einem Essensplan.

„Na, was ist denn mit dir los?", stupste mich Jule in die Seite.

„Ach, ich freue mich einfach auf die Zukunft!", lächelte ich.

Jules Blick verriet, dass sie zwar nicht verstand, worum es ging, aber sie grinste und antwortete: „Okay, wenn du dich freust, dann freue ich mich mit dir!"

Ben kündigte dem Publikum an, dass die Band jetzt zum letzten Song vor der Pause kommen würde, und schon an den ersten Tönen erkannte ich den Song. Moment, war das jetzt ein schlechter Scherz? „Bilder von dir überdauern bis in alle Zeit – Bilder von dir überdauern bis in die Ewigkeit" ...

Ausgerechnet jetzt spielten sie „Bilder von dir" von Laith Al-Deen? Ich wollte doch diese alten Bilder loswerden, sie für immer vergessen, und er singt, dass Bilder bis in die Ewigkeit überdauern? „Tausend Spuren und Gedanken", Ben suchte meinen Blick, hielt ihn fest und sang weiter: „Nicht das kleinste Stück von – mir, lässt mich taumeln, lässt mich wanken, die Luft ist voll von – dir." Dabei schaute er mir tief in die Augen und deutete mit seinem Zeigefinger direkt auf mich.

Sein charmantes Lächeln vertrieb binnen Sekunden alles, was sich plötzlich wie eine dunkle, schwere Wolke über meine Hoffnung legen wollte.

Jetzt war ich hier, diesen Abend wollte ich genießen, und meine Zukunft hatte ganz allein ich in der Hand. Ich würde mir die Stimmung doch nicht von so einem Möchtegern-Zeichen verderben lassen. Der Song gehörte seit Jahren zu meinen absoluten Lieblingssongs. Wenn er im Radio kam, drehte ich sofort lauter. Dieses Lied konnte gar nichts Schlechtes bedeuten. Außerdem hatte Ben gerade mit mir geflirtet, und das vor allen Leuten. Er sang mich an, und ich war nicht mal rot geworden, glaubte ich zumindest. Nein, dieser Song und meine Gedanken hatten nichts miteinander zu tun, es war nur ein Zufall. Oder vielleicht doch nicht? Ich brauchte eine Art Bestätigung. Ich wollte bis nach der Pause warten, und der erste Song, den die Band dann spielen würde, sollte mir sagen, ob ich es in Zukunft schaffen würde, mich von meinen alten Bildern zu lösen oder eben nicht.

Ich musste über die Idee des Song-Orakels schmunzeln. Sich von einem Song die Zukunft vorhersagen lassen, oh Mann, zum Glück bekam meine Umwelt nicht mit, was in meinem Kopf so vor sich ging.

„Lea?", riss mich Jule aus meinen Gedanken. „Komm, lass uns hinter die Bühne gehen. Mal gucken, ob es Backstage wirklich so spannend ist, wie alle immer sagen."

„Ja, aber dürfen wir denn da so einfach hin?", antwortete ich zögernd.

Jule lief los, und ich folgte ihr.

DIE NUTTEN DES MUSIKBUSINESS

Wir schlängelten uns bis zu dem Bereich hinter der Bühne, der durch einen großen, mit schwarzen Planen verkleideten Bauzaun abgesperrt war. Gerade als wir ankamen, hob ein bulliger Security-Mann in schwarzer Uniform die eine Seite des Bauzauns an und öffnete ihn einen Spalt, dass Tobi zu uns hinauskommen konnte. Tobi gab uns beiden zur Begrüßung höflich die Hand und sagte dann, mit dem Blick auf Jule, dass er sich sehr freuen würde, dass wir gekommen wären und er damit überhaupt nicht gerechnet habe. Dabei strahlten seine Augen so, dass sogar meine sonst so toughe Jule ein klein wenig verlegen wurde.

„Kommt gerne mit nach hinten, ihr zwei. Es ist zwar nicht sehr komfortabel, aber wir können uns setzen und gemeinsam was trinken", lud Tobi uns ein. Der Security-Mann gab den Weg frei, um nach uns den Zaun wieder zu schließen. Das war also der Backstagebereich. Den hatte ich mir ehrlich gesagt schon ein bisschen anders vorgestellt. Hinter der Bühne stand nur ein weißer Gartenpavillon, darunter zwei Bierzeltgarnituren und ein Stehtisch. Auf dem Stehtisch standen diverse Getränke und einige Plastikbecher, darunter ein Kasten Wasser und ein Kasten Bier. An einem Tisch saßen die Bandkollegen und schauten sich irgendwelche Videos auf dem Handy an. Tobi stellte uns jedem kurz vor, und wir grüßten in die Runde, nur Ben saß nicht mit am Tisch.

Ich schaute mich um, und genau in dem Moment kam er aus dem Dixi-Klo, das links in der Ecke des umzäunten Bereiches stand. Oh nein, genau wie im Babylon war er gerade dabei, seine Hose zuzuknöpfen. Das würde mich wohl ewig verfolgen.

„Eine Sekunde, Ladies, ich bin sofort bei euch", rief Ben bestens gelaunt, bevor er zum Stehtisch ging und eine Wasserflasche öffnete, um sich das Wasser erst über die eine, dann über die andere Hand zu gießen. Er schaute sich kurz nach einem Handtuch um, entschied sich dann aber, die nassen Hände einfach an seiner Jeans trocken zu wischen.

Als seine Bandkollegen plötzlich anfingen, laut über irgendein Video auf dem Handy vom Drummer zu lachen, schaute Ben den Jungs im Vorbeigehen interessiert über die Schulter. Sie waren so in das Video vertieft, dass sie ihn nicht in ihrem Rücken bemerkten. Hätten sie ihn bemerkt, hätte Patrick vermutlich nicht ganz so laut gesagt, dass er, wenn man ihn gefragt hätte, Ben auf jeden Fall davon abgeraten hätte. Wovon er ihm abgeraten hätte, konnte ich leider nicht verstehen, aber Bens Gesichtsausdruck verfinsterte sich deutlich. Er nahm Patrick ohne weitere Vorwarnung das Handy aus der Hand und ließ es mit den Worten „Dich fragt aber keiner" in das Bierglas auf dem Tisch vor ihm plumpsen. Während die anderen Jungs sich schlapplachten, sprang Patrick hektisch auf und fischte fluchend sein Handy aus dem Glas. Ben schien das völlig kalt zu lassen, er ignorierte ihn und kam freudestrahlend, als wäre überhaupt nichts gewesen, zu uns herüber.

„Hallo ihr zwei, wie schön, dass ihr gekommen seid! Ist zwar alles etwas provisorisch hier, da waren die Toiletten im Babylon deutlich komfortabler, aber man kommt klar." Er zwinkerte mir schmunzelnd zu, bevor er uns beide mit einem angedeuteten Wangenkuss links und rechts begrüßte.

Der Mann war mir echt ein Rätsel – Ben mit den zwei Gesichtern. Warum verhielt er sich in der einen Sekunde noch wie ein arrogantes Arschloch und war schon im nächsten Moment uns gegenüber ein wahrer Gentleman? Klar, Jule war hübsch, zu ihr war jeder, besonders jeder Mann, höflich, aber warum war Ben so nett zu mir? „Sorry, ich rieche nicht mehr ganz so frisch, die Scheinwerfer auf der Bühne knallen wie sonstwas!" Dabei roch er mit gespielt angewidertem Gesicht unter seinen Achseln. „Möchtest du was trinken?", schaute er mich auffordernd an.

Ich? Wieso nur ich?, ging es mir gerade durch den Kopf, als ich sah, dass sich Jule und Tobi schon auf den Aufgang zur Bühne gesetzt hatten. Sie wollten etwas unter sich sein, und das konnte ich ja auch verstehen. Jule schaute kurz mit einem fragenden Blick, ob alles gut sei, zu mir hinüber, und ich lächelte ihr zu. „Ja, gerne ein Wasser, wenn ihr habt", antwortete ich Ben, und wir setzten uns, etwas abseits von den anderen und dem immer noch fluchenden Patrick, an den freien Tisch.

Jetzt, wo wir hier so zusammensaßen, war ich plötzlich gar nicht mehr aufgeregt. Je länger wir uns unterhielten, desto lockerer wurde ich. Ich machte mir, anders als das sonst bei Gesprächen mit Fremden oft der Fall war, überhaupt keine Gedanken darüber, wie ich mich am besten ausdrücken sollte oder ob er mich missverstehen könnte. Ich plapperte einfach drauflos.

Wir sprachen über seine Band, und ich machte ihm, auch wenn er es sicher schon tausendmal gehört hatte, Komplimente, wie umwerfend ich ihn auf der Bühne fand. Ohne rot zu werden, ohne zu stottern oder mich zu verhaspeln, sagte ich ihm ganz offen und ehrlich direkt ins Gesicht, dass er mich total begeisterte, und dass ich gar nicht verstehen könnte, warum er nur in einer Coverband spielte. Nicht dass ich seine Coverband schlecht fand, ganz im Gegenteil, aber ich fand schon, dass er auf viel größere Bühnen gehörte.

Ben fragte mich, ob ich eine blasse Vorstellung davon hätte, wie viele richtig gute Sängerinnen und Sänger es da draußen geben würde, und dass es gar nicht so viele große Bühnen wie Talente gäbe. „Wir Cover-Mucker sind doch nur die Nutten des Musikgeschäftes. Für Geld spielen wir dir jeden beschissenen Song. Du kannst noch so gute Songs schreiben, wenn du keinen Produzenten findest, der in dir kommerziellen Erfolg sieht, hast du keine Chance, aus diesem Kreis auszubrechen. Dann singst du mit Anfang dreißig immer noch auf einer Stadtfestbühne und lächelst kleine Mädchen an, die dir per T-Shirt-Spruch sagen, dass sie auf dich stehen und sonstwas mit dir anstellen würden."

Okay, damit war das „I prefer the Singer"-T-Shirt für mich definitiv gestorben.

„Weißt du, ich nehme seit über fünfzehn Jahren Gesangsunterricht, habe eine Schublade voll selbstgeschriebener Songs und mich damit bei etlichen Produzenten vorgestellt. Ich hätte meinen Arsch drauf verwettet, dass die Songs einschlagen wie eine Bombe, dass man sie mir aus den Händen reißen würde, aber wenn du immer nur einen Schlag nach dem anderen in die Fresse bekommst, muss du dir irgendwann einfach selbst eingestehen, dass es für mehr leider nicht reicht. Und dann kann man sich entweder weiter kaputtmachen, einem Traum hinterherjagen und daran zerbrechen oder sich damit abfinden und das Beste draus machen. So wie heute. Wir haben tolles Wetter, vorhin sehr lecker gegessen, ich hab mit meinen Jungs 'ne gute Zeit auf der Bühne, sehe freundliche Gesichter im Publikum, sitze jetzt hier in charmanter Gesellschaft und trinke mein Bier."

Er nahm einen großen Schluck und fuhr fort: „Meine Songs sind ja auch nicht verloren, ich habe mich einfach nur entschieden, den Druck rauszunehmen. Die Songs sind gut, das weiß ich, nur leider ist im Moment einfach nicht meine Zeit. So ist das

Musikbusiness, die Regeln bestimmt der Markt, und wenn deine Mucke im Moment nicht gefragt ist, dann hast du einfach Pech, und entweder kommt deine Zeit noch oder eben nicht. Es gibt zwei Möglichkeiten. Daran kaputtgehen und sein Leben als gescheitert zu betrachten oder abwarten, Erfahrungen sammeln und das Hier und Jetzt genießen. So wie in diesem Moment."

Gebannt hing ich an seinen Lippen. Er hatte so eine entwaffnende Offenheit, und es stimmte, warum musste man immer mehr wollen, wo doch eigentlich bereits alles gut war? Auch wenn ich es auf der einen Seite traurig fand, dass er seinen Traum bis jetzt nicht verwirklichen konnte, bewunderte ich seine Einstellung. Eine positive Resignation auf Zeit.

Wir sprachen über mich, dass ich mich aufs Abi vorbereitete, dass ich ein Faible für To-do-Listen und Zeitpläne hatte, und was ich nach meinem Abschluss machen wollte. Er bestätigte mir, dass ein Studium mit dem Schwerpunkt Psychologie hervorragend zu mir passen würde, denn ich hätte in den letzten paar Minuten mehr über ihn erfahren als sonst wer in den letzten Jahren, abgesehen von Tobi natürlich. Er deutete zu Jule und Tobi hinüber, die auf der Treppe saßen und uns beobachteten. „Deine Freundin hat ihm ganz schön den Kopf verdreht. So kenne ich ihn gar nicht, und wir kennen uns schon ewig. Schön, ihn so zu sehen", bemerkte Ben leise, und irgendwie klang seine Stimme merkwürdig. Seine Stimmfarbe passte nicht wirklich zu dem, was er da gerade gesagt hatte.

SONG-ORAKEL

Jule und ich verließen die Backstage, als die Bandkollegen die Setliste für die nächste Runde besprechen wollten. Zur Verabschiedung hatte mich Ben fest in die Arme genommen und mir

„Schön, dass du da bist" ins Ohr geflüstert. Ich war überwältigt von so vielen Eindrücken, von seinem Charme und seiner Offenheit, und trotzdem war da so etwas wie Enttäuschung in mir.

Ich war enttäuscht, dass diese Nähe zu ihm nicht mehr mit mir gemacht hatte. Jetzt, wo ich nicht mehr bei ihm war, fühlte ich mich mehr zu ihm hingezogen als gerade, als ich direkt neben ihm gesessen hatte. Wie kann der Gedanke an jemanden intensiver sein als der Moment, wenn er zum Greifen nah ist?

Als wir um die Ecke bogen und außer Sichtweite der anderen waren, schnappte ich mir Jule und guckte sie mit großen Augen an. „Und?"

Aus Jule sprudelte es plötzlich wie ein Wasserfall. Sie gestand, dass sie und Tobi bereits vor dem Wiedersehen heute telefoniert hatten, aber dass sie mir erst mal nichts erzählen wollte, weil sie ja selbst noch gar nicht wusste, wohin das Ganze führen würde. Jetzt hoffte sie aber auf jeden Fall, dass sie sich auch außerhalb eines Auftritts noch einmal treffen würden, um sich näher kennenzulernen – wenn ich ihn denn auch mögen würde.

„Wie, wenn ich ihn auch mag?", fragte ich irritiert.

„Na, mindestens genauso wichtig ist ja, was du von ihm hältst", antwortete Jule.

Hatte sich gerade vielleicht noch ein bisschen Eifersucht bei mir eingeschlichen, war dieses Gefühl jetzt so was von weggewischt. „Natürlich mag ich ihn. Ich sehe ja, wie er dich anhimmelt. Der Typ ist ganz schön verknallt in dich", platzte es aus mir heraus.

Jule strahlte übers ganze Gesicht, und ihre Augen leuchteten. Als ich sie in die Arme schloss, merkte ich, dass sie sogar ein ganz klein wenig zitterte. Krass. Jule war das erste Mal verliebt.

Ich horchte in mich hinein. Alles ruhig. Kein Zittern. Kein Herzrasen – nichts. Ben war doch wirklich nett, sah unverschämt gut aus, und wir konnten echt gut miteinander reden und Spaß haben. Warum machte das so rein gar nichts mit mir?

Auch wenn er sich natürlich nie in mich verlieben würde, könnte ich mich doch trotzdem in ihn verlieben und auch mal diese Schmetterlinge im Bauch spüren. Oder nicht?

Da es in der Zwischenzeit eine ganze Ecke voller vor der Bühne geworden war, standen wir jetzt etwas weiter hinten am Steg. Moment, wie war das mit dem Song-Orakel? Der erste Song, der jetzt kam, würde mir sagen, ob ich es schaffen könnte, mich von meiner Vergangenheit zu lösen. Gespannt wartete ich, wie sie das nächste Set eröffnen würden.

Es war in der Zwischenzeit dunkler geworden, und am Himmel braute sich ein Gewitter zusammen. Ich kannte das Lied, es war von U2, aber ich hatte noch nie bewusst auf den Text gehört. Ben stand ganz vorne auf dem Steg, nur er mit seinem Mikroständer. Er stand ganz allein im Licht eines Scheinwerfers, umhüllt vom Rauch, der aus einer Nebelmaschine kam, und seine Stimme erfüllte den Platz. Es sah irgendwie beklemmend aus, dann setzte er zum Refrain an: „With or without you - with or without you - I can't live with or without you." Er sang mit geschlossenen Augen, beide Hände dicht ums Mikro gelegt. Seine Stimme klang so sehnsuchtsvoll, so voller Qual, dass ich erschrocken war. Erschrocken, wie er, der mir gerade noch erzählt hatte, wie sehr er diesen Abend genießen würde, jetzt da oben auf der Bühne stehen konnte und diese Zeilen mit so verletzlicher, fast brüchiger Stimme sang, dass mir die Tränen in die Augen stiegen.

Da waren so viele Gefühle. Meine, seine - es war, als würde sich sein Schmerz auf mich übertragen. Die Emotionen überwältigten mich, und in dem Moment, als mir langsam eine Träne die Wange hinunter kullerte, öffnete er langsam seine Augen und schaute mich geradewegs an. Sein Blick verriet mir, dass es ihn einen kurzen Moment verunsicherte, mich so zu sehen, aber er wandte ihn nicht ab, er war ganz bei mir. Den Rest des Songs schauten wir uns so tief in die Augen, als könnten wir ineinander wie in einem offenen Buch lesen, und ich spürte, dass da irgendwas Besonderes zwischen uns war, wie ein unsichtbares Band.

Ich hatte das Gefühl, dass er dieses Lied gerade ganz allein für mich sang, und die Zeilen passten genau. Auch wenn der Song sicher als Liebeslied gedacht war, konnte man ihn so interpretieren, dass er tatsächlich die Antwort auf meine Frage war. Nein, man kann sich nicht von seiner eigenen Geschichte befreien, man kann sich nicht von sich selbst verabschieden. Egal, wohin man geht, seine Vergangenheit nimmt man immer mit: „I can't live, with or without you". Ich bemerkte, wie sich Jules warme Hand vorsichtig in meine schob. Es tat gut, sie zu spüren.

Ich konnte die Dunkelheit in meinem Zimmer nicht ertragen und schaltete die Nachttischlampe ein. Tief in meine Bettdecke eingekuschelt lag ich da, hörte die schweren Regentropfen gegen mein Fenster prasseln, und die Szenen des Abends erschienen wie Blitze vor meinem inneren Auge. Sein umwerfendes Lächeln, als er mich im Publikum entdeckt hatte. Wie wir in der Backstage plötzlich wieder voreinander standen. Dass wir uns so völlig ungezwungen unterhalten konnten, als ob wir uns schon ewig kennen würden, und sein merkwürdiger Tonfall, als er sagte, dass er sich für Tobi und Jule freuen würde. Auch wenn ich seine Stimme noch ganz genau im Ohr hatte, konnte ich sie immer noch nicht deuten, dann dieses befremdende Gefühl, als wir die Backstage verlassen hatten und mir mit einem Schlag bewusst wurde, dass ich mich mehr zu dem Musiker als zu dem Mann hingezogen fühlte. Ich wollte doch auch so gerne endlich mal das spüren, was für alle um mich herum absolut selbstverständlich zu sein schien. Jetzt kam wieder dieses Gefühl in mir hoch, genau wie in dem Moment, als er oben auf der Bühne mit einem Mal so verletzlich und verloren wirkte. In dem Moment fühlte ich mich ihm so sehr verbunden, dass es wehtat.

Seine Augen sahen unendlich traurig aus, und ich konnte es ihm nachfühlen.

Meine Kehle schnürte sich mehr und mehr zu, bis ich schließlich anfing, hemmungslos zu schluchzen. Plötzlich brach alles über mich herein, meine Ängste, dass ich nichts an meiner Situation ändern könnte, weil mich die Vergangenheit immer wieder einholen würde, und die Gedanken, dass ich mich vielleicht nie verlieben würde. All das schien mich wie dunkle Schatten zu verfolgen. Dicke Tränen kullerten meine heißen Wangen hinunter und versickerten in meinem Kopfkissen. Ich schlang meine Arme fest darum und vergrub meinen Kopf. Auch wenn das Weinen befreiend wirkte, konnte es nicht die Gedanken verscheuchen. Erst nach Stunden, draußen wurde es allmählich wieder hell, war ich so erschöpft, dass ich einschlief.

GROSSE PLÄNE

Seit diesem Abend fuhren Jule und ich fast jedes Wochenende zu einem Auftritt der Jungs. Jule und Tobi hatten sich tatsächlich alleine, außerhalb eines Konzertes, getroffen und waren jetzt, seit fast einem halben Jahr, ein glückliches Paar.

Sie gingen so liebevoll miteinander um, dass ich sie gerne beobachtete und mir vorstellte, wie es wohl wäre, wenn mich mal jemand so auf Händen tragen würde. Aber genau das war der springende Punkt, mich konnte nach wie vor niemand auf Händen tragen, da brauchte ich mir gar nichts vorzumachen. Ein Bodybuilder vielleicht, ein ziemlich starker.

Die Abläufe in meinem Leben glichen einem sich wiederholenden Muster. Ich probierte eine Reihe von Diäten aus, über die ich Erfolgsgeschichten im Internet gelesen hatte, um immer wieder einige Wochen wirklich gut damit abzunehmen. Trennkost, morgens Kohlenhydrate und abends Eiweiß, Ananasdiät, Low Carb, kompletter Verzicht auf Fett, schlank im Schlaf. Es gab keine Diät, die ich nicht versuchte, und es machte mir auch Spaß, mich über die Diäten zu informieren, genaue Pläne aufzustellen. Immer wieder keimte die Hoffnung in mir auf, dass es dieses Mal klappen könnte. Mein ganzes Denken war zwar vom Essen bestimmt, aber das machte nichts, denn die Klamotten saßen schon nach wenigen Tagen lockerer, und ich freute mich, dass ich die Erfolge so schnell im Spiegel sehen konnte.

Es machte mir auch nichts aus, wenn andere in meiner Gegenwart schlemmten, und sogar meine Lieblingsgerichte konnte ich problemlos stehen lassen. Aber dann kam irgendwann doch immer ein Punkt, an dem ich schwach wurde. Meist wenn ich mich auf Geburtstagsfeiern oder ähnlichen Anlässen nicht davor drücken konnte, gemeinsam mit den anderen zu essen. „Na, komm schon, ein so kleines Stück Kuchen hat noch niemandem geschadet. Ich habe ihn extra für dich gebacken, weil du ihn immer so gerne mochtest. Nur ein kleines Stück!" Solche Sätze waren das Todesurteil für jede Diät. Ich konnte einfach nicht Nein sagen. Sobald ich auch nur minimal von meinem jeweiligen Diätplan abrückte, war es, als ob sich ein Schalter in meinem Kopf umlegen würde, und binnen weniger Tage waren die mühsam runtergehungerten Kilos wieder drauf, und von Diät zu Diät waren es immer ein paar Kilo mehr. Das war also der berühmt berüchtigte Jo-Jo-Effekt.

Auch wenn ich mir immer wieder sagte, dass kleine Ausrutscher nicht schlimm waren, solange ich mich am nächsten Tag nur wieder an meinen Plan halten würde, konnte ich mich nicht dagegen wehren. Die kleinste Abweichung von meinem selbst zusammengestellten Essensplan war wie ein Startschuss für eine Heißhungerattacke, und ich fieberte voller innerer Unruhe dem Moment entgegen, dass ich sie ausleben konnte, ohne dabei von jemandem beobachtet zu werden. Essen war wie eine Sucht für mich. Die Fressattacken waren so schlimm, dass mir die Lebensmittel, die wir zu Hause hatten, nicht ausreichten.

Beim Einkaufen vermied ich es, jemandem ins Gesicht zu schauen. Ich hatte Angst, dass ihre Augen mir zeigten, was sie über mich dachten. „Friss doch noch mehr, damit du noch fetter wirst!" Ich konnte die Gedanken der Leute, nachdem sie einen Blick in meinen Wagen geworfen hatten, regelrecht hören, und sie hatten recht. Ich hatte aber keine Wahl, ich fühlte mich wie fremdgesteuert, das Herz schlug mir bis zum Hals, meine Hände waren schweißnass, und mir war schwindelig. Da ich ungesundes Zeug wie Chips, Eis, Schokolade, Schaumküsse, Pizza und Pommes in solchen Mengen aufs Band legte, fragten mich die Kassiererinnen manchmal, ob eine Party stattfinden würde. Das bejahte ich einfach und war froh, dass niemand zu glauben schien, dass ich diese riesigen Mengen alleine verdrücken könnte.

Schon im Supermarkt lief mir – im wahrsten Sinne – das Wasser im Mund zusammen, es war ein widerlich süßer Geschmack, und ich wurde so unruhig wie ein Abhängiger, der kurz davor war, seinen nächsten Stoff zu bekommen. Zu Hause schloss ich mich dann in meinem Zimmer ein und machte den Fernseher an, obwohl ich weder hinhörte noch hinsah. Es gab mir einfach ein gutes Gefühl, dass irgendwas lief.

Ich breitete alles auf dem Bett aus und fing an zu essen. Nach kurzer Zeit rebellierte mein Magen, weil er schon so voll war, dass ich anfing, strategisch zu essen. Zwischen den anderen Sachen immer mal wieder ein paar Löffel von dem Eis, dann rutschte die Masse, die sich schon in meinem Magen befand, leichter hinunter, und mir wurde nicht so schnell schlecht. Die ersten Male konnte ich dieses Gelage tatsächlich noch genießen. Wie die Schokolade auf meiner Zunge schmolz und sich der herrliche Geschmack in meinem Mund ausbreitete. Das sahnige Eis, kalt und cremig, und dazu die salzigen Pommes, die ich in so viel würzige Soße tauchte, dass sie mir runter auf die Finger tropfte.

Aber je öfter das passierte, desto mehr Abscheu entwickelte ich vor dem Essen, sobald ich den ersten Bissen im Mund hatte. Ich ekelte mich vor dem Geschmack, der Konsistenz, und der Geruch war mir so zuwider, dass ich würgen musste. Es dauerte nicht lange, bis mir heiße Tränen über die Wangen liefen und sich mit dem Essen zu einer widerlich salzigen Mischung in meinem Mund vermischten. Trotzdem konnte ich mich nicht stoppen. Diese Fressanfälle dauerten nicht unbedingt lange, vielleicht eine Viertel-, manchmal eine halbe Stunde.

Und sofort nachdem alles vernichtet war, stöberte ich wieder im Internet nach neuen Diäten, las mir Erfolgsgeschichten durch und stellte mir Ernährungspläne zusammen. Ich nahm mir einen Jahreskalender und schrieb in die Sonntagsfelder hinein, welches Gewicht ich von Woche zu Woche erreichen wollte. Es befriedigte mich, wenn ich an dem Tag ankam, wo ich mein Idealgewicht eintragen konnte, denn ich glaubte mit aller Kraft und Zuversicht daran, dass ich es erreichen würde. Dass ich es dieses Mal schaffen könnte, dass ich stark bleiben und es jetzt durchhalten würde. Ich glaubte so lange daran, bis ich wieder umgeben von Essen auf meinem Bett saß und das Ganze von vorne losging.

Von Mal zu Mal wurde es schlimmer und anstrengender, denn die Masse wurde mehr, die Masse an Kalorien und die Masse meines Körpers. Zu Beginn einer jeden neuen Diät war ich euphorisch, klar, an den ersten Tagen purzelten ja auch immer reichlich Kilos, aber je länger ich durchhielt, desto gereizter wurde ich. Meine Gedanken beschäftigten sich ständig mit dem Thema Essen, wann es wieder so weit war, dass die nächste Mahlzeit an der Reihe war, wie viele Kalorien ich schon gegessen hatte, ob ich beim nächsten Gang auf die Waage genug Gewicht verloren haben würde, damit ich meinen Gewichtsreduktionsplan einhalten konnte.

Die einzigen Momente, in denen ich völlig normal essen konnte, normal große Portionen, ohne schlechtes Gewissen und ohne den Drang nach mehr, war während der Wochenenden, an denen ich mit Jule zu den Auftritten von Joyning fuhr. Diese Tage waren die reinste Erholung für mich, bevor der Wahnsinn wieder seinen Lauf nahm. Eine Auszeit von diesem quälenden Gedankenkarussell gab es sonst nur, wenn ich in meinem Zimmer am Schreibtisch saß und für die nahenden Abiturprüfungen lernte, dann verfiel ich in einen regelrechten Work-Flow und hatte in dieser Zeit kein Bedürfnis zu essen oder zu trinken. In der übrigen Zeit war es die Hölle.

Regelmäßig kam meine Mutter in mein Zimmer, um zu schauen, ob es mir gutging oder ich etwas brauchte. Sie wollte wirklich nur aufmerksam sein, und trotzdem herrschte ich sie an, als ob wir den bösesten Streit miteinander hätten. Schon während ich sie aus dem Zimmer schmiss, wusste ich, dass ich mich gerade absolut unfair verhielt, aber sie war das einzige Ventil zum Dampf ablassen. Meine Mutter liebte mich bedingungslos, und ihrer Liebe konnte ich mir immer sicher sein. Vermutlich war auch das der Grund, dass ich so mit ihr umging. Ich musste keine Angst haben, sie zu verlieren.

Meinen Vater hatte ich vor Jahren verloren. Verloren an die Sucht. Manchmal kamen die Erinnerungen wieder hoch, wie es war, als wir noch zusammenwohnten. Er hat uns nie geschlagen, aber der Streit war jeden Abend vorprogrammiert, und manchmal wünschte ich mir, dass ihm endlich die Hand ausrutschte, alles war besser als diese angespannte Stimmung, diese Vorwürfe, die ständig im Raum schwebten. Je schlimmer es auf seiner Arbeit wurde und je mehr Leute aus betriebsbedingten Gründen entlassen werden mussten, desto mehr flüchtete er sich in den Alkohol. Betriebsratsvorsitzender zu sein war ein Scheißjob. Jeden Abend saßen wir zusammen im Wohnzimmer und sahen fern. Ich saß in dem Sessel, meine Mutter lag von meinem Vater abgewandt auf dem einen Sofa, mein Vater auf dem anderen. Neben sich auf dem Fliesenboden hatte er seine Weinflasche stehen, vor ihm auf dem Tisch lagen Erdnüsse, die er so knackte, dass sich die Schalen über den ganzen Boden verteilten. Er aß wie ein Schwein.

Wie sehr ich diese Geräusche hasste! Dieses Glucksen, wenn der Wein viel zu schnell ins Glas eingeschenkt wurde, und dann dieses Klirren, wenn er die Flasche unsanft zurück auf die Fliesen stellte. Zwischendurch ging er in die Garage, und ich wusste, dass er dort noch ganz andere, viel härtere Sachen trank, denn wenn er wiederkam, konnte er nicht mehr zurück zum Sofa gehen, ohne sich am Türrahmen und auf dem Wohnzimmertisch abzustützen. Dann fing er regelmäßig mit seiner lallenden Stimme Streit an, dass meine Mutter und ich ihn nur als Fußmatte benutzen würden, und dass wir maßlos übertrieben, wenn wir ihm sagten, dass er betrunken sei. Wir hätten doch keine Ahnung.

War er nüchtern, konnte er sich gewählt ausdrücken, und ich liebte es, ihm zuzuhören, wenn er diskutierte und sich für andere einsetzte, da bewunderte ich ihn für sein Auftreten und seine Redegewandtheit. Aber wie er Abend für Abend auf der Couch lag, nach Alkohol stank, keinen geraden Satz mehr sprechen konnte, seine Mückenstiche an den Armen aufknibbelte und das Blut schmatzend von den Fingern leckte, widerte er mich einfach nur an.

Ich weiß, dass es ungerecht war, aber meine ganze Wut, meine ganze Abscheu, die ich vor mir selbst hatte, wenn ich die Kontrolle über mein Essverhalten verlor, spiegelte ich auf ihn, wenn er die Kontrolle über sich verlor. Ich ging auf jede Provokation ein und forderte ihn heraus. Ich genoss es regelrecht, dass er mir in diesen Situationen verbal unterlegen war, und machte ihn so lange fertig, bis er wütend, torkelnd und laut die Tür hinter sich zuknallend, ins Schlafzimmer verschwand. Nicht selten stürzte er auf dem Weg dorthin. Wir waren beide süchtig, und ich hasste uns dafür.

Es war gut, dass meine Mutter und ich damals ausgezogen sind. Meine Eltern hatten seitdem keinen Kontakt mehr, aber zwischen meinem Vater und mir lief es deutlich besser. Wir sahen uns zwar nur sehr selten, meistens dann, wenn ich ihn auf der Arbeit besuchte und wir gemeinsam einen Kaffee trinken gingen, aber die wenigen Treffen waren wirklich schön.

Über seine Alkoholsucht sprachen wir nie wieder, aber ich sah ihm an, dass es nicht besser wurde, sondern schlimmer. Sein Gesicht war von Mal zu Mal aufgedunsener, und ich bemerkte immer wieder erschrocken, dass seine Finger unkontrolliert zitterten. Er versteckte seine Hände, die ganz gelb vom vielen Rauchen waren, unbeholfen unter dem Tisch oder verschränkte die Finger, in der Hoffnung, dass es nicht so auffiel. Ich ließ mir nichts anmerken. Und auch er ließ sich ebenso nichts anmerken. Nicht dass ich von Mal zu Mal mehr mit mir rumzuschleppen hatte und auch nicht, dass meine Haut deutlich verriet, wie ungesund meine Ernährung war. Da half selbst das beste Make-up kaum.

Stattdessen erzählte er mir von seiner neuen Freundin Heike, die er übers Internet kennengelernt hatte, dass er mit ihr glücklich war und sich freuen würde, wenn wir uns mal kennenlernen würden. Und ich berichtete ihm, dass meine Abiprüfungen bis jetzt ganz gut gelaufen waren, und natürlich von meinen Wochenenden.

WIRD DAS NICHT SCHNELL LANGWEILIG?

„Was? Ihr schaut euch immer wieder dieselbe Band an? Warum das denn, wird das nicht schnell langweilig?", fragt mein Vater mich irritiert, und ich versuche, meine Euphorie zu erklären.

Aber wie soll man ein Gefühl erklären, das man selbst nicht in Worte fassen kann? Ich lasse es auf einen Versuch ankommen.

„Langweilig? Nein, ganz im Gegenteil! Letztes Wochenende waren wir zum Beispiel oben an der Nordsee, direkt am Strand. Und da man ja doch schon so'n paar Stündchen unterwegs ist, sind wir um sieben Uhr morgens los, weil wir noch für die Fahrt einkaufen wollten. Auf der Rückbank von Jules Auto steht mittlerweile 'ne Kühlbox, dass uns bei den Temperaturen nicht die Schokolade wegschmilzt und damit die ganzen Getränke kühl bleiben."

Der Blick meines Vaters verrät, dass um sieben Uhr morgens aufzustehen alles, aber kein Grund für Begeisterungsstürme war, davon lasse ich mich aber nicht beirren. „Für jedes Wochenende erstellen wir immer abwechselnd eine CD mit Songs, die die Band aktuell im Programm hat, aber auch mit Liedern, die wir früher gerne zusammen gehört haben. Das ist jedes Mal wie eine kleine Zeitreise, du möchtest dann nicht mit uns im Auto sitzen."

„Oh ja, singen konntet ihr zwei wirklich noch nie", lacht mein Vater, und ich freu mich, dass er allmählich doch zu verstehen scheint, warum es mir so einen Spaß macht.

„Weißt du, es ist so herrlich, über die Autobahn zu sausen. Sonnenbrille auf, tolle Musik in den Ohren, die beste Freundin an der Seite, Fenster auf und die Hand gegen den kühlenden Fahrtwind drücken, ja, das fühlt sich jedes Mal wie ein kleiner Urlaub an. Wir gucken, bevor wir losfahren, immer, ob es auf der Strecke irgendwas Schönes zu sehen gibt. Ein Schloss, das man besichtigen kann, eine malerische Altstadt zum Bummeln oder einfach ein großer See, wo man spazieren gehen kann. Da machen wir dann, meist so auf der Hälfte der Strecke, unsere Pause und suchen uns noch ein gemütliches Restaurant, wo wir ganz in Ruhe Mittag essen, bevor es weitergeht.

Wir können natürlich nicht morgens schon in den Klamotten los, die wir abends auf dem Gig anziehen wollen, deshalb müssen wir uns vorher noch umziehen. Das machen wir dann in der Damentoilette auf irgendeiner großen Raststätte. An einigen kennen uns die Mitarbeiter schon und wünschen uns 'nen schönen Abend."

Die Augen meines Vaters weiten sich. „Was? Ihr zieht euch auf einer Raststätte um?"

„Klar, und wir schminken uns dort auch, wozu haben die denn diese riesigen Spiegel? Auch wenn das Licht dort wirklich nicht schmeichelhaft ist, kriegen wir's irgendwie immer hin, und danach geht's dann zum Gig. Dieses Mal war die Location außergewöhnlich schön. Ich kann gar nicht beschreiben, was das für ein atemberaubender Anblick war, als wir in der Abenddämmerung auf Holzplanken durch die Dünen zum Strand gelaufen sind und sich dann, nach einer Wegbiegung, all das vor uns eröffnet hat."

Jetzt hängt mein Vater an meinen Lippen. Ich wusste, dass ich ihn mit dem Gig am Strand kriegen würde. „Kannst du dir das vorstellen? Da stand eine Bühne, direkt am Meer, und der ganze Strandabschnitt war mit diesen großen Gartenfackeln geschmückt. Vereinzelt standen Strandkörbe, und etwas abseits gab es ein riesiges Lagerfeuer mit Steinen drumherum, auf denen man sitzen konnte, und die Leute haben sich dort Stockbrot gebacken und Folienkartoffeln in die heiße Glut gelegt."

Ich erinnere mich, wie sehr ich mir an dem Abend die Finger verbrannt habe, und füge lachend hinzu, dass wir seitdem immer Brandsalbe in unserer kleinen Reiseapotheke dabeihaben.

„Wir treffen auf den Gigs immer wieder dieselben Menschen, und es fühlt sich jedes Mal an, als hättest du dich mit Freunden zu einer großen Party verabredet. Sophie, Dennis, Sarah, Mia und all die anderen sind schon seit Jahren bei den Konzerten dabei und haben uns total herzlich aufgenommen. So ein Fanclub ist ein hochsensibles Gefüge. Sophie hat mal erzählt, dass es eine Zeitlang sogar verfeindete Lager gab. Allein durch die Platzwahl, auf welche Bühnenseite du dich gestellt hast, hast du bereits ein

Statement abgegeben. Wenn du da nicht aufgepasst hast, warst du ruckzuck zwischen den Fronten."

Mein Vater guckt mich fragend an. „Aber jetzt ist alles wieder gut?"

Ich muss grinsen. „Ja, jetzt sind alle wieder friedlich, und wir mittendrin. Die anderen kannten auch schon dieses jährliche Strandfest."

Mein Vater unterbricht mich und verschwindet kurz auf die Toilette. Ich erinnere mich daran, wie Sophie uns ganz entgeistert angeschaut hat, als wir uns nicht sofort beim Essen dazugesetzt haben. „Was stimmt denn nicht mit euch? Braucht ihr zwei 'ne besondere Einladung, oder greift ihr jetzt mal langsam zu?" Ich mag sie irgendwie, sie hat so was Freches an sich. Das spiegelt auch ihr ganzer Stil wider, sie hat braune, durchgestufte Haare und einen strengen Pony, der ihre Katzenaugen besonders gut betont. Klamottentechnisch ist sie eigentlich immer in Jeans und hohen Schuhen unterwegs und nicht selten stehen freche Sprüche auf ihren Shirts. Ihr würde zum Beispiel auch das „I prefer the singer"-Shirt gut stehen, und an ihr fände Ben es sicher auch sexy.

Mein Vater kommt zurück, bietet mir auch ein Pfefferminz an, was ich ablehne, und fragt: „Ja, und dann habt ihr ein Strandpicknick gemacht?"

Ich lächle. „Ja, genau, wir haben uns also dazugesetzt und aufs Wasser geschaut. Du kannst dir nicht ausmalen, was das für ein unglaubliches Bild war, als die Sonne untergegangen ist. Der Himmel war blutrot, und es sah aus, als würde ein riesiger Feuerball im Meer versinken. Ich habe selten so etwas Schönes gesehen! Ich habe davon auch Fotos gemacht, die zeige ich dir beim nächsten Mal. Ich habe jetzt nämlich eine richtig gute Kamera", verkünde ich stolz. „Die haben mir die Jungs von der Band gegeben, weil ich seit einiger Zeit während der Auftritte Bilder und Videos für die Homepage mache. Auch die Pressemappe gestalte ich gerade, damit wir mehr Auftritte bekommen, neu. Das ist zwar alles sehr zeitaufwendig, aber es macht mir unheimlich Spaß, außerdem lerne ich auch 'ne Menge. Man weiß ja nie, wofür man's mal braucht. Ich könnte dir jetzt zum Beispiel 'ne eigene Homepage designen", sage ich und füge lachend hinzu: „Wenn du 'ne Band hättest. – Ja, so ist das fast jedes Wochenende, seit wir vor fast einem halben Jahr die Jungs kennengelernt haben." Ich merke, wie euphorisch meine Stimme klingt, und strahle übers ganze Gesicht.

„Ihr scheint eine verdammt gute Zeit zu haben, das freut mich", sagt mein Vater, dann wird seine Stimme nachdenklicher. „Pass nur auf, dass du nicht zu viel in diese Band investierst. Ich hoffe einfach, dass sie dich nicht ausnutzen." Zur Verabschiedung schließt er mich noch einmal liebevoll in die Arme. „Ich wünsche dir viel Erfolg für die letzte Prüfung morgen, du packst das schon."

Es tut gut, das von ihm zu hören, und ich mache mich auf den Weg nach Hause.

Im Fahrstuhl denke ich darüber nach, was ich in den letzten sechs Monaten mit Jule und den Jungs erlebt habe, auf wie vielen Konzerten wir schon waren, wie oft wir durch die Nacht gefahren sind, wie toll es sich zwischen uns entwickelt hat, und ich ertappe mein Spiegelbild dabei, wie es lächelt. Trotzdem gehen mir die Worte meines Vaters, dass ich nicht so viel in die Jungs investieren soll, dass sie mich vielleicht nur ausnutzen würden, durch den Kopf. Dieser Gedanke tut mir richtig weh, besonders weil Caro auch keine Gelegenheit auslässt, mir Sprüche in diese Richtung zu drücken.

„Na, haben sie 'ne Dumme gefunden, die wieder Fotos macht", „Warum schleimst du dich eigentlich immer so ein, findest du das nicht selber peinlich?" oder „Trag ihnen doch noch die Koffer hinterher". Caros Worte kommen mir wieder in den Sinn und ihr abfälliger Blick, dass es mir eiskalt den Rücken hinunterläuft. Sie passt immer wieder ganz geschickt die seltenen Momente ab, in denen ich mal irgendwo alleine bin. Ich kann ja auch nicht immer Jule und Tobi auf der Pelle hocken, ich bin schließlich keine Anstandsdame. Das letzte Mal, als sie mich alleine erwischt hat, war im Toilettenwagen bei dem Strandgig.

Caro stand plötzlich hinter mir, und mein Herz blieb fast stehen vor Schreck. Sie war so dicht, dass ich ihren Atem in meinem Nacken spüren konnte. „Merkst du nicht, dass du die Band unheimlich nervst mit deiner ewigen Anbiederei? Die Jungs sind nur zu höflich, es dir ins Gesicht zu sagen! Du machst dich so lächerlich und merkst es nicht mal. Pass auf, dass du es nicht übertreibst!" In dem Moment war ich so eingeschüchtert und gekränkt, dass ich überhaupt nichts darauf erwidern konnte. Ich starrte sie nur im Spiegel an und sah in ihren eiskalten Augen grenzenlose Wut.

Dabei hat sie doch überhaupt keinen Grund, mich so zu hassen. Ich hab ihr doch wirklich nie etwas getan. Was kann ich denn dafür, dass sie bei Ben keine Chance hat, ist es etwa meine Schuld, dass er sich nicht für sie interessiert? Wohl kaum! Ja gut, man merkt schon, dass Ben und ich uns gut verstehen, weil wir oft die Setpausen zusammen verbringen, und es stimmt, wenn er auf der Bühne ist, flirtet er schon auffällig viel mit mir, aber mit dem Publikum zu spielen ist sein Job, da denkt er sich doch gar nichts bei. Außerdem gibt es so die besten Aufnahmen. Zu Hause schaue ich mir solche Szenen wieder und wieder an und erkenne jedes Mal aufs Neue kleine Feinheiten in seinem Gesicht, ein Augenzwinkern hier, ein Lachfältchen da. Caro ist einfach nur in Ben verschossen und eifersüchtig, wenn auch unbegründet. Genau aus diesem Grund versucht sie mir alles schlechtzureden.

Aber warum kommt mein Vater auf die Idee, dass mich die Band ausnützen könnte? Ist es so abwegig, dass ich einfach mal irgendwo dazugehöre?

EIN BISSCHEN PSYCHO WAR DAS SCHON

Plötzlich reißt mich ein lautes Donnern aus meinen Gedanken. Ich muss noch fast eine Viertelstunde bis nach Hause laufen, aber da rennen nicht in Frage kommt, kann ich den warmen Sommerregen auch gleich genießen. Ich beobachte, wie die dicken Regentropfen auf den Bürgersteig fallen. Sie durchnässen meine Haare, bis mir der Regen in Rinnsalen über die Stirn läuft, sich sammelt und an meiner Nasenspitze hinuntertropft. Ich koste es aus, völlig allein auf der Straße zu sein, und hänge weiter meinen Gedanken nach.

Natürlich bekomme ich kein Geld dafür, dass ich Fotos und Videos mache und die Bandpage pflege, aber es macht mir großen Spaß, sonst würde ich es ja nicht tun. Außerdem nehmen sie meine Arbeit auch nicht als selbstverständlich hin. Ich merke, dass sie mir dankbar für die Unterstützung sind. Ich musste den Newsletter wirklich zweimal lesen. „Schaut doch mal wieder auf unserer Homepage vorbei. Sie erstrahlt, dank unserer Freundin Lea, in neuem Glanz." Um ganz sicher zu gehen, habe ich es bestimmt zwanzigmal gelesen, aber diese Worte waren nach einem absoluten Horrortag einfach Balsam für die Seele.

Bei der Abi-Ball-Planung hatten sich alle schrecklich gefetzt, weil Jasmin immer noch keinen DJ für den Abend gebucht hatte. Meine letzte passende Jeans war bei einer ungeschickten Bewegung genau am Hintern gerissen, und Jasmin und Caro, die es natürlich mitbekommen hatten, mussten sich zusammenreißen, um nicht laut loszuprusten. Das war fast noch schlimmer, als wenn sie einfach gelacht hätten. Vor lauter Frust habe ich mir nachmittags eine große Familienpizza kommen lassen, dazu gab's als Dankeschön immer einen Becher Eis, natürlich passend zur Pizza in Familiengröße. Auf das Kilo mehr kam es da auch schon nicht mehr an. Es war ein richtiger Scheißtag.

Doch dann kam dieser Newsletter mit den lieben Worten über mich. Und wäre das nicht schon toll genug gewesen, wusste ich, dass Ben derjenige ist, der die Newsletter verfasst. Ich habe mich breit grinsend vor meinen Laptop gesetzt und mir die Szenen von ihm angeschaut, die ich mal zu einem kleinen Film zusammengeschnitten hatte. Ein bisschen psycho ist das schon, wenn ich jetzt so drüber nachdenke. Ein kompletter Film nur mit Szenen, in denen er mich angelächelt oder lustige Grimassen in die Kamera gemacht hat, unterlegt mit dem original Kameraton. Ich hatte ihn mir schon so oft angesehen, dass ich jeden schweren Atemzug, jedes Singspiel mit den Fans, jeden Texteinwurf und jede Atempause automatisch im Kopf mitmachen konnte und mich noch dazu drüber freute.

Ja, andere mögen sagen, dass dieses Vorhersehbare langweilig sei, dass es nur beweisen würde, dass er ein einstudiertes Programm durchzieht, aber für mich hat es irgendwie eine angenehme Vertrautheit.

Den Film habe ich meiner Mutter natürlich nie gezeigt, die würde mich ja für komplett bekloppt halten, aber den Newsletter schon.

Die Jungs nutzen mich nicht aus, da bin ich mir sicher. Mein Vater kennt sie ja auch gar nicht, woher soll er das also beurteilen können? Vielleicht leite ich ihm einfach mal diesen Newsletter weiter, damit er sieht, dass ich ein Teil des Ganzen bin. Zwar nur ein klitzekleiner, aber ich bin unheimlich stolz darauf. Vielleicht hat er ja auch mal Lust, zu einem Konzert zu kommen, wenn die Jungs hier in der Nähe spielen, das würde mich echt freuen. Von mir aus auch mit seiner neuen Freundin.

SCHÜTTEL DEINEN SPECK

Als ich zu Hause ankomme, bin ich nass bis auf die Knochen, die Klamotten kleben an mir, und ich friere. Ich lasse die durchgeweichten Schuhe draußen stehen und gehe auf Zehenspitzen durch die Wohnung, muss bei meinem Körperumfang sicher komisch aussehen.

Bis zum Abiball in vier Wochen ist strikte Diät angesagt. Ich muss ja in den Hosenanzug passen, den mir eine Freundin von meiner Mutter leiht. Im Moment esse ich deshalb nur Salat, Gemüse und Eiweiß, absolut nichts anderes. Ich habe einen ganz genauen Plan, und es fällt mir überhaupt nicht schwer, mich daran zu halten. Zum Frühstück drei Spiegeleier und ein bisschen Gurke und Tomate, zum Mittag einen großen Salat mit Käse oder gebratenes Gemüse und abends nur einen Eiweiß-Shake. Das halte ich jetzt schon fast eine Woche durch, also quasi seit wir von der Nordsee zurück sind. An den ersten Tagen musste ich zwar ständig aufs Klo rennen, weil der Körper einiges an Wasser gespeichert hatte, habe dafür aber auch schon fast drei Kilo verloren, und das spornt natürlich ungeheuer an, durchzuhalten. Ich habe neulich mal die ausrangierten Jeans mit den Hosenbündchen übereinander gelegt. Ganz schön gruselig, wenn man mit einem Mal sieht, wie viel man in den letzten Jahren auseinandergegangen ist. Aber vielleicht passen ja bald auch wieder die alten Jeans. Jetzt muss ich bloß erst mal aus dieser kletschigen raus.

Da meine Mutter nicht da ist, entscheide ich mich, ganz in Ruhe ein Bad zu nehmen. Ich lege zwei phantastisch nach Granatapfel duftende Badekugeln in das einlaufende Wasser und stelle mir einige Teelichter auf die Fensterbank. Die nassen Sachen stopfe ich in die silberfarbene Wäschetrommel, die neben der Wanne steht, und lege mein iPad darauf.

Ich freue mich schon auf das warme Wasser, außerdem brauche ich mich dann nicht noch länger in dem großen Ganzkörperspiegel neben der Dusche zu sehen. Das ist wie bei einem Autounfall, man möchte nicht hinsehen, kann aber nicht anders. Nein, wirklich kein schöner Anblick. In meinen breiten Oberschenkeln sind tiefe Dellen, die sogar schon eigene Schatten werfen, eine richtige Kraterlandschaft zeichnet sich da ab. Mein Bauch ist schwabbelig und hängt so sehr, dass er auf die Oberschenkel stößt. Ich hebe ihn an und lasse ihn fallen, mit einem Klatschen prallt er auf, ein ekliges Geräusch. Ich hebe meine Arme an und wackele so mit den Oberarmen hin und her, dass das Fett schlackert, da sind echt überhaupt keine Muskeln mehr zu sehen. Meine Haut ist durch das schnelle Ab- und Zunehmen grauenvoll ausgeleiert, überall sind Dehnungsstreifen und Risse zu sehen, besonders an den Brüsten. Ich hab mal in einer Modezeitschrift gelesen, dass man von einem Hängebusen spricht, wenn man einen dünnen Bleistift darunter klemmen kann. Okay, wie nennt man ihn, wenn nicht nur ein Bleistift, sondern problemlos ein dicker Edding hält?

Egal, ich schalte das helle Deckenlicht aus, und das warme Licht der Kerzen erfüllt den Raum, gleich fühle ich mich wohler. Jetzt schnell in die Wanne und Schaum drüber, was ich nicht sehe, das ist auch nicht da. Ich habe alle in der Mediathek verfügbaren Songs auf zufällige Wiedergabe gestellt. Mein Körper verdrängt so viel Wasser, dass die Wanne mit einem Mal so weit gefüllt ist, dass ich das Wasser ausstellen muss, damit die Wanne nicht überläuft. So hat das Ganze doch was Gutes, ich spare Wasser beim Baden, geht es mir durch den Kopf, und ich muss, erschrocken über meinen eigenen Galgenhumor, den Kopf schütteln. Aber damit ist ja jetzt Schluss, die neue Diät funktioniert, ich halte weiter durch, dann passen bald auch wieder die alten Hosen, und dann checke ich das noch mal mit diesem blöden Bleistift. Ich lehne mich zurück, und eine Welle mit Schaum schwappt über den Badewannenrand. Ich schaue auf den nassen

Fliesenboden, oh ja, es ist Zeit, dass sich ganz schnell etwas ändert.

Seit meiner Idee mit dem Song-Orakel, mache ich das ständig. Wenn das Radio an ist, wenn wir auf einem Konzert sind, oder wenn irgendwo eine zufällige Wiedergabeliste läuft. Ich überlege mir eine Frage, und der nächste Song soll mir die Antwort geben.

Wie formuliere ich das jetzt eindeutig? Der nächste Song soll mir sagen, ob ich es schaffen werde, abzunehmen. Neugierig spitze ich die Ohren, welche Nummer jetzt kommt. „You're beautiful" von James Blunt. Das ist ja wohl sowas von eindeutig. Ein breites Grinsen macht sich auf meinen Lippen breit, und ich beginne mir die Haare einzuschäumen. Wenn sogar das Song-Orakel davon überzeugt ist, kann da ja gar nichts schiefgehen. Oh Mann, dass mein Verstand solche Gedankengänge überhaupt zulässt, hat schon einen gewissen Hang zur Comedy.

Während ich in dem warmen Wasser liege und die tanzenden Flammen der Teelichter auf der Fensterbank beobachte, denke ich darüber nach, wie sehr diese ständigen Gedanken über meine Figur mein Leben bestimmen.

Ben schien sie nie zu stören, und es war ihm auch nie peinlich, in den Setpausen mit mir gesehen zu werden. Im Gegenteil, sobald ich einen Raum betrete, schenkt er mir seine volle Aufmerksamkeit. Zwischen uns ist es so angenehm unkompliziert, weil es diese unsichtbare Grenze gibt. Ich weiß nicht, ob es anders zwischen uns wäre, wenn ich besser aussehen würde. Diese Gedanken kommen mir natürlich schon immer mal wieder in den Sinn, wenn er da oben auf der Bühne steht und ich ihn beobachte. Er ist einfach ungeheuer attraktiv, klar, dass die Phantasie da manchmal mit mir durchgeht.

In meinem Kopfkino trage ich eine enge Jeans und ein schwarzes, hauchdünnes Top, das nur gerade so bis zum schwarzen Ledergürtel reicht. Meine braunen Haare fallen in großen Wellen bis über die Schultern, und ich bin von der Sonne zart gebräunt, dass ich nur ganz leicht geschminkt sein muss, um trotzdem so frisch und erholt auszusehen, als wäre ich gerade aus dem Urlaub gekommen. Irgendwie haben meine Tagträume immer etwas von einer perfekt retuschierten Modezeitschrift, aber genau das macht sie ja so schön. Ben kommt in der Setpause von der Bühne und steuert direkt auf mich zu, ohne die anderen Frauen auch nur eines Blickes zu würdigen. Ich stelle mich zur Begrüßung auf die Zehenspitzen, schlinge meine Arme um seinen Hals und drücke mich fest an ihn, er duftet so gut, und sein Bart kitzelt mich, dass ich eine Gänsehaut bekomme. Er umfasst meine schlanke Taille, hebt mich mit den Worten „Hallo meine Schöne!" hoch und wirbelt mich - scheinbar schwerelos - herum, bevor er eine Hand unter mein Kinn legt, es leicht anhebt und unsere Lippen in einem aufregenden Kuss verschmelzen. Die anderen Frauen im Publikum schauen uns an, und ihre neidischen Blicke verraten, was sie denken: „Wow, der hat aber eine hübsche Freundin, die passen wirklich gut zueinander!"

Ja, genau so sind meine Tagträume, bevor sich mein Verstand wieder einschaltet und ich heilfroh bin, dass niemand meine albernen Luftschlösser erahnt. Die lösen sich dann auch immer wieder ziemlich schnell in Luft auf, wenn er dann tatsächlich von der Bühne kommt, direkt, ohne die anderen Frauen nur eines Blickes zu würdigen, auf mich zusteuert und mich zur Begrüßung in die Arme nimmt. Denn genau in diesem Moment merke ich, dass seine Arme mich nur gerade noch so umschließen können. Nichts da mit schwerelosem Durch-die-Luft-Wirbeln, eher eine ziemlich unsanfte Bruchlandung in der Realität.

Da wir allein optisch alles, aber kein Paar sein können, halten uns die anderen Frauen dann eher für Geschwister, wobei leider ganz deutlich zu sein scheint, wer bei uns die guten Gene abbekommen hat.

Ich lasse meine Hand durch den Badeschaum streichen und spüre, wie die kleinen, schimmernden Bläschen zerplatzen.

Träume sind eben doch nur Schäume. Jetzt läuft ein Song vom Live-Album von Muse und packt mich sofort.

Live-Versionen haben eine noch viel stärkere Energie, sind irgendwie fesselnder, weil man die Musiker direkt vor Augen hat. Ja, Menschen auf einer Bühne können schon eine gewisse Form der Macht ausüben und die Fans zu ihren Marionetten machen, der Vergleich ist in der Tat nicht schlecht. Wenn jemand Präsenz auf der Bühne hat, ist es für ihn ein Leichtes, das Publikum nach seinen Wünschen zu dirigieren. Ben beherrscht dieses Spiel auch sehr gut, meist muss er das Publikum nicht einmal mit Worten dazu auffordern, die Hände nach oben zu nehmen, um seine Band durch Klatschen zu unterstützen, da reichen oft angedeutete Bewegungen. Und diesen Einfluss, diese Macht über uns genießt er sichtlich, was ihn nur noch attraktiver wirken lässt. Bei einigen Konzerten muss er sich stärker bemühen, und ich merke in den Pausen, wie es ihn ärgert, wenn er das Publikum, wie er immer sagt, „noch nicht im Griff hat", aber es ist ein Kampf, den er bis jetzt immer gewonnen hat.

Er hat mal zu mir gesagt, dass dies mit ein Grund ist, warum er seinen Job auf der Bühne so liebt, die Interaktion mit dem Publikum, dieses sich Verausgaben, bis auch der letzte Gast des Abends von ihm überzeugt ist. Ich stelle mir das wahnsinnig anstrengend vor. Das ist sicher auch der Grund, dass ich mich niemals freiwillig auf eine Bühne stellen würde. Ich würde mich nie dieser Beurteilung durch andere Menschen aussetzen wollen, selbst wenn ich ein solches Talent hätte. Aber Ben bringt das jedes Mal, wie er sagt, einen Kick. Er ist wirklich schwer zu durchschauen. In unseren Gesprächen ist er ein unheimlich sensibler, einfühlsamer und erstaunlich offener Mensch, der in sich zu ruhen scheint, und auf der anderen Seite ein Mann auf der ständigen Suche nach Bestätigung, der die Frauen zwar anmacht, aber nie nah an sich heran lässt, noch nicht mal körperlich. Zumindest habe ich noch nie beobachtet, dass er mal in einer Pause mit einem Fan verschwunden wäre oder eine mit ins

Hotel genommen hätte, auch wenn es ihm an Gelegenheiten sicherlich nicht mangeln dürfte.

Wieder kommen mir Tobis Worte über Ben bei unserem allerersten Aufeinandertreffen im Babylon in den Sinn, dass die Mädels, die ihn so anhimmelten, sich sicher nicht so verhalten würden, wenn sie mehr über ihn wüssten. Und später, als ich mal mit Jule und Tobi im Kino war, gab es noch so eine Situation, in der er mich vor ihm warnen wollte. Er sagte zu mir, dass ich mich bitte nicht in Ben verlieben sollte, denn das würde nicht gut ausgehen. Ich war total erschrocken, wie Tobi das überhaupt zu mir sagen konnte. Noch erschrockener war nur sein eigener Gesichtsausdruck, denn so geschockt wie Tobi auf seine Hand geschaut hat, war mir sofort klar, dass Jule sie, um dieses Thema schnell zu beenden, mit aller Kraft gequetscht haben muss. Er hat seine Hand aus ihrer gelöst und mit schmerzverzerrtem Gesicht ausgeschüttelt, was Jule nur mit einem frechen Lächeln quittiert hat. Gut, dass Gitarristen immer so besorgt um ihre Hände sind.

Zum einen hat mich geärgert, dass ich mich in seinen Augen scheinbar so verhalte, als ob ich in Ben verknallt wäre, und zum anderen frage ich mich seitdem ständig, warum er mich vor ihm warnt. Vielleicht haben Caro und mein Vater doch recht, dass er mir nur etwas vorspielt. Der Mann hat ein Geheimnis, aber das Spiel können auch zwei spielen, ich werde schon noch dahinterkommen.

Langsam wird das Badewasser kalt, also schnell raus aus der Wanne und in das große Badetuch einmummeln. Mist, es ist zwar groß, aber nicht groß genug. In diesem Moment beginnt „Schüttel deinen Speck“ von Peter Fox. Ich schaue grimmig mein iPad an. Ha ha, sehr witzig!

EINSATZPLANUNG

Jule und ich legen im selben Moment die Stifte hin, als sich unsere Blicke treffen. Jule sieht so erleichtert aus, wie ich mich fühle. Das war sie, die letzte Abiturprüfung. Wir stapeln annähernd synchron unsere Unterlagen und gehen zeitgleich zum Pult. Herr Faber, unser alter Lateinlehrer mit der lustigen Einsteinfrisur, der uns schon seit der fünften Klasse nur im Doppelpack kennt und die Prüfung beaufsichtigt hat, strahlt uns an, während er unsere Prüfungsbögen entgegennimmt.

Gleich, nachdem die Tür zum Prüfungssaal hinter uns ins Schloss gefallen ist, liegen wir uns in den Armen. Auch wenn ich es in der ganzen Vorbereitungsphase nicht so empfunden habe, merke ich jetzt, was für eine schwere Last in diesem Moment von mir abfällt. „Wir haben es geschafft!", flüstert mir Jule ins Ohr. „Maus, jetzt haben wir es wirklich geschafft!"

Draußen setzen wir uns auf die von der Sonne gewärmte Steinplatte, auf der in den Pausen immer Tischtennis gespielt wird. Die Sonne spiegelt sich in den breiten Fensterfronten, die großen Bäume werfen Schatten, und man hört lautes Geschrei aus der unteren Etage, wo die fünften Jahrgänge untergebracht sind.

„So waren wir aber nie", sage ich zu Jule.

„Nein, wir doch nicht, wir waren immer brav und artig", stimmt sie mir zu, bevor wir beide, wie kleine Schulmädchen, anfangen zu kichern.

„Es ist schon komisch, so sehr ich mich die ganze letzte Zeit danach gesehnt habe, dass das alles hier vorbei ist und ich die anderen aus unserer Stufe nie wiedersehen muss, werde ich die Zeit hier doch in guter Erinnerung behalten. Zumindest die meiste", sage ich nachdenklich.

„Hier zur Schule zu gehen war das Beste, was mir hätte passieren können, sonst hätte ich dich ja nie kennengelernt. Aber trotzdem werde ich der Schulzeit nicht eine Träne nachweinen. Ich habe schon die Unterlagen und das Studienbuch vom letzten Semester durchgeschaut, da sind so interessante Kurse, die jedes Semester wiederholt werden. Ich kann es nicht mehr abwarten."

Jules Euphorie ist ansteckend, und die Unsicherheit vor der Zukunft, die sich langsam in mir angebahnt hat, ist wie ausgelöscht. „Ja, eigentlich hast du recht. Uns stehen alle Türen offen, und wer weiß, vielleicht kommen wir ja irgendwann mal hierher zurück."

„Als Gastrednerinnen am Tag des Erfolges?", neckt mich Jule und packt aus ihrer Tasche freudestrahlend eine Cola für sich und eine Cola light für mich aus. „Darauf müssen wir anstoßen!" Sie springt auf und öffnet die Flaschen, indem sie die Kronkorken an der Steinplatte abschlägt. Auch ich stehe auf, und wir beide nehmen gespielt übertrieben Haltung an. „Auf die Zukunft!" Wir stoßen an, und die Glasflaschen klirren gegeneinander.

Wir erinnern uns daran, wie wir an unserem ersten Schultag hier am Gymnasium von unserer damaligen Klassenlehrerin nebeneinander gesetzt wurden, das ist jetzt neun Jahre her. Eine ganz schön lange Zeit. Gegensätze ziehen sich wirklich an, wir sind der Beweis. Uns kommen vergangene Klassenfahrten in den Sinn, wie wir in Prüfungen geschummelt haben, erinnern uns an unseren ersten Discobesuch und wie Jasmin und die anderen Mädels mit diesen widerlich schmierigen Typen abgezogen und wir bei Ben und Tobi im Babylon geblieben sind. Das war definitiv die richtige Entscheidung, vielleicht auch einfach Schicksal. Und schon sind wir wieder bei unserem Lieblingsthema, unserer Band.

Wir besprechen, welche Gigs in nächster Zeit anstehen, für welche wir noch Hotels buchen müssen, und ob wir bei dem Konzert am kommenden Wochenende nicht doch einen zweiten Tag dranhängen wollen, damit sich die lange Fahrt nach Bayern auch lohnt. Dieses Wochenende steht nämlich das große

Bandjubiläum an, und die Jungs wissen bis jetzt nicht, dass wir kommen. Zu sehr freuen wir uns auf die erstaunten Gesichter, wenn sie uns dann doch im Publikum sehen.

Wir haben, neben unserem Kommen, auch noch gemeinsam mit den anderen Fans ein paar Überraschungen geplant. Dafür müssen wir noch Wunderkerzen besorgen und den Jubiläumskuchen backen. Das Ganze wird sowieso eine aufregende Geschichte, da das Konzert auf einem Schiff auf dem Starnberger See stattfinden wird. Das war schon immer ein Traum von den Jungs. Als Jule ihrem Tobi gesagt hat, dass wir ausgerechnet an diesem besonderen Wochenende leider nicht dabei sein können, war er schon ganz schön geknickt, denn eigentlich gehören wir ja schon zum Inventar. Was ein Glück, dass er mich nicht darauf angesprochen hat. Mir sieht man sofort an, wenn ich flunkere, sie hat eindeutig das bessere Pokerface von uns beiden.

Jule und ich schreiben eine To-do-Liste, und sie wird länger und länger. Wenn man uns so zuhört, klingt das weniger nach Urlaubsvorbereitung als nach Einsatzplanung.

„Ihr habt auch kein anderes Thema mehr, was? Seid ihr nicht langsam zu alt für so 'n Teeniekram?", macht uns plötzlich Jasmin blöd von der Seite an.

Wo kommt die denn auf einmal her? Im Schlepptau, wie sollte es anders sein, ihre neue beste Freundin Caro. Je mehr sich die zwei gegen uns verschworen haben, desto enger ist ihre Freundschaft geworden. Ich glaube, dass sie sonst nicht sonderlich viel verbindet.

„Na, wie ist die letzte Prüfung für dich gelaufen? Du sahst nicht ganz so glücklich aus", entgegnet Jule kühl und wendet sich wieder mir zu.

„Was geht's dich an?", blafft Jasmin zurück, während sie sich eine Zigarette anzündet.

Jule macht einen Schritt auf Jasmin zu. „Ich wüsste nur gerne, ob du auf dem Abi-Ball auch etwas zu feiern hast. Dann wäre es nämlich auch in deinem Sinne, wenn du dich mal langsam um die Musik kümmerst."

Caro, die die ganze Zeit nichts gesagt hat und nur bemüht war, ein äußerst böses Gesicht zu machen, bekommt auf einmal große Augen, zieht Jasmin am Arm weg und redet aufgeregt auf sie ein, während sie den Schulhof Richtung Parkplatz überqueren.

„Oh Mann, ich will gar nicht wissen, was die zwei jetzt wieder aushecken", sagt Jule schulterzuckend.

„Wenn ich es mir so recht überlege, bin ich doch froh, dass es vorbei ist", sage ich schmunzelnd. Wir setzen uns wieder auf die Tischtennisplatte, stoßen erneut an, lehnen uns zurück und halten unsere Gesichter in die warmen Sonnenstrahlen.

KINDERKUCHEN

Die letzte Woche ist wie im Flug vergangen, die neu gewonnene Freizeit habe ich genutzt, um mal richtig aufzuräumen. Ich habe alle Schulsachen aus den Schränken gekramt und radikal ausgemistet. Alte Schulordner und Bücher in Kartons verbannt, die noch runter in den Keller sollen. Und weil ich schon mal dabei war, habe ich den Rest meines Zimmers gleich mit entrümpelt.

Wahnsinn, was sich in den letzten Jahren für unnützes Zeug in den Schränken angesammelt hat, dabei stehe ich gar nicht so sehr auf diesen Krimskrams. Trotzdem waren die Schränke voll von Vasen, Schalen, Teelichthaltern und sonstigen Dekoartikeln, die nur Staub fangen. So gründlich habe ich sonst immer nur aufgeräumt, wenn ich mich vor irgendwelchen Aufgaben drücken wollte. Dann war es mir auf einmal schrecklich wichtig, Staub zu putzen, den Schreibtisch aufzuräumen oder das Zimmer umzudekorieren. Prokrastination heißt der Fachausdruck, wenn man unangenehme Aufgaben vor sich herschiebt, darin bin ich Meisterin. Jetzt ist es was anderes. Wenn man sein Leben aufräumen will, kann es nicht schaden, mit dem eigenen Zimmer anzufangen. Ich habe diesem Schulabschluss so entgegengefiebert, da soll auch in meinem Zimmer nichts mehr an die Schulzeit erinnern. Alles auf Anfang.

Bei meiner Aufräumaktion sind mir immer wieder diese kleinen Taschenkalender aus der Apotheke in die Hände gefallen, in denen ich meine Abnehmpläne bis zum Wunschgewicht notiert habe. Ganz schön optimistisch, jede Woche zwei Kilo. Nun ja, vielleicht auch eher wahnsinnig, kein Wunder, dass ich das nie durchziehen konnte. Schade eigentlich, sonst müsste ich mir jetzt keine Gedanken darüber machen, ob mir der Hosenanzug zum Abi-Ball passt.

Drei Wochen habe ich noch, und im Moment läuft es ganz gut mit dem Essen. Ich blättere durch die Kalender. Das längste, dass meine sonntäglichen Kalendereintragungen nach dem Wiegen mit dem Wunschwert übereingestimmt haben, waren drei Monate. Danach gibt es immer noch ein bis zwei Eintragungen, bei denen das tatsächliche Gewicht über dem Wunschwert liegt, und dann hören die Eintragungen auf. Der älteste Kalender ist fünf Jahre alt, eine verdammt lange Zeit. So viele Jahre ärgere ich mich also schon mit Diäten rum. Fünf Jahre Diäten, fünf Jahre Jo-Jo-Effekt-Chaos, ganz schön viele Kilos, die da dazugekommen sind.

„Was sind denn das hier alles für Kisten?", fragt mich Jule, als sie sich einen Weg durch den Flur unserer Wohnung bahnt.

„Ich bringe Ordnung ins Chaos", antworte ich grinsend.

Wir gehen in die Küche, und Jule packt zwei Backmischungen Marmorkuchen, Eier, Butter, gehakte Pistazien, Milch, Vollmilchkuvertüre und kleine Smarties zum Verzieren aus. Wir wollen heute unseren Jungs einen Kuchen zum Bandjubiläum backen. Im Hintergrund läuft der aktuellste Konzertmitschnitt, und beim Zusammenrühren der Zutaten kommt wieder einer unserer Spleens durch.

Wir entfernen, nachdem wir die Eier aufgeschlagen haben, immer diese ekligen, glibberigen Schnüre links und rechts vom Eigelb, bevor wir das Ei zu den anderen Zutaten geben. Es gibt so viele Kleinigkeiten, für die uns jeder andere schräg angucken würde, die für uns beide aber selbstverständlich sind. Auch wenn wir in vielen Dingen nicht unterschiedlicher sein könnten, passen wir einfach perfekt zusammen.

„Wann geht's denn morgen bei euch los?", erkundigt sich meine Mutter, und Jule antwortet, dass wir schon ziemlich früh loswollen, weil wir mit einer kleinen Mittagspause locker sieben Stunden bis zum Starnberger See brauchen und vor dem Gig noch in unser Hotel einchecken wollen. „Ihr seid verrückt!", ist ihre Antwort, und sie verlässt kopfschüttelnd die Küche.

Während wir auf dem Küchenboden sitzen und beobachten, wie der Kuchen im Ofen langsam hochgeht, stellen wir uns die überraschten Gesichter der Jungs vor, wenn sie uns morgen Abend plötzlich doch im Publikum sehen.

„Hoffentlich verpatzt Tobi nicht wieder seinen Einsatz wie bei dem Stadtfest, als er dich entdeckt hat", necke ich Jule, und ihr verträumtes Schmunzeln verrät, wie glücklich sie mit ihm ist. Ja, sie scheint in ihm wirklich ihren Traummann gefunden zu haben. Er ist aber auch ein netter Kerl, ich mag ihn unheimlich gern mit seiner lockeren und unkomplizierten Art. Außerdem gibt er mir nie das Gefühl, das fünfte Rad am Wagen zu sein, wenn wir mal zu dritt unterwegs sind. Ich gestehe Jule, dass ich mir auch wünschen würde, mich mal so zu verlieben. Wenn ich so darüber nachdenke, haben wir uns noch nie so wirklich über Jungs unterhalten, die waren bis jetzt nie ein Thema für uns.

„Warte nur ab, der Richtige steht irgendwann einfach da, und dann verliebst du dich auch Hals über Kopf. Ich hätte das vor 'nem halben Jahr doch auch nie für möglich gehalten. Wir sind halt Spätzünder, ist doch nicht schlimm", versucht Jule mich aufzumuntern.

„Das Schlimme ist, dass ich nicht mal weiß, ob ich mich wirklich danach sehne, mich zu verlieben, oder ob ich es nur so empfinde, weil mir jeder das Gefühl gibt, unnormal zu sein, weil ich noch nie einen Freund hatte."

Jule zieht skeptisch eine Augenbraue nach oben. „Unnormal? Du gibst dich einfach nur nicht mit gut genug zufrieden, davon könnten sich so einige Mädels mal 'ne Scheibe abschneiden. Irgendwann, wenn du überhaupt nicht damit rechnest, ist der Richtige einfach da - und wenn nicht, dann backen wir dir einfach einen."

Ich ziehe eine Schnute. „Hm, genau das ist ja das Problem. Würde ich weniger Kuchen essen, wäre das alles viel einfacher mit der Liebe."

„Quatsch, Maus, du bist gut, wie du bist. Lass dir da von niemandem etwas anderes einreden!", sagt Jule mit deutlich festerer Stimme und wendet sich mir zu. „Du hast einfach nur ...", sie stockt kurz, „du hast einfach nur mehr erotische Nutzfläche, und richtige Männer wissen das auch zu schätzen." Sie holt tief Luft. „Und außerdem glaube ich, ehrlich gesagt, dass es gar nicht so sehr an den Männern liegt, sondern viel mehr daran, dass du es nicht zulassen kannst."

Jule kennt mich einfach zu gut. Aber was hat sie da gerade gesagt? „Mehr erotische Nutzfläche? Wo hast du den Spruch denn her?", frage ich, um vom Thema abzulenken. Bestimmt hat sie ihn aus einer dieser Modezeitschriften. Unter den Fotos mit Models, die ausnahmsweise mal nicht Size Zero tragen, stehen in fetten Buchstaben immer so geistreiche Sprüche, dass auch mollige Frauen attraktiv sein können. Dabei sind das auf den Bildern ganz normale Frauen, die nicht ansatzweise mollig, sondern einfach nur nicht unterernährt sind.

„Was riecht denn hier so komisch?", fragt Jule plötzlich und reißt die Tür vom Backofen auf, so dass uns eine Hitzewelle entgegenschlägt. Oje, der Kuchen. Wir sitzen hier direkt davor, haben aber beide nicht gemerkt, dass er seit zehn Minuten rausgekonnt hätte. Zum Glück ist er noch nicht richtig verbrannt. Wir stellen das Blech zum Abkühlen auf zwei Holzbretter. „Okay, aber bevor wir mir dann irgendwann noch ‘nen Mann backen, üben wir das mit der Backzeit noch mal!“, flachse ich, während ich die paar doch etwas zu dunkel geratenen Stellen mit dem kleinen Messerchen abkratze. „Da kommt gleich einfach richtig Schoko drüber und fertig.“

Solange der Kuchen abkühlen muss, damit wir ihn mit Kuvertüre und Smarties verzieren können, zeige ich Jule einige Szenen vom letzten Konzert, die ich zu einem Trailer zusammengeschnitten habe.

„Ich sag‘s doch, wenn ich mir diese Aufnahmen so ansehe, glaube ich erst recht nicht, dass es an den Männern liegt. Was ist das da eigentlich zwischen dir und Ben? Tobi hat mich auch schon darauf angesprochen, dass die komplette Band sehr dankbar ist, dass du so oft bei den Konzerten bist, weil die Laune des werten Herrn dann endlich mal erträglich ist.“

Was hat sie da gerade gesagt? Durch mich wird Ben erträglich? Ich muss grinsen, versuche meine Freude aber zu verbergen. Sie schaut zwischen mir und dem Bildschirm hin und her. „Ich bekomme das bei den Konzerten gar nicht so mit, aber diese Aufnahmen hier sind schon krass. Außerdem ist auf der anderen Seite langsam auch auffällig, dass die Band bei deinen Aufnahmen scheinbar nur aus einer Person besteht, außer es mogelt sich mal einer der anderen Jungs ins Bild“, bemerkt Jule, ohne sich vom Computer abzuwenden.

„Quatsch, da ist nichts, er flirtet mit der Kamera, das ist alles“, versuche ich betont beiläufig zu antworten. Aber Mist, sie hat recht, ich filme eigentlich immer nur ihn, selbst wenn jemand ein Solo spielt. Das muss ich unbedingt ändern, wie peinlich.

„Genau, da ist rein gar nichts zwischen euch, und du könntest dir natürlich auch nie vorstellen, dass da mal was sein würde. Dieses zarte Rot auf deinen Wangen kommt auch nur daher, weil es grad so heiß vorm Ofen war", zieht mich Jule auf, bevor sie mich in die Seite stupst und zurück in die Küche verschwindet. Mein Blick klebt immer noch am Computer. Das Video hat beim letzten Bild gestoppt, und Bens blaue Augen strahlen mich bildschirmfüllend an. Wie hübsch er ist. Nein, wir passen einfach nicht zusammen, das ist doch total absurd, dass da etwas zwischen uns sein könnte.

„Lecker", höre ich Jule wie durch eine Dunstglocke sagen und stimme ihr, ohne meinen Blick von Bens Bild zu lösen, mit einem leisen „Hmhm" zu. Jule räuspert sich, und ich schaue zum Türrahmen. „Also, ich kann mir zwar vorstellen, wen du meinst, aber ich meinte eigentlich nur die leckere Kuvertüre, die fertig geschmolzen ist", lacht sie und leckt mit einem breiten Grinsen den kleinen Löffel ab, bevor die Kuvertüre auf den Boden tropft.

Als ich durch die Küchentür komme, hört man gerade noch den letzten Akkord von „Ayo Technology", bevor das Publikum in tosenden Applaus ausbricht. Wir bestreichen den Kuchen mit Kuvertüre und legen aus den Smarties ein großes „10 Jahre" in die Mitte, darunter etwas kleiner im Bogen „Joyning and fun!" Bei dem Konzertmitschnitt sind auch die ganzen Sprüche, die die Jungs zwischen den Songs so von sich geben, aufgenommen, und Jule hört jedes Mal, wenn Tobi etwas sagt, auf, Smarties zu legen. Die ist echt bis über beide Ohren verknallt.

Tobi und Ben sind ein perfekt eingespieltes Team und liefern sich eine Steilvorlage nach der anderen, ich könnte ihnen ewig zuhören. Dabei habe ich Ben erschreckend real vor Augen. Wie er mir zuzwinkert, seine kleinen Lachfältchen, sein niedliches Grübchen am Kinn, sein sinnlicher Mund, sein intensiver Blick, wenn er mich anschaut. Vielleicht hat Jule ja doch recht, dass da irgendwas zwischen uns ist. Ach, ich weiß es doch auch nicht, wenn wir zusammen sind, ist dieses kribbelige Gefühl, das ich auch jetzt habe, doch eh wieder weg.

Ich schiebe die Gedanken beiseite und konzentriere mich wieder auf unser bunt verziertes Kuchenkunstwerk. „Das sieht irgendwie schon sehr nach einem Kindergeburtstagskuchen aus. Sind die Jungs dafür nicht schon etwas zu alt?", murmele ich vor mich hin, während ich den letzten Smartie in die Kuvertüre drücke.

„Zu alt? Unsinn, wir reisen einer Band quer durchs Land hinterher, dafür sind wir schließlich auch nicht zu alt", versichert mir Jule, versucht sich das Lachen zu verkneifen und leckt sich genüsslich die Kuvertüre von den Fingern. „Und mal im Ernst, wir zwei haben so spät damit angefangen, richtig feiern zu gehen, da haben wir noch einiges aufzuholen."

Wo sie recht hat, hat sie recht.

EIN ZERTRAMPELTES MAUERBLÜMCHEN

Pünktlich um 6:30 Uhr ertönt „Say a little prayer" aus dem Film „Die Hochzeit meines besten Freundes" aus meinem Handy. Der Song eignet sich einfach perfekt als Wecksound, denn man steht nicht gleich senkrecht im Bett, sondern kann ganz allmählich ins Hier und Jetzt eintauchen, bevor man beim Refrain hellwach ist und am liebsten laut mitsingen möchte. Eine Zeitlang habe ich das sogar gemacht, aber seit meine Mutter beim letzten Mal total erschrocken in mein Zimmer gestürmt ist und gefragt hat, ob ich mir was getan hätte, lasse ich das lieber bleiben. Das Singen überlasse ich dann doch besser denen, die es können.

Noch fast eineinhalb Stunden, bis Jule mich abholt. Ich gehe in die Küche, wo meine Mutter vor dem geöffneten Kühlschrank steht. „Guten Morgen", begrüßt sie mich. „Der Kuchen sieht echt klasse aus, da werden sich die Jungs freuen. Hoffentlich lassen sie euch auch mal probieren."

Ich drücke ihr einen Kuss auf die Wange und beeile mich, ins Bad zu kommen. Mit meinen langen Haaren brauche ich wieder ewig, aber gestern Abend habe ich es einfach nicht mehr geschafft.

Meine Mutter ruft mir noch ein „Beeil dich bitte, ich muss auch noch vor der Arbeit duschen!" hinterher. Haare waschen, das bekomme ich schnell hin, aber die Haare jetzt schon richtig zu stylen kann ich mir also klemmen. Mein Handy vibriert, und auf dem Display erscheint ein: „Guten Morgen, Maus, ich freu mich auf unser Wochenende. Kuss." Jule ist echt süß, und eigentlich hätte ich ihr auch sofort geantwortet, aber die Bemerkung meiner Mutter lässt mich grübeln. Natürlich werden uns die Jungs ein Stück vom Kuchen anbieten, wie kann ich mich davor nur am besten drücken? Ich habe bis jetzt so gut durchgehalten, ein einziges Stück würde alles ruinieren, denn sicher würde es dann nicht bei einem bleiben. Der nächste Fressanfall wäre so auf jeden Fall vorprogrammiert, und wenn ich da jetzt rückfällig werde, habe ich gar keine Chance, dass der Hosenanzug bis zum Abi-Ball passt. Irgendwie werde ich schon drum herumkommen, ohne den Jungs sagen zu müssen, dass ich gerade auf Diät bin.

Ich husche schnell an dem großen Spiegel im Bad vorbei und steige unter die Dusche. Wir haben so einen herrlichen Tropenschauerduschkopf, der ganz kleine Wasserperlen regnen lässt. Ich liebe das Gefühl, wenn ich mit geschlossenen Augen den Kopf in den Nacken lege und das warme Wasser mir in feinen Tropfen übers Gesicht läuft. In dem Moment vergesse ich alles um mich herum, das ist jedes Mal wie ein kleiner Urlaub. Ich weiß auch nicht, warum ich mich dem Element Wasser so verbunden fühle. Vielleicht liegt es daran, dass ich früher oft mit meinen Eltern in den Ferien nach Holland gefahren bin. Wir haben dann viele Ausflüge zu den verschiedensten Häfen gemacht, weil mein Vater total vernarrt in alte Fischkutter ist. Wir haben uns an den Hafen gesetzt, echte holländische Pommes mit diesem groben Salz und Fritessaus gegessen und die Schiffe bei der Ausfahrt aufs Meer beobachtet. Das war damals eine wirklich unbeschwerte Zeit. Mein Vater hatte kein Problem mit dem Alkohol, zumindest habe ich es nicht gemerkt, ich war ja auch noch klein, und ich hatte keine Probleme mit dem Essen. Ab wann ist das alles bloß so außer Kontrolle geraten?

Es klopft an der Tür. Mist, ich sollte mich ja beeilen. „Ja, ich mach ja schon, bin in zehn Minuten fertig!", rufe ich und lege einen Zahn zu. Das Praktische ist, dass wir uns vorher im Hotel richtig zurecht machen können. Normalerweise hätte ich deshalb jetzt auch kein Problem damit, komplett ungeschminkt loszufahren, aber ausgerechnet heute habe ich mitten auf der Stirn einen fiesen, großen Pickel. Er lässt zwar die anderen, zum Glück kleineren, blass aussehen, aber das macht die Sache nicht wirklich besser. Das ist echt gemein, wenn ich schon keine gute Figur habe, dann könnte ich doch wenigstens eine reine Haut haben. Von wegen.

Ich knete meine langen Haare mit etwas Schaumfestiger über Kopf, so dass die Locken schön rauskommen, und drussel mir die Haare zu einem Knoten zusammen. Witwe Bolte wäre stolz auf mich. Ich ziehe Socken, Slip und BH an – was ein Glück, dass es formende Unterwäsche gibt, damit kann man zum Glück wenigstens etwas tricksen – und schlüpfe in meine blaue Jeans. Der Bund sitzt mittlerweile zum Glück nicht mehr so eng, ich muss also nicht wie sonst in die Hocke gehen und einige Sekunden die Luft anhalten, bis die Hose sich gedehnt hat und ich wieder atmen kann. Schnell ziehe ich mein schwarzes Shirt drüber und stelle mich nun doch vor den Spiegel. Hm, sieht leider nicht viel anders aus als sonst. Ich ziehe den Bauch ein und mache den Rücken gerade, schon besser. Ich muss mehr auf meine Haltung achten und nicht wie so ein schlaffer Sack dastehen, das macht schon ganz schön was aus. Memo an mich: Bauch rein, Rücken gerade – zumindest, wenn mich jemand sieht.

Meine Mutter will gerade erneut an die Tür klopfen, als ich sie genau in dem Moment öffne und lächelnd an ihr vorbeihusche. Meine Reisetasche habe ich gestern schon gepackt, aber den Akku von der Kamera, den ich über Nacht geladen habe, und mein Schminkzeug darf ich nicht vergessen. Mein Koffer sieht aus, als würde ich für eine ganze Woche in den Urlaub fahren. Das ist ein weiterer Nachteil meiner Figur, für größere Klamotten braucht man mehr Stoff, und der nimmt natürlich auch mehr Platz weg. Wenn wir uns auf Raststätten umziehen und Jule sich ihr Shirt mitnimmt, reicht ihr da immer eine klitzekleine, dezente Tüte, die man in der Apotheke bekommt. Ich laufe da regelmäßig mit einer auffälligen Supermarkttüte ein, und jeder guckt natürlich drauf. Vielleicht sollte ich mir mal eine Tüte mit „Hier könnte Ihre Werbung stehen!" machen.

Oh Mann, manchmal muss ich mich echt selber über meine wirren Gedankengänge wundern.

Ich räume alles zusammen, noch eine halbe Stunde, bis Jule kommt. Eigentlich genug Zeit, um ganz in Ruhe zu frühstücken, aber ich lasse es lieber bleiben, sonst nützt auch das stärkste Baucheinziehen nichts. In der Küche suche ich die Alufolie, damit nichts an unser Kuchenkunstwerk kommt, und nehme ihn aus dem Kühlschrank. Zum Glück ist die Kuvertüre über Nacht schön fest geworden, und die Smarties halten. Mit der Schokolade haben wir es fast zu gut gemeint, hoffentlich kann man diese dicke Schicht überhaupt noch schneiden. Wie gemein, jetzt steigt mir der verführerische Duft in die Nase. Ich gehe ganz dicht an den Kuchen heran und atme so tief ein, als würde mir der Geruch das Frühstück ersetzen. Schnell einpacken, sonst werde ich schwach. Meine Mutter verabschiedet sich, bevor sie zur Arbeit fährt, und wünscht mir schon mal einen richtig tollen Geburtstag.

Stimmt, ich habe ja morgen Geburtstag, das habe ich völlig verdrängt. Nur gut, dass ich mich vor der Party mit den Verwandten drücken kann, denn jedes Jahr aufs Neue wird der Umstand, dass ich noch nie einen Freund hatte, zum Hauptgesprächsthema. Danke, darauf kann ich gerne verzichten.

Natürlich geht sie nicht, ohne mich noch mal darauf hinzuweisen, dass ich mich zwischendurch auch mal bei ihr melden soll, damit sie weiß, dass wir gut angekommen sind. Dabei habe ich, anders als sie, noch nie vergessen, mich von unterwegs zu melden. Ich höre sie im Hausflur noch „Mann, du siehst aber gut aus!“ und „Fahrt schön vorsichtig!“ sagen, bevor unsere Wohnungstür ins Schloss fällt.

Ist Jule etwa schon da?

Allerdings, und wie sie da ist. Sie sieht absolut umwerfend aus. Sie trägt ein lockeres, nur an der Brust eng geschnittenes Trägerkleid in dunkelblau mit ganz vielen kleinen weißen Pünktchen, dazu blaue Chucks, und ihre Haare werden mit kleinen Klämmerchen zu einer romantischen Hochsteckfrisur zusammengehalten, dass nur einige Haarsträhnen locker ins Gesicht fallen. Ich begrüße sie mit einem überraschten „Wow“, sie stellt sich in Pose und grinst mich mit einem fröhlichen „Tataa!“ an. „Tataa“ – allerdings, das trifft es ganz gut.

„Habe ich etwas verpasst, gehen wir heute doch woanders hin?“, frage ich, bevor sie auf mich zuhüpft, mich fest in die Arme schließt und mir einen dicken Kuss auf die Wange drückt. „Guten Morgen!“

Ich schaue sie immer noch geplättet von oben bis unten an. Sonst kenne ich Jule, außer wenn wir zu einem Auftritt der Jungs ins Babylon gehen, nur in Jeans und Shirt, das ist jetzt mal eine krasse Veränderung. Sie kann es auf jeden Fall tragen, soviel steht fest, aber ihr neuer Stil verunsichert mich irgendwie. Sie sieht einfach umwerfend schön aus, und dieses Kleid setzt ihre perfekte und außerordentlich weibliche Figur bestens in Szene. „Neben dir sehe ich ja jetzt erst recht wie das letzte Mauerblümchen aus. Nein, wie ein zertrampeltes und von einem Hund angepinkeltes Mauerblümchen", spreche ich meine Gedanken laut aus.

„Was redest du denn da, Maus? Wenn du deine tolle Lockenmähne aufmachst, achtet doch eh keiner mehr auf mich", sagt Jule und streicht mir eine kleine Locke, die sich aus meinem Knoten gelöst hat, aus dem Gesicht.

„Ja klar", antworte ich. Aber was soll's, sie sieht nun mal einfach Hammer aus, und das darf sie auch zeigen, würde ich ja auch machen. Irgendwann werde ich auch mal genau so ein Kleid anziehen. Nur gut, dass ich heute nicht gefrühstückt habe, wieder ein paar Kalorien eingespart.

Wir packen meine Taschen in den Kofferraum, legen den Kuchen auf einem dicken Handtuch auf die Ablage, in der Hoffnung, dass es die Stöße abfedert, damit die dicke Schokoschicht nicht reißt, und dann geht's los. In meinen Fußraum liegt eine Flasche Cola für Jule und eine Cola light für mich. Daran habe ich noch gar nicht gedacht, Cola light kann ich auf jeden Fall ohne Sorge um zu viele Kalorien trinken, dann habe ich wenigstens etwas Geschmack im Mund. Noch bevor wir auf der Autobahn sind, habe ich die halbe Flasche ausgetrunken und fühle mich gleich besser.

GEHEIMER GARTEN

Die Fahrt ist super entspannt, Jule hat eine neue Mix-CD gemacht, und wir düsen laut singend mit offenen Fenstern über die Autobahn. Ich verstehe gar nicht, warum die anderen Autofahrer, die wir überholen, so irritiert zu uns ins Auto schauen. Als hätten die noch nie zwei Mädels gesehen, die richtig Spaß zusammen haben. Die Sonne strahlt mit uns um die Wette, man sieht nur ganz vereinzelt kleine weiße Wölkchen vorbeiziehen, und wir sind bereits um 13 Uhr in Nürnberg. Nürnberg hat wirklich eine malerische Altstadt, in der wir uns jetzt ein bisschen die Beine vertreten wollen und uns auf die Suche nach etwas zum Mittagessen machen. Die historischen Fachwerkhäuser sehen vor dem blauen Himmel einfach wunderschön aus, und wo man hinschaut, sind kleine verwinkelte Gassen und verträumte Innenhöfe mit gemütlichen Cafés und Restaurants. „Wenn das da unten auch so ist, haben wir allerbestes Open Air Wetter. Ich hoffe, dass die Bühne auf dem Deck des Schiffes steht", freut sich Jule und hakt sich bei mir unter.

Wir bummeln eine Weile durch die Fußgängerzone mit ihren niedlichen Boutiquen, in denen es zum Glück nicht nur Klamotten, sondern auch Accessoires und schöne Tücher gibt. So habe ich auch etwas zu gucken. Dann entdecken wir einen über und über mit Blumen geschmückten Innenhof. Kleine und große Schmetterlinge flattern überall umher, und man hört die dicken Hummeln, die von Blüte zu Blüte fliegen, summen. Wie ein geheimer Garten, mitten in der Innenstadt. Zwischendrin stehen nur ganz wenige Tische, aber zum Glück ist hinten in der Ecke noch einer für zwei Personen frei.

Jule bestellt gefüllte Nudeln mit Spinat und Ricotta und ich nur einen bunten Salatteller. Es tut gut, jetzt endlich doch was in den Magen zu bekommen, und mit einem Salat kann man ja nichts falsch machen. Wie gut doch einfache Tomaten, Gurken und bunte Blattsalate schmecken, wenn man länger nichts gegessen hat. Nur größer hätte die Portion schon sein dürfen, denn jetzt habe ich erst recht Hunger. Jule verschwindet auf die Toilette, und eigentlich wollte ich das Weißbrot, das in einem kleinen Körbchen vor mir auf dem Tisch steht, gar nicht anrühren, aber jetzt tunke ich es doch in das leckere Dressing, das noch auf meinem Teller übrig ist, hoffentlich versaut mir das jetzt nicht alles. Mein Puls wird schneller, und ich spüre, wie meine Laune mit jedem Bissen schlechter wird, trotzdem kann ich nicht aufhören, bis das Brot restlos aufgegessen und der letzte Tropfen Soße vom Teller ist. In meinem Kopf geht es jetzt drunter und drüber, am liebsten würde ich mir direkt noch eine große Pizza bestellen, einfach nur essen, essen, essen. Dieser schreckliche Drang nach mehr ist so stark, dass ich ganz schwitzige Hände bekomme, als sich von einem Moment auf den anderen ein befriedigtes Lächeln auf meinem Gesicht breit macht und ich innerlich wieder ganz ruhig werde. Erst leise, dann immer deutlicher ertönt „Relax" von Mika. Den Song haben Joyning auch ganz neu im Programm, und gerade auf der Fahrt lief er fast in Dauerschleife.

„Sag mal, war hier schon die ganze Zeit Musik an? Ist mir vorher gar nicht aufgefallen", bemerkt Jule mit strahlenden Augen, als sie zurück zum Tisch kommt, und mir geht's genauso. Seit ich die Songs, die Joyning im Programm hat, ständig höre, erkenne ich die Lieder, auch wenn das Radio noch so leise ist, sofort und habe das Gefühl, als hätte jemand die Musik lauter gedreht.

Manchmal gibt einem das Song-Orakel auch dann Antworten, wenn man gar nichts gefragt hat, geht es mir durch den Kopf. Was ein Quatsch, Zeichen hin oder her, der Song kam einfach nur genau im richtigen Moment und hat mich zum Glück von meinen Hungergedanken befreit. Ich trinke meinen letzten Schluck Cola light, lehne mich entspannt in meinem Stuhl zurück und beobachte einen kleinen, aber ziemlich pummeligen Spatz, der sich vor unserem Tisch die Brotkrumen aufpickt. So viele Kalorien können die paar Scheiben Brot doch auch nicht gehabt haben, die tanze ich heute Abend locker wieder ab.

Nach dem Bezahlen, heute war ich mal schneller, gehen wir zum Auto. Als ich die Beifahrertür öffne, steigt mir wieder intensiver Kuchenduft in die Nase. So gut, wie der duftet, probiere ich nachher vielleicht doch ein Stückchen, nur ein klitzekleines. Jule macht, als wir zurück auf die Autobahn fahren, wieder die neue Mix CD an, und es ertönt „Relax“, dieses Mal aber in der Joyning-Version, und ich muss sagen, dass mir die Stimme von Ben fast noch besser als die von Mika gefällt. Quatsch, sie gefällt mir eindeutig besser. Wem will ich hier eigentlich was vormachen?

Die restliche Fahrt haben wir nur ein Thema: die letzte Komiteesitzung, bei der mal wieder alles drunter und drüber ging. Jasmin, die sich schon vor Wochen um einen DJ kümmern wollte, hatte immer noch keine feste Zusage, machte aber alle anderen, hinter deren Aufgaben sie auf ihrer Flip-Chart auch keine Häkchen setzen konnte, dumm von der Seite an.

Je mehr sie gemerkt hat, dass alles immer weiter außer Kontrolle geraten ist, desto lauter ist sie geworden. So laut, dass sie am Ende fast nur noch rumgeschrien hat. Das wollte sich natürlich niemand von uns bieten lassen, und deshalb sind wir, bis auf Caro, die jetzt mehr oder weniger auch zum Komitee gehört, geschlossen gegangen. Beim Rausgehen hat Jule sich noch einmal zu den beiden umgedreht und sie mit einem leisen „Ich bewundere immer wieder, wie sehr ihr hier alles im Griff habt!“ stehen lassen, da sind sie endgültig explodiert.

Jule erzählt, dass sie kurz vor unserer letzten Abiturprüfung mitbekommen hat, dass Jasmin jemanden kennen würde, der wiederum jemanden kennt, der den Job machen könnte, und dass sich das mit der Musik an diesem Wochenende abschließend entscheiden würde. Wollen wir es mal hoffen, und vor allem, dass der Typ vernünftige Musik spielt und nicht nur R‘n‘B und House, auf das Jasmin und ihre Mädels so abfahren.

Zum Glück haben Jule und ich unsere Aufgabe schon erfolgreich erledigt, denn wir waren für die Abschluss-Shirts zuständig, die wir alle bei unserem Abi-Sturm getragen haben.

Ich bin froh, dass wir uns um diese Aufgabe gekümmert haben, denn zum einen haben wir dann jetzt keinen Stress mehr damit, irgendwelche Dinge zu organisieren, und außerdem musste ich so niemandem sagen, was für eine Shirtgröße ich benötigte, da ich sie selbst bestellt habe. Wir können jetzt also völlig entspannt in unser Gig-Wochenende fahren, während Jasmin und Caro zusehen müssen, wie sie ihre Aufgaben erledigt bekommen. Caro werden wir an diesem Wochenende also sicher nicht beim Konzert antreffen, und diese Tatsache ist fast das schönste Geburtstagsgeschenk.

LOS, VERSTECK DICH

Ich schaue auf die Uhr, nicht mal vier, als wir in Starnberg ankommen und auf den mit strahlend weißem Kies ausgelegten Hotelparkplatz biegen. Wir sind wirklich gut durchgekommen. Das Hotel ist nicht allzu groß, schneeweiß gestrichen und mit großen Holzbalkonen vor jedem Zimmer, von denen üppige, leuchtend rote Geranien herunterhängen. Direkt vor dem Eingang ist die Bootsanlegestelle vom Starnberger See, von der heute Abend das Partyschiff ablegen soll. Die Lage unseres Hotels ist wirklich genial. Wir hoffen jetzt nur, dass die Jungs sich nicht auch hier ihre Zimmer gebucht haben, denn wir wollen sie ja erst überraschen, wenn das Schiff bereits abgelegt hat. Ich komme mir ein bisschen wie in einem Agentenfilm vor, und auch Jule schaut sich um wie ein Spion. Wir müssen grinsen. Von der Band ist zum Glück weit und breit niemand zu sehen.

Es riecht unheimlich intensiv nach Sommerblumen, nach Wasser und Urlaub. Ich atme ganz tief ein und schließe die Augen. Als ich die Augen wieder öffne, muss ich lächeln, weil ich mich lange nicht mehr so unbeschwert gefühlt habe und gerade einfach nur wunschlos glücklich bin.

„Was grinst du denn so? Hattest du Angst, dass der See weg ist, wenn du wieder die Augen öffnest?“, neckt mich Jule und drückt mir das Kuchenblech in die Hände. „Komm, lass uns den mal schnell auf unser Zimmer bringen. Hoffentlich haben wir da eine Klimaanlage, nicht dass uns der Kuchen so kurz vorm Ziel jetzt wegschmilzt." Sie schnappt sich unsere beiden Taschen, und wir gehen Richtung Rezeption, um einzuchecken. Super Aufteilung, die zierliche Jule trägt die schweren Koffer und ich das leichte Kuchenblech ...

Eine hübsche junge Frau empfängt uns lächelnd an der Anmeldung. Sie trägt ein rosa Dirndl mit einer hellblauen Schürze und spricht tiefsten bayerischen Dialekt. Wir müssen uns echt bemühen, um zu verstehen, wo unser Zimmer liegt, und ich sehe Jules Gesichtsausdruck an, dass sie genauso planlos ist wie ich. Die Lady lächelt uns so erwartungsvoll an, dass ich vermute, dass sie jetzt alles losgeworden ist, was sie uns zur Erklärung sagen wollte und nun auf eventuelle Rückfragen unsererseits wartet. Wir bedanken uns höflich und gehen zum gläsernen Aufzug.

Oh Gott, damit sollen wir wirklich fahren? Zum Glück steht auf der Zimmerkarte noch mal unsere Zimmernummer. Es liegt im zweiten Stock, das geht ja gerade noch. Sofort als sich die Fahrstuhltür hinter uns schließt, müssen wir losprusten. „Was hat die gesagt? Hast du ein Wort verstanden?" Jule reißt plötzlich die Augen auf und deutet runter in die Empfangshalle. Mist, die Jungs kommen durch die große Eingangstür!

„Los, versteck dich!", sage ich zu Jule, die mich nur müde anlächelt.

„Klar, in 'nem gläsernen Aufzug."

Ich muss schmunzeln. Sobald ich Ben sehe, scheint da oben was nicht mehr so gut zu funktionieren.

„Bitte lass sie nicht hochgucken, bitte lass sie nicht zu uns hochgucken", murmele ich, als wir uns dicht an die Fahrstuhlwand drücken und die Lippen fest aufeinanderpressen, um nicht laut loszulachen.

Endlich halten wir in der zweiten Etage und stürmen aus dem Aufzug, rechts rum und dann Zimmer 201, 203, 205, 207 ...

hier ist es. Unser Zimmer ist eher eine Suite. Ich stelle den Kuchen auf den großen Schreibtisch, Jule unsere Koffer neben das Doppelbett, und dann lassen wir uns darauf fallen. Das Zimmer ist zwar angenehm kühl, aber mir ist gerade kochend heiß. Mein Herz schlägt mir bis zum Hals, und ich fühle mich, als wäre ich auf der Flucht.

Plötzlich ruft Jule: „Oh nein, meinst du, sie haben unser Auto gesehen?" Sie springt auf und geht zum Fenster, von dem aus man den Parkplatz ganz gut im Blick hat. „Nein, alles gut, bei uns in der Nähe war kein anderer mehr frei, und mit dem Anhänger würden sie da eh nicht parken können", sagt sie beruhigt. „Tobi fährt jetzt das Auto runter zum Anleger, ich glaube, da ist gerade das Schiff angekommen."

Ich stehe auf und gehe auch zum Fenster.

Tatsächlich, an dem Anleger liegt jetzt ein doppelstöckiger Ausflugsdampfer mit einer kleinen Bühne auf dem oberen Deck, davor ist ein großer freier Bereich, der heute Abend sicher als Tanzfläche genutzt wird, und gegenüber der Bühne steht eine Theke. Ringsherum, direkt an der Reling, sind gemütliche Loungeecken aus Rattan mit riesigen sonnengelben Kissen und dazwischen vereinzelt kleine Bäumchen aufgestellt. „Wow, da kann ich schon verstehen, dass das ein Traum von den Jungs war, mal auf so einem Schiff zu spielen", sage ich beeindruckt.

Jule stimmt mir kopfnickend zu, ist aber mit den Gedanken schon wieder ganz woanders und guckt verträumt ihrem Tobi hinterher. War ja klar.

Ich sehe mich im Zimmer um. Es ist mehr als großzügig für zwei Personen, mit einem riesigen Kleiderschrank und einer gemütlichen TV-Ecke, daneben, in einem etwas abgetrennten Bereich, ein imposanter Arbeitsplatz mit einem großen Schreibtisch, die Wände erstrahlen in hellem Gelb, und die Möbel sind aus mit bunten Blumenmalereien verziertem Echtholz, typisch bayerisch eben.

„Guck dir mal hier das Bad an!", ruft Jule begeistert.

Wow, wir haben einen riesigen Whirlpool, zusätzlich eine Dusche und zwei mattsilberne Waschschalen auf einem gläsernen Waschtisch. Sieht ziemlich pompös aus. Dahinter ein riesiger, beleuchteter Spiegel mit angenehm warmem Licht. So sollten sie's mal auf den Raststätten machen. Ich möchte nicht wissen, was Jule hierfür bezahlt hat.

Ich feiere meinen Geburtstag mit meiner besten Freundin, einer fantastischen Liveband und das Ganze während eines Kurzurlaubs nach der letzten Abiturprüfung. Schöner kann es doch gar nicht sein.

„Danke, dass du mich zu diesem Wochenende einlädst, das Hotel und alles hier ist einfach überwältigend", strahle ich Jule an und drücke sie ganz fest.

„Gerne, Maus, sehr, sehr gerne!", flüstert sie und drückt mich an sich. „Was hältst du davon, wenn wir uns jetzt noch zwei Stunden ins Bett legen, ein bisschen ausruhen und uns danach ganz in Ruhe fertig machen? Ich bin doch ganz schön erledigt von der Autofahrt."

Ich nicke, verschwinde im Bad und ziehe meine Schlafsachen an, als ich wiederkomme, liegt Jule bereits eingemummelt im Bett und hat die Augen geschlossen. Ich stelle noch schnell den Wecker und kuschle mich auch unter die Bettdecke. Unter der Decke ist es zum Glück angenehm muckelig, denn die Klimaanlage leistet echt ganze Arbeit. Gut für den Kuchen.

ER DUFTET SO VERFÜHRERISCH

Ich höre Jule leise und regelmäßig neben mir atmen, sie schläft tief und fest. Ich weiß auch nicht, warum ich das mit dem Führerschein so vor mir herschiebe, alle, die ich kenne, waren total scharf drauf, mit 18 endlich Auto fahren zu dürfen. Ich hingegen bin ganz froh, dass ich es mir im Moment nicht leisten kann, einen zu machen. Die normalsten Dinge der Welt traue ich mir einfach nicht zu, aber vielleicht überwinde ich mich doch, damit wir uns längere Strecken in Zukunft einfach teilen können, dann kann sich Jule auch mal entspannen.

Draußen auf dem Flur scheint sich was zu regen. Ist das eben nicht Bens Stimme gewesen? Natürlich, die würde ich im Schlaf erkennen. Ich halte die Luft an, höre aber nur noch, wie sich die Zimmertür nebenan schließt. Er scheint tatsächlich das Zimmer neben uns zu haben. Mit diesem Gedanken kuschele ich mich tiefer ins Kissen, als ich plötzlich ein dumpfes Klopfen an der Tür höre. Ich schlüpfe aus dem Bett, durchquere den Flur und öffne die Zimmertür. Da steht Ben, in seiner lässigen blauen Jeans und einem schwarzen Hemd, die oberen zwei Knöpfe geöffnet. Seine stahlblauen Augen funkeln mich an, und er streicht sich eine widerspenstige Haarsträhne aus dem Gesicht, als er einen großen Schritt auf mich zumacht und die Tür hinter sich schließt, ohne den Blick von mir abzuwenden.

Jetzt steht er so dicht vor mir, dass ich ihn riechen und seine Körperwärme spüren kann, er duftet verführerisch, nach Parfüm und nach Ben. Ich atme ganz tief ein und merke, wie ein erregtes Kribbeln in mir aufsteigt. Was will er hier? Er schaut mich sekundenlang eindringlich an, und seine Augen werden deutlich dunkler. Plötzlich packt er mich mit einem Arm um die Taille und drückt mich mit der ganzen Kraft seines Körpers gegen die Wand hinter mir, erschrocken lege ich meine Hände auf seine Oberarme und kann seine angespannten Muskeln durch den festen Hemdstoff spüren. Sein Atem geht jetzt deutlich schneller, und er streicht mir sanft über die Haare. Ich genieße diese zärtliche Berührung und schmiege meinen Kopf gegen seine Hand, als er plötzlich in mein Haar greift und meinen Kopf ruckartig nach hinten zieht. Erschrocken reiße ich die Augen auf.

Ich streiche seinen Oberarm hinauf, über seine Schulter, bis hin zu seinem Nacken und ziehe ihn näher an mich. Er saugt deutlich scharf die Luft ein und presst sich noch fester gegen mich, dass ich seine Erregung durch den Jeansstoff spüren kann. Alles in mir fängt an zu beben. Ganz langsam umfasst seine Hand mein Kinn und dreht meinen Kopf zur Seite. Er ist mir so nah, dass ich seinen Atem auf meiner Haut spüre. Was passiert hier gerade? Ich spüre seine Lippen und seine Bartstoppeln auf meiner Haut, direkt unter meinem Ohr. Es fühlt sich so aufregend, so sinnlich an, dass ich mich unter seiner Liebkosung winde. Auf meinem ganzen Körper bekomme ich eine Gänsehaut und lehne mich ihm weiter entgegen, um ihn noch intensiver zu spüren. Am liebsten würde ich ihn küssen, kann aber meinen Kopf nicht bewegen, sein Griff um mein Kinn ist zu fest. Er wandert langsam knabbernd von meinem Ohr, hinunter über meinen Hals, hinauf bis zu meinem Kinnbogen, und ich öffne schweratmend ganz leicht meine Lippen, in der Hoffnung, dass er mich doch bitte endlich küsst. Jetzt löse ich auch meine andere Hand von seinem Oberarm, wandere seinen Rücken hinunter und kralle mich vor lauter Erregung in seinem Hemd fest. Er streicht mit den Spitzen seiner Finger quälend langsam an der Seite meines Körpers hinauf. Ich könnte vor Lust explodieren und spüre, wie ich weiche Knie bekomme. Ganz langsam rutsche ich ein kleines Stück an der Wand hinunter und stöhne laut auf, als er unerwartet ein Bein anhebt, es zwischen meine Schenkel drängt und so hin und her bewegt, dass er mit festem Druck meine empfindlichste Stelle reibt.

Plötzlich ertönt meine Weckhymne, und ich schlage schlaftrunken die Augen auf. Die Sonne steht tief am Himmel und taucht unser Zimmer in ein warmes Gold. Ich muss eine ganze Weile richtig fest geschlafen haben. Jule liegt neben mir, sie rekelt und streckt sich, blinzelt mich an und murmelt mit verschlafener Stimme „Guten Morgen", bevor sie sich grinsend zurück in die Bettdecke kuschelt und wieder die Augen schließt.

„Okay, bleib du ruhig noch 'ne Viertelstunde liegen", sage ich leise und verschwinde ins Bad. Ich setze mich auf den Whirlpoolrand, schließe die Augen und versuche, mir meinen Traum wieder ins Gedächtnis zu rufen. Ich bekomme die Bilder zwar nicht mehr genau zusammen, aber dieses lustvolle Gefühl steigt wieder in mir hoch. Ich stehe auf, gehe zum Waschtisch und schaue in den Spiegel. Dass dir nach diesem Traum die Schamesröte im Gesicht steht, ist aber auch kein Wunder, sage ich lautlos zu meinem Spiegelbild und schüttele den Kopf, obwohl ich mich ehrlich gesagt schon ein bisschen über den Traum freue.

Wie es aussieht, habe ich doch Gefühle für Ben, und die sind dieses Mal alles andere als platonisch. Ich beeile mich mit dem Duschen, schmiere anschließend ein bisschen Styling-Öl in die Haare, damit die Locken schön glänzen und knete sie mit einem Handtuch kopfüber, bis sie fast trocken sind. Dann mache ich mir einen Turban, überdecke die schlimmsten Pickel mit Concealer, trage ganz leichtes Make-up auf und ziehe mich für den Abend um. Blaue Jeans und ein schwarzes, weites Shirt, mal was ganz Neues. Hoffentlich erkennen die Jungs überhaupt, dass das verschiedene Shirts sind, sonst denken die noch, dass ich immer dasselbe anhabe. Ich sollte mal ein paar neue Klamotten kaufen gehen und vielleicht nicht immer nur schwarze Oberteile. Wenn ich das mit dem Essen weiter so durchhalte, muss ich vielleicht doch nicht in die Übergrößenabteilung. Dieser Gedanke gefällt mir.

Ich höre, dass Jule das Radio angemacht hat, und gehe zurück in den Wohnbereich. Sie steht am Fenster und beobachtet, hinter dem Vorhang versteckt, die Bootsanlegestelle. „Unsere besondere Freundin ist wieder da, und dieses Mal hat sie sogar Jasmin mit dabei, als wenn die zwei an diesem Wochenende nicht andere Dinge hätten, um die sie sich kümmern müssten", stellt sie leicht gereizt fest.

Caro und Jasmin stehen bei Tobi, der gerade dabei ist, einen Teil der Anlage aufs Schiff zu tragen. Die zwei sehen aus wie das doppelte Lottchen. Beide haben ultrakurze Faltenröcke und fast bauchfreie Trägertops an, dazu Sneaker und Kniestrümpfe. „Was soll das denn werden, die neue Staffel vom Schulmädchenreport?", rutscht es mir raus, und Jule muss lachen. Jetzt haben die beiden Ben entdeckt und stürmen auf ihn zu. Der Mann, der Ben begleitet hat, geht überrascht einen Schritt zur Seite, um von den beiden nicht umgerannt zu werden. Wenn es einen Moment zum Fremdschämen gibt, dann jetzt. Aber anders als beim letzten Mal lässt Ben Caro nicht einfach stehen, im Gegenteil, er begrüßt sie freundlich und unterhält sich mit den beiden. Was soll das denn?

Ich hatte immer das Gefühl, dass er sie nicht ausstehen kann und froh ist, wenn sie ihm nicht zu nahekommt. Jetzt, wo ich nicht dabei bin und er auch nicht davon ausgeht, dass ich ihn gerade beobachte, steht er da bei den blöden Tussen, und es wirkt, als wären die drei die dicksten Freunde. Oder vielleicht sogar mehr, so vertraut wie es gerade zwischen Caro und ihm aussieht. Und die blöde Kuh kichert auch noch so affektiert! Habe ich mich so in ihm getäuscht?

Je mehr ich die drei dort unten reden und lachen sehe, desto wütender werde ich und habe schon gar keine Lust mehr, da heute Abend überhaupt hinzugehen. Soll doch Jule alleine gehen und sich mit Tobi einen schönen Abend machen, der freut sich sicher auch, wenn sie mich nicht immer im Schlepptau hat. Ich bleibe mit dem Kuchenblech hier, dann ist es halt mein Geburtstagskuchen.

Ich spüre, wie sich meine Miene verfinstert und ich frustriert auf meiner Lippe kaue. Jule versucht mich mit einem „Sei nicht eifersüchtig, er ist bestimmt nur höflich" zu beruhigen. Ich setze mich aufs Bett und verschränke wütend die Arme vor der Brust. Jule zieht mit einem „So müssen wir das Elend nicht länger sehen!" den Vorhang zu, setzt sich neben mich aufs Bett und stupst mich in die Seite. „Maus, du weißt doch selber, dass es sein Job ist, nett zu den Fans zu sein, das hat doch rein gar nichts zu bedeuten. Sobald du da bist, sind doch eh wieder alle anderen Luft für ihn."

Ich atme dreimal tief durch. Vielleicht hat sie recht, die beiden haben ihn ja völlig überfallen, und möglicherweise war der Mann neben Ben der Veranstalter, da würde es keinen guten Eindruck hinterlassen, wenn die Band ihre Fans einfach so stehen lässt.

Ich gehe noch mal zum Fenster und luge durch den Spalt zwischen den Vorhängen runter zum Anleger. Jetzt stehen Caro und Jasmin wieder alleine da. Er hat sie also doch stehen lassen. Wenn er gewollt hätte, hätte er sie auch schon mit aufs Schiff nehmen können, aber scheinbar wollte er nicht. Dieser Gedanke beruhigt mich zumindest etwas, und ich ziehe die Vorhänge wieder auf.

Der Song im Radio ist gleich zu Ende, beste Zeit für ein kleines Song-Orakel. Das nächste Lied soll mir sagen, ob ich mir Gedanken wegen Caro und Jasmin machen muss. Mit den ersten Takten von „Don't worry, be happy" von Bob Marley bessert sich meine Laune spürbar. Der Song ist mehr als eindeutig, also wirklich kein Grund zur Beunruhigung.

Ich krame mein Schminkzeug aus dem Koffer und gehe zu Jule ins Bad, die gerade ihren Lidstrich nachzieht. Wir müssen beide lachen, als wir, dicht vor den Spiegel gebeugt, unsere

Wimpern tuschen und dabei angestrengt den Mund verziehen. Warum sieht das eigentlich jedes Mal so albern aus? Jetzt nur noch etwas Lidschatten und zartes Rouge, fertig. Ein Glück, dass das Make-up so gut deckt. Wenn man es nicht weiß, sieht man die Pickel kaum. Schon beeindruckend, wie sehr es das Selbstbewusstsein pusht, wenn man sein Spiegelbild mag. Ich darf nur nicht weiter runter gucken, aber solange ich meinen Blick auf Portraitfoto eingestellt lasse, ist alles gut. Jetzt müssen nur noch die Haare sitzen. Ich gehe zu meinem Koffer und hole den Fön mit Diffuser, denn um meine Haare an der Luft zu trocknen, bleibt heute keine Zeit mehr, dafür habe ich zu lange geschlafen. Geschlafen und geträumt.

Bei diesem Gedanken merke ich, wie mir wieder ganz anders wird. Los, mach jetzt hinne, draußen hört man schon, wie sich immer mehr Menschen an der Anlegestelle versammeln, ermahne ich mich.

Irgendwie wird mir mit einem Mal schwummerig, vielleicht habe ich doch zu wenig gegessen. Ich richte mich auf, werfe den Kopf zurück und halte mich stützend am Whirlpool fest. Erst mal durchatmen und einen kurzen Moment setzen. Ich muss dringend was trinken, das ist heute echt zu kurz gekommen.

„Brauchst du noch lange? Die lassen bald die Leute aufs Schiff, da ist 'ne endlose Schlange", fragt Jule und schaltet das Radio aus. Hoffentlich ist die Veranstaltung nicht ausverkauft, kommt es mir plötzlich in den Sinn, dann müsste Jule doch noch Tobi anrufen, und vorbei wär's mit unserer Überraschung.

„Bin fertig", antworte ich zwischen zwei Schlucken Cola light, „wir können von mir aus los."

WET T-SHIRT PARTY

Unten am Steg herrscht riesiger Andrang an der Abendkasse, wo wir ja auch noch hinmüssen. Wie sollen diese vielen Menschen nur alle aufs Schiff passen? Eine Sache beruhigt mich, zum Glück sind die meisten der anderen Gäste auch sehr leger angezogen. Ein Großteil trägt Jeans, obwohl das Ambiente tatsächlich dazu einlädt, sich schick zu kleiden. Die Reling ist mit Lichtergirlanden geschmückt, die sich in den Wellen, die an den Bug des Schiffes schlagen, spiegeln. Das Bordpersonal hat hübsche blaue Uniformen an, und die Kellner, die über Deck laufen, tragen ein weißes Tuch über dem Arm, wie man es nur aus guten Restaurants kennt. Ziemlich weit vorne entdecken wir Sophie, Dennis, Mia, Sarah und noch ein paar Leute aus dem Fanclub, die uns zu sich winken. Sie stehen zwar auf der Seite ohne Schlange, wo nur die Leute reingelassen werden, die bereits Tickets haben, aber Jule läuft trotzdem geradewegs auf Dennis zu, der sie mit einem schmeichelnden Pfiff begrüßt und ihr zwei Eintrittskarten in die Hand drückt.

Sie hat sich also mal wieder bereits im Vorfeld um alles gekümmert und strahlt mich nun mit den beiden Tickets an. Wir begrüßen die anderen, und Mia hebt neugierig die Alufolie von dem Backblech, das ich vorsichtig wie ein rohes Ei vor mir hertrage.

„Wow, der sieht aber lecker aus, und wie der duftet! Hoffentlich dürfen wir den auch mal probieren. Wie lange habt ihr denn daran gesessen, den so zu verzieren? Ich glaube, das wird ein ganz toller Abend, wir haben ja auch noch die Wunderkerzen, da wird sich die Band aber freuen, damit rechnen die ja bestimmt nicht, hoffentlich sehen die uns jetzt nicht hier schon stehen. Habt ihr euch hier auch ein Zimmer genommen? Wir haben uns in der Nähe ein Zimmer genommen, vielleicht 'ne Viertelstunde von hier", sprudelt es wie ein Wasserfall aus ihr heraus. Wie ein einzelner Mensch so viel erzählen kann, und das auch noch ohne Punkt und Komma, werde ich nie verstehen. Sie stellt immer Fragen, wartet aber nie die Antwort ab. Das fällt mir auch immer wieder auf, wenn ich Menschen im Vorbeigehen „Na, wie geht's?" fragen höre, die Wenigsten nehmen sich die Zeit, dann auch mal hinzuhören. Sophie, die hinter Mia steht, grinst mich an und macht so lange mit ihrer Hand Schnatterbewegungen, bis Mia sich zu ihr umdreht. Sophie macht ein unschuldiges Gesicht, und wir drei müssen lachen. Gut, Mia weiß also, dass sie ein Plappermaul ist.

Endlich öffnen sie die Türen, und wir sind an der Reihe. Der junge Mann, der die Tickets abreißt, guckt auch neugierig unter die Alufolie und feixt: „Ein Kuchen für mich, ach, das wäre doch wirklich nicht nötig gewesen!" Erst tut er so, als würde er ihn mir aus der Hand nehmen wollen, bevor er mir anbietet, dass wir den Kuchen im unteren Deck abgeben können, damit er noch eine Weile kühl steht. Da die Jungs jetzt sicher schon an der Bühne sind, um noch mal die Instrumente zu checken, ist es wohl eh besser, wenn Jule und ich erst mal unten bleiben.

Wir bleiben also im unteren Deck, während die anderen schon in bester Feierstimmung die Treppe nach oben steigen. Was ein verrückter Haufen, aber immer wieder schön, alle wieder zu treffen. Das ist bei so vielen Leuten zwar immer eine endlose Begrüßungs- und vor allem Verabschiedungsarie, weil jeder jeden drücken will, dann noch mal etwas besprechen muss und sich dann ein zweites oder drittes Mal verabschiedet, aber witzig ist es allemal. Wenn die anderen nicht wären, würde auf jeden Fall etwas fehlen.

Ich schaue mich um, wo geben wir jetzt am besten den Kuchen ab? In der Mitte der Fläche stehen etwa zehn in weiße Hussen gekleidete Stehtische, und zwischen den vielen Gästen wuseln Kellner herum und bieten Fingerfood an. Man kommt sich vor wie in einem Ameisenhaufen, überall herrscht hektischer Betrieb, aber wir finden eine nette Bedienung, die uns vorschlägt, den Kuchen hinten in einem großen Kühlschrank aufzubewahren. Sie schreibt mit einem großen Edding „Band" auf die Alufolie und sagt, so könne man sich auf jeden Fall sicher sein, dass niemand von der Bordcrew zum Naschen drangeht.

Plötzlich ertönt das ohrenbetäubende Schiffssignal zweimal. Das ist bestimmt das Zeichen, dass wir jetzt ablegen. Immer mehr Menschen strömen zum Oberdeck, und man hört lautes Jubeln und Klatschen, die Jungs haben wohl gerade die Bühne betreten. So schnell? Ich dachte, die warten, bis wir ausgelaufen sind. Selbst hier unter Deck spürt man die Energie, und mein Herz überschlägt sich fast vor Vorfreude. Ich bin richtig aufgeregt, die Jungs in wenigen Augenblicken zu treffen, natürlich noch aufgeregter, vor allem Ben gleich wiederzusehen. Wenn ich an meinen Traum denke, werde ich ganz kribbelig und verspüre ein Verlangen, geradewegs zu ihm gehen und ihn einfach zu küssen. So etwas erwartet er garantiert nicht von mir. Und er hat natürlich auch recht, denn so etwas würde ich garantiert auch nie tun.

Ich bin so in Gedanken, dass ich einen Kellner anremple, der aber zum Glück gerade eben noch das Tablett mit den Sektgläsern ausbalancieren kann. Das hätte ordentlich gescheppert. Er ist aber nicht böse, sondern lächelt freundlich und bietet mir höflich ein Glas Sekt oder Orangensaft an. Sonst trinke ich nur ganz selten mal Alkohol, aber jetzt brauche ich einen Schluck. Jule zieht zwar erst verdattert die Stirn kraus, nimmt sich dann aber auch ein Glas vom Tablett und stößt mit mir an: „Auf das Bandjubiläum und deinen Fast-Geburtstag!" Direkt nach dem ersten kleinen Schluck schütteln wir uns angewidert. Ich hatte ganz vergessen, warum ich Sekt nie mochte.

„Bereit?", fragt Jule mich, als wir die letzten Stufen zum Deck erreichen. Ich nicke, auch wenn ich mir gar nicht so sicher bin. Oben überrollt mich eine Welle von Musik. „Sex on fire" von Kings of Leon, den habe ich noch nie von Joyning gehört. Ich habe zwar neulich mal Ben gegenüber erwähnt, dass ich total auf den Song stehe, aber ich hätte nie damit gerechnet, dass sie ihn tatsächlich ins Programm aufnehmen.

Alle scheinen hier oben zu sein, es gibt absolut keine Chance, bis zur Bühne durchzukommen. Es ist so voll, dass ich von hier hinten nicht mal auf Zehenspitzen etwas von der Bühne sehen kann. Die Musik erreicht mich trotzdem. Bens warme, rauchige Stimme umhüllt mich, er klingt so nah, so verführerisch, ich muss ihn gar nicht sehen, um sein Bild vor Augen zu haben. Mit seinem kleinen Grübchen am Kinn, seinen wilden Haaren und dem intensiven Blick. Ich kann mir genau vorstellen, wie er jetzt da vorne auf der Bühne steht, beide Hände fest ums Mikro geschlungen und mit dem Mund ganz nah dran. So nah, wie er mir heute in meinem Traum war. Hätte ich doch nur noch ein paar Minuten länger schlafen können, dann hätte er mich sicher geküsst. Lea, es war nur ein Traum, hör auf, dich da in etwas reinzusteigern, ermahne ich mich in Gedanken und schaue mich um.

Rechts von uns teilt sich die Menge einen kleinen Spalt, und bevor ich reagieren kann, greift sich Jule blitzartig meine Hand, und wir schlängeln uns etwa zehn Reihen weiter nach vorne. Sie hätte auch sicher problemlos noch ein ganzes Stück weiter gekonnt, da sie so schlank ist, bemerkt eh kaum jemand, wenn sie sich vorbeimogelt, aber mir war der Weg durch die Leute bis hierhin schon unangenehm. Wir stehen etwa zehn Meter von der Bühne entfernt, eigentlich nah genug dran, aber wenn man sonst gewohnt ist, immer in der ersten Reihe zu stehen, kommt man sich hier schon ziemlich abseits vor.

Mindestens ebenso wichtig wie die Band zu sehen, ist ja, dass man auch von der Band gesehen wird, und hier hinten entdecken die Jungs uns bestimmt nicht. Jetzt spielen sie einen Song, den sie schon bei unserem ersten Konzert im Babylon gespielt haben, „Harder to breathe" von Maroon 5. Ich dachte schon, sie hätten ihn von der Setlist gestrichen. Was ein großer Verlust gewesen wäre, denn bei diesem Song kommt Tobi mit seinen fetten Gitarrenriffs endlich mal richtig zum Einsatz. Unglaublich, was für eine Energie sich selbst hier hinten noch auf das Publikum überträgt. Ich atme tief durch und genieße den Moment. Die Songs, die sie jetzt spielen, sind alle eine Nummer rockiger, so dass ich den Bass mit jeder Faser meines Körpers spüre. Mann, fühlt sich das gut an. Die bunten Moving Lights, die an der oberen Traverse angebracht sind, knallen ordentlich vor dem dunklen Abendhimmel, und in weiter Ferne sieht man noch die schneeweißen Gipfel der Alpen. Eine atemberaubende Kulisse, was für ein Abend!

Nicht weit hinter uns stehen fünf junge Männer, die schon jetzt total betrunken sind und plötzlich lauthals eine Gruppe von Frauen anpöbeln. Solche Spinner, die einfach nicht wissen, wann Schluss ist, gibt es zwar auf jedem Gig, aber die Typen übertreiben es gerade maßlos. Verständlich, dass die Frauen schnell das Weite suchen. Nun stehen aber Jule und ich vor ihnen, und sie scheinen es nun auf uns abgesehen zu haben. „Ey Dicke, lass mal tanzen", kommt der eine auf mich zu, stolpert unbeholfen, fällt fast auf mich drauf, kann sich aber gerade noch auf seinem Kumpel abstützen. Auch die anderen stehen hinter uns, als sie plötzlich lautstark „Wet T-Shirt Party" grölen und ihre Biergläser anheben, als wollten sie uns damit übergießen.

„Sofort die Biergläser runter, sonst komm ich euch da rüber!", ertönt plötzlich Bens Stimme. Er hat den Song unterbrochen, und auch die Band ist verstummt. Tobi hat seine Gitarre bereits zur Seite gestellt und sieht so aus, als würde er jede Sekunde von der Bühne springen. Alle Augen sind mit einem Mal auf Jule und mich gerichtet. Die Typen schauen sich erschrocken um. „Runter damit, habe ich gesagt", schallt es erneut aus den Boxen, und während sie entgeistert ganz langsam ihre Gläser runternehmen, bekomme ich eine Gänsehaut. Die Typen folgen unserem Blick zur Bühne und heben beschwichtigend die Hände, als einer „Alles gut, Chef, war nur Spaß!" in Bens Richtung ruft und sich die fünf aus dem Staub machen.

„Alles gut, Mädels?", fragt Ben jetzt mit einem freundlichen Lächeln an uns gewandt, und erst als wir beide nicken, gibt er der Band ein Zeichen. Tobi nimmt wieder seine Gitarre, und sie spielen „Dance with somebody" von Mando Diao von vorn.

Der Song beginnt mit einem schweren Atmen, fast Stöhnen, und sofort denke ich wieder an meinen Traum. Ben und Tobi lassen uns jetzt nicht mehr aus den Augen, und die Reihen, die noch vor uns stehen, teilen sich bereitwillig, um uns den Weg zur Bühne freizugeben. Ich ertappe mich dabei, wie ich mich über den Vorfall mit den blöden Typen ein bisschen freue. Sonst wären wir jetzt nicht hier vorne in der ersten Reihe, und irgendwie war es ja schon sexy, wie Ben uns beschützt hat. Ich steh drauf, wenn seine Stimme so bedrohlich klingt und keinen Widerspruch duldet.

„Ihr hättet gar nicht so einen großen Auftritt gebraucht, Mädels, wir hätten uns auch so gefreut, dass ihr nun doch da seid!", scherzt Ben, als er mich in der Setpause zur Begrüßung in die Arme schließt. „Ich hoffe, es ist wirklich alles okay?", fragt er besorgt und schaut mich prüfend an, bevor er mich an den Schultern packt, hin und her dreht und dann lächelnd sagt: „Noch alles dran, da bin ich aber beruhigt."

Ich mache einen Schmollmund und stupse ihn in die Seite. Lautlos wiederhole ich seine Worte: Noch alles dran, da bin ich aber beruhigt. Wie meint er das denn bitte? Sollte das eine Anspielung sein, dass an mir einiges dran ist, ein dicker Hintern zum Beispiel und etliche Kilo zu viel, meinte er das etwa? Hm, aber er hat ja gesagt: „Da bin ich aber beruhigt." Dann war das ja schon irgendwie ein Kompliment. Mag er es also, wenn an einer Frau einiges dran ist? Wie kann man das mögen? Die Gedanken in meinem Kopf überschlagen sich, bis Tobi uns fragt, ob wir mit runter in ihren Dayroom kommen möchten, da sei es gemütlicher und nicht so voll wie hier oben an Deck.

Wir folgen den Jungs die Treppe hinunter und müssen an der Küche vorbei in den hinteren Teil des Schiffes. Als wir an der Tür ankommen, sagt Jule mit einem Mal, dass sie noch etwas oben vergessen hätte und wir sofort wiederkommen würden. Dann schaut sie mich eindringlich an und deutet so lange ein ganz leichtes Kopfnicken an, bis ich ihr folge. Stimmt, wir haben ja noch den Kuchen. „Lass uns das mal ruhig jetzt schon machen, sonst ist das nachher so blöd, wenn wir das zeitgleich mit der Wunderkerzenaktion machen. Du kennst sie doch, dann achten die Jungs wieder nur auf den Kuchen und checken gar nicht, dass sich auch die anderen was überlegt haben." Da hat Jule recht, wenn die Jungs was zu essen sehen, blenden sie alles andere völlig aus, und wenn ich das richtig verstanden habe, hat der Fanclub ihnen eine große Collage für ihren Proberaum gebastelt, mit ganz vielen Bildern aus den letzten zehn Jahren.

Wir machen die Alufolie schon mal in der Küche ab und sind überrascht, dass der Kuchen den ganzen Weg so gut überstanden hat. Nur ein kleiner Smartie hat sich gelöst, aber den kann man einfach wieder hinlegen. Wir tragen den Kuchen jeder an einer Seite des Bleches zum Dayroom, klopfen, und Patrick öffnet uns die Tür.

Das ist ja eher eine große Suite als ein Aufenthaltsraum, staune ich, als ich das überdimensionale Bett sehe.

„Jungs! Kommt mal her, guckt euch an, was die Mädels uns da mitgebracht haben", ruft Patrick. Ben und Tobi hatten es sich auf dem Bett bequem gemacht, kommen aber auch sofort neugierig auf uns zu.

„Ihr seid ja wahnsinnig, euch solche Mühe zu machen!", sagt Tobi begeistert und drückt Jule einen dicken Kuss auf den Mund. Sie legt ihre Arme um seinen Hals, erwidert seinen Kuss stürmisch, und beide lassen sich eng umschlungen aufs Bett fallen. Ich habe Jule noch nie so wild knutschen gesehen und muss mich erst mal an diesen Anblick gewöhnen.

Auch wenn Tobi ihr erster Freund ist, scheint sie keinerlei Hemmungen zu haben, hier vor den anderen so über ihn herzufallen. Im Gegensatz zu mir scheint das hier aber auch sonst niemanden zu erstaunen. Bin ich echt so prüde? Ben zuckt mit den Schultern und bemerkt trocken: „Kein Ding, mehr Kuchen für uns!“ Alle lachen. Tobi möchte darauf irgendwas erwidern, aber Jule hat sich auf ihn gesetzt und küsst ihn so leidenschaftlich, dass er nicht zu Wort kommt. Lars, der Keyboarder, kommt mit einem großen Kuchenmesser zurück und drückt es mir auffordernd in die Hand.

„Nee, nee! Ihr habt Jubiläum, dann müsst ihr ihn auch anschneiden“, wehre ich ab und trete einen Schritt zurück. Mist, gleich ist es so weit, gleich werden sie mir ein Stück Kuchen anbieten, wie komme ich aus der Nummer wieder raus? Toilette! Genau, ich muss zur Toilette, durchfährt es mich. Habe ich das gerade etwa laut gesagt?

Muss ich wohl, denn Ben deutet auf die Tür und antwortet: „Rechts raus, an der Küche vorbei und dann die zweite Tür.“ Er stockt kurz und schiebt amüsiert „Quatsch, die erste Tür, du bist ja ein Mädchen!“ hinterher. Ich drehe mich noch mal um, muss aber beim Anblick seines schelmischen Grinsens selbst grinsen und verschwinde aus der Suite.

Während ich auf der Toilette sitze, frage ich mich, ob er den anderen von dem peinlichen Vorfall im Babylon erzählt hat. Ich glaube aber nicht, denn auch wenn das Thema mittlerweile zum Running Gag zwischen uns beiden geworden ist, scheint sonst niemand zu wissen, warum er mich bei jeder sich bietenden Gelegenheit damit aufzieht. Ich sehe mich, um etwas Zeit zu schinden, in der kleinen Toilettenkabine um und bin erschrocken, dass die Außenseiten meiner Oberschenkel fast an die Kabinenwände stoßen. Das gibt's doch nicht, da passt nur noch eine Handbreit zwischen. Auf der anderen Seite ist das hier auf dem Schiff natürlich auch die platzsparende Toilettenvariante, vermutlich empfindet diese Kabine jede Frau als einengend.

Wie lange ich hier wohl schon sitze. Müssten die Jungs nicht bald mal wieder hoch zur Bühne?

Plötzlich reißt mich Jules Stimme aus den Gedanken: „Maus, alles gut da drin?“ Ich öffne die Kabinentür und gestehe ihr, dass ich mich vor dem Kuchen verstecke. „Da bin ich aber beruhigt, ich dachte schon, dass ich dir peinlich wäre.“ Sie grinst. „Es ist nur so, Tobi und ich haben uns in letzter Zeit kaum gesehen, da konnte ich grad einfach nicht widerstehen. Ich hatte schon Angst, das wäre dir unangenehm, und du wärst deshalb geflüchtet.“

„Quatsch, ich finde euch toll zusammen, das weißt du doch! Aber wenn ich jetzt da geblieben wäre, hätten die Jungs mich sicher überredet, ein Stück Kuchen zu probieren, und dann wäre meine ganze Diät dahin. Und ich werde vor denen ganz bestimmt nicht zugeben, dass ich gerade versuche, für den Abi-Ball abzunehmen.“

Jule macht ein grübelndes Gesicht. „Wenn sie dich nicht umbringen wollen, werden sie dich auch nicht überreden!“

„Mich umbringen?", frage ich entgeistert nach.

„Maus, hast du vor, in Gegenwart der Jungs noch mal Pistazien zu essen?“ Ich schüttele den Kopf. „Na also, dann bist du ab jetzt hochgradig allergisch gegen Pistazien. Und die habe ich schließlich in den Teig und zur Verzierung auf den Kuchenrand gestreut, weil Tobi sie so gerne isst.“

Ich muss lachen, auf die Idee wäre ich nie gekommen.

Als wir zurück sind, müssen die Jungs gerade wieder zur Bühne.

Ben schaut mich fragend an, und ich sage ihm erst, dass es schrecklich voll vor der Toilette gewesen sei, dann schiebe ich etwas leiser noch „Und die Männertoilette war auch besetzt.“ hinterher. Innerlich freue ich mich wie ein kleiner Schneekönig, dass mir dieser Spruch eingefallen ist. Er schüttelt grinsend den Kopf. „Na klar!“

Patrick und Timm, die in dem schmalen Gang vor uns laufen, unterhalten sich über eine Frau, die früher bei jedem Konzert war und heute, seit zwei oder drei Jahren, zum ersten Mal wieder aufgetaucht ist. „Hast du gesehen, mit was für 'ner dicken Karre die vorgefahren ist?", bemerkt Timm ziemlich beeindruckt.

Patrick räuspert sich und fügt dann gespielt gleichgültig hinzu: „Kein Wunder, ihr war ja auch schon früher das Beste gerade gut genug." Dabei stolziert er wie ein aufgeblasener Gockel. Ben geht einen Schritt schneller, drängt sich zwischen die beiden, legt einen Arm um seine Schulter und fragt ihn provokant: „Okay, aber was wollte sie dann mit dir?"

Timm schlägt Ben in die Seite, worauf der nur die Schultern hochzieht und mit Unschuldsmiene fragt: „Was denn? Ist doch eine berechtigte Frage."

Timm verdreht die Augen, schüttelt den Kopf und formt mit seinen Lippen ein lautloses „Du Arsch" in Bens Richtung, worauf dieser ihn bittersüß anlächelt und das Thema beendet ist. Es scheint ihm wirklich Freude zu bereiten, den Bösen zu spielen.

WIR MACHEN NOCH EIN PAAR JAHRE

Als Sophie sieht, dass wir die Treppe hinaufkommen, entzündet sie eine Wunderkerze, und binnen Sekunden stecken auch alle anderen Gäste auf dem Deck ihre an oder halten brennende Feuerzeuge in die Luft. Das Ganze breitet sich wie ein Lauffeuer aus, bis das komplette Deck ein einziges funkensprühendes Lichtermeer ist. Was für ein unglaublicher Anblick. Plötzlich stimmt der Fanclub „Einer geht noch, einer geht noch rein!" an, und auch Jule, ich und die anderen Gäste singen lauthals mit. Die Jungs sehen ziemlich gerührt aus, damit hatten sie wohl nicht gerechnet. Das Lied wird sonst immer erst am Ende der Konzerte gesungen, wenn wir die Band dazu auffordern wollen, eine Zugabe zu spielen, aber jetzt passt es irgendwie auch.

Timm sagt mit leicht belegter Stimme: „Keine Sorge, wir machen noch ein paar Jahre!", worauf alle in lauten Jubel ausbrechen. Nur Ben guckt irgendwie nicht glücklich.

Er hat mir neulich geschrieben, dass er diesem Abend mit gemischten Gefühlen entgegensehen würde. Es wäre zwar toll, so ein Jubiläum zu feiern und sich den Traum mit dem Schiff zu erfüllen, aber auf der anderen Seite bekäme man an diesem Abend ganz deutlich vor Augen geführt, wie viele Jahre man schon als Covermucker unterwegs sei und immer nur die Songs von anderen zockt, statt seine eigene Musik zu spielen. Seine Mail klang richtig traurig, und zwischen den Zeilen konnte ich deutlich lesen, dass der Wunsch, seine eigene Musik spielen zu dürfen, wieder sehr präsent bei ihm zu sein scheint.

Ben sieht, dass ich ihn genau beobachte, zwinkert mir zu und zwingt sich zu einem Lächeln, zu einem Lächeln, das seine Augen nicht erreicht. Er weiß genau, was ich gerade denke.

Jetzt kommt Dennis aus der hinteren Reihe mit einem riesigen, in quietschbuntes Papier eingepackten Rahmen nach vorne und überreicht ihn Ben. Er hält den unhandlichen Rahmen hoch, während die anderen, stürmisch wie kleine Kinder, das Geschenkpapier zerfetzen. Das Gelächter ist groß, denn es wurden wirklich uralte Fotos rausgekramt, und diese Collage ist der deutlichste Beweis, dass sich Frisuren und Mode in den letzten Jahren extrem geändert haben. Mir wird bewusst, wie lange es diese Band schon gibt, und wie kurz Jule und ich erst dabei sind.

Ben hat gar nicht genug Hände, um alle ihm peinlichen Bilder zu verdecken, deshalb stellt er sich mit breiten Schultern vor die Collage und sagt in lautem Ton: „Gehen Sie weiter, hier gibt es nichts zu sehen!", bevor er sich bei den Umstehenden für das Geschenk bedankt. Die Jungs begutachten die Bilder und kriegen sich vor lauter Lachen nicht mehr ein. „Erinnerst du dich noch hier dran?" und „Mann, war das ein Abend, ich hatte gehofft, davon gibt es keine Beweisfotos!" sind Wortfetzen, die ich noch aufschnappe, bevor ich sehe, dass plötzlich auch Caro zwischen all den anderen steht und Ben sich gerade bei ihr bedankt.

Dieser Anblick, wie liebevoll er sie in die Arme schließt, ist wie ein Schlag in den Magen. Alles andere um mich herum verschwimmt, ich fühle mich wie in einem dunklen Tunnel, nur mit klarem Blick auf die beiden. Ben hat sie immer noch im Arm und flüstert ihr jetzt irgendetwas ins Ohr. Ich könnte platzen vor Eifersucht. Sie schaut ihn an, guckt auf ihre Uhr und nickt. Haben die zwei sich gerade etwa verabredet? Als Ben weitergeht, um sich jetzt auch bei Mia, Sophie und Sarah zu bedanken, wendet sich Caro zu Jasmin, die etwas abseits steht, und zeigt ihr den erhobenen Daumen.

Ich muss hier weg, irgendwo hin, wo ich alleine sein kann, wo ich das nicht länger mit ansehen muss. Ich quetsche mich hastig durch die Reihen. Jetzt ist es mir auch egal, ob ich blöd angeguckt werde. Endlich erreiche ich die andere Seite und lehne mich über die Schiffsreling. Ich sehe hinunter, das Wasser bricht sich kraftvoll am Bug, und ich schaue den Wellen hinterher. Sie laufen erst ganz weit von uns entfernt seicht aus, als wären sie nie da gewesen. Am liebsten würde ich mich, genau wie die Wellen, einfach auflösen. Ich fühle mich komplett leer und fehl am Platz und merke, wie sich meine Kehle weiter zuschnürt. Da ist ein Schmerz, als hätte ich ein Stück Glas verschluckt. Mir ist einfach nur noch zum Heulen zumute. Hier vorne peitscht der Wind, dass es richtig ungemütlich wird. Schützend schlinge ich die Arme um meinen Körper und setze mich in die Ecke einer verlassenen Lounge. Ich ziehe eins von den großen Kissen an mich heran, als würde ich eine Mauer zwischen mir und allen anderen auf diesem Schiff errichten.

Bestimmt hat Caro heute Chancen bei ihm, weil sie so aufreizend angezogen ist– genau das ist es doch, worauf Männer stehen. Da kann ich in meiner schlecht sitzenden Jeans und dem schlabbrigen Shirt natürlich nicht mithalten.

Noch vor ein paar Tagen habe ich mir so sehr gewünscht, mich endlich mal zu verlieben, egal, ob er es erwidert oder nicht. Ich wollte auch endlich mal das spüren, wovon alle um mich herum immer so schwärmen, sei es das wundervollste Gefühl der Welt. Von wegen, wenn Liebe sich so anfühlt, dann will ich damit nichts zu tun haben. Ich habe mich noch nie so verletzlich gefühlt. Wenn ich allein und nicht auf diesem blöden Schiff hier wäre, würde ich mich am liebsten unter der Bettdecke verkriechen und hemmungslos losheulen.

Ich ziehe die Nase hoch und atme tief durch. Auf der anderen Seite, woher soll Ben wissen, dass mich sein Verhalten verletzt? Er hat ja keine Ahnung, was in mir vorgeht. Wie es wirklich in mir aussieht, weiß niemand. Gut, Jule weiß es schon, aber sie ist ja auch eher wie ein Teil von mir.

Ich denke eine Weile darüber nach, was ein Glück ich doch habe, so etwas über einen anderen Menschen sagen zu können. Ich glaube, dass nicht viele wissen, wie gut es sich anfühlt, so eine beste Freundin zu haben.

I GAVE YOU FLOWERS

Ungefragt mischt sich wieder das Song-Orakel ein, denn Ben eröffnet gerade das zweite Set mit meinem Lieblingssong von Maroon 5. „I asked her to stay, but she wouldn't listen - And she left before I had the chance to say". Ich muss schmunzeln. Was für ein Quatsch dieses Song-Orakeln eigentlich ist, und trotzdem freut man sich, wenn die Songs zur Situation passen.

Ich kann jetzt nicht länger hier sitzen und mich in meine schlechte Laune hineinsteigern, das hat dieses Wochenende nicht verdient und Jule schon gar nicht. Ich bin einfach nicht Bens Typ, noch nicht. Natürlich steht er auf schlanke Frauen, das kann ich ihm ja nicht mal übelnehmen. Wenn ich ein Mann wäre, würde ich ja auch lieber eine hübsche Freundin an meiner Seite haben, um die mich meine Kumpels beneiden und mit der ich mich gerne in der Öffentlichkeit zeige. Ich bin ja schon dabei, abzunehmen, und dieses Mal ziehe ich das durch. Und jetzt feier weiter mit Jule und deinen Leuten, motiviere ich mich, während die letzten Zeilen von „Won't go home without you" erklingen.

Ich bahne mir einen Weg zurück zur Bühne, dieses Mal aber auf der anderen Seite des Decks. Nicht dass ich wieder genau an den Leuten vorbei muss, die ich gerade so unhöflich angerempelt habe. Als ich vorne ankomme, beginnen sie gerade „I promised myself" von Nick Kamen zu spielen. Jule stürmt, vorbei an Caro, die mit Jasmin in der ersten Reihe tanzt, auf mich zu und fragt beunruhigt, wo ich denn bitte die ganze Zeit gewesen sei, sie hätte sich schon Sorgen gemacht und nach mir gesucht. Ich antworte nur, dass mir auf einmal durch den ganzen Qualm der vielen Wunderkerzen so komisch geworden wäre und ich nur etwas frische Luft gebraucht hätte. Auch wenn ich meine Erklärung ziemlich überzeugend finde, sehe ich Jule sofort an, dass sie mir nicht ein einziges Wort glaubt. Sie lässt es aber gut sein. Ich kann mir auf jeden Fall jetzt schon sicher sein, dass wir diesen Abend nachher auf dem Hotelzimmer genauestens analysieren werden, und dann brauche ich ihr definitiv nicht mit irgendwelchen Ausreden kommen.

Ben steht am vorderen Bühnenrand, vor Caro, „I promised myself – I promised the world to you", rupft einen kleinen Ast von dem Baum direkt neben der Bühne und streckt ihn Caro bei der Zeile „I gave you flowers" entgegen. Genau in dem Moment, als sie gerade danach greifen möchte, entdeckt er mich. Er schaut auf seine Hand, zieht sie zurück und streckt nun mir den kleinen Ast lächelnd entgegen. Meine Güte, das hat gesessen.

Caro scheint aber nicht auf Ben sauer zu sein, sondern vielmehr auf mich. Ihn schmachtet sie weiter freundlich an, mich hingegen treffen ihre hasserfüllten Blicke.

Ab diesem Moment ist all meine Eifersucht verflogen, und ich genieße den Abend wieder in vollen Zügen. Die Stimmung an Deck wird immer ausgelassener, und die Jungs spielen nun auch einige Songs, die sie schon ewig nicht mehr im Programm hatten, quasi aus den Anfängen von Joyning. „All night long" von Lionel Richie, „Desert Rose" von Sting und „Africa" von Toto. Die Texte erzählen ganze Geschichten, man wird in eine komplett andere Welt gezogen und vergisst für einen Moment alles um sich herum. Ich werde nie verstehen, wie jemand einen Abend in der Disco einem Livekonzert vorziehen kann. Das Gefühl, das man verspürt, wenn da oben Menschen stehen, die ganz und gar in der Musik aufgehen und ihre tiefste Seele in die Songs legen, ist doch durch nichts in der Welt zu ersetzen.

Ich erinnere mich an den Moment, als Ben „With or without you" gesungen hat, das ist mir so unter die Haut gegangen, als hätte er mir in diesem Moment seine eigene Geschichte anvertraut. Unweigerlich kommen mir wieder Gedanken in den Sinn, wie es wohl wäre, wenn Ben nicht nur covern, sondern seine eigenen Songs singen würde. Kann man überhaupt noch gefühlvoller singen? Ich verstehe nicht, dass ihm niemand eine Chance geben will, er hat doch alles, was man sich von einem Sänger, überhaupt von einem Mann, wünschen kann. Auch jetzt kann ich wieder kaum meine Augen von ihm abwenden, er hat so eine charmante Art, mit dem Publikum umzugehen, und auch wenn ich mich freue, heute mal das Konzert ganz ohne Videokamera zu genießen, finde ich es schon schade, dass ich diese Erinnerung jetzt nur in meinem Kopf speichern kann. Aber vielleicht ist es auch besser so, denn hätte ich diesen Abend auf Video, würde ich nur noch meinen Rechner anschmachten.

Wir fahren langsam wieder in den kleinen, romantisch beleuchteten Hafen ein, und Ben kündigt den letzten Song des Abends an, bedankt sich bei den Gästen, dass sie diesen besonderen Moment mit der Band geteilt haben, und lädt alle ein, weiter auf dem Schiff zu bleiben, um mit ihnen auf das Jubiläum anzustoßen. Natürlich weist Ben auch noch mal auf die Homepage hin, und als er das Publikum auffordert, für mich, als Webmasterin, einen herzlichen Applaus zu spenden, fühle ich mich schon ein bisschen besonders. „Sie gibt so viel und nimmt zu wenig. Danke, Lea!", ertönt seine Stimme aus den Boxen, und sogar er und die anderen Jungs aus der Band applaudieren mir zu. Gut, dass es hier in der ersten Reihe dunkel ist und niemand sieht, wie rot ich gerade werde.

Der letzte Song des Abends ist „Let her go" von Passenger. Ich mag das Lied sehr. Es hat so eine schöne melancholische Stimmung, und es ist leider wahr, oft weiß man die wertvollsten Dinge im Leben wirklich erst zu schätzen, wenn man sie bereits verloren hat. Bens Stimme klingt ungewohnt weich, und auch die anderen Jungs steigen im Refrain leise mit ein, sie klingen einfach toll zusammen. Vereinzelt werden Feuerzeuge in die Luft gehalten, man hakt sich beim Nebenmann unter, und nach und nach wiegen sich die Reihen langsam im Takt der Musik.

Jule auf der einen Seite, Sophie auf der anderen, stehe ich einfach da, lasse diese besondere Atmosphäre auf mich wirken und genieße den Moment. Ich bin so in der Melancholie des Textes versunken, dass ich erschrocken zusammenzucke, als plötzlich alle um mich herum lauthals „Einer geht noch, einer geht noch rein" und „Zugabe" skandieren. Die Jungs lassen sich nicht lang bitten und spielen noch einen. „Don't you forget about me" von den Simple Minds. Was für ein passender Song. Nein, diesen Abend wird niemand hier so schnell vergessen. Dann verbeugen sie sich unter frenetischem Applaus ein letztes Mal und verlassen die Bühne.

Um uns herum wird es von jetzt auf gleich so unruhig, als wäre ein Startschuss gefallen. Einige Gäste drängeln hastig Richtung Treppe zum Unterdeck, Freunde und Familie versuchen näher an die Bühne zu gelangen, um den Jungs noch mal persönlich zu gratulieren. Ich weiß gar nicht, wo ich mich hinstellen soll, um bei dem ganzen Geschiebe nicht weiter im Weg zu stehen. Ich stelle mich auf die Zehenspitzen, um besser über die Köpfe der anderen schauen zu können, aber Ben ist schon weg. Schade. Ich nehme meine Tasche, die ich unten an den Bühnenrand gestellt habe, hoch, als ich plötzlich eine Hand auf meiner Schulter spüre. „Willst du etwa schon los?", fragt mich Ben mit großen Augen. „Ich dachte, dass wir uns gleich noch mit allen unter Deck treffen, auf den schönen Abend anstoßen, und wenn ich mich nicht täusche, haben wir um zwölf noch einen weiteren Grund zum Feiern!" Er legt seinen Kopf schief, zieht eine Augenbraue hoch und lächelt mich mit seinen stahlblauen Augen an.

Mein Herz macht einen kleinen Hüpfer, er hat wirklich auf dem Schirm, wann ich Geburtstag habe. Darüber freue ich mich gerade so sehr, dass ich ihn, ohne weiter nachzudenken, einfach in die Arme nehme. Oje, habe ich das jetzt wirklich getan? „Es war ein toller Auftritt, vielen Dank!", sage ich schnell, um meine Umarmung zu rechtfertigen. Und außerdem bist du der bestaussehendste und charmanteste Mann, den ich kenne, du riechst so unglaublich sexy, und ich glaube, dass ich mich unsterblich in dich verliebt habe, füge ich in Gedanken hinzu.

„Mir hat es heute auch richtig viel Spaß gemacht!" Er macht eine kurze Pause, ergänzt ein leises „Meistens" und zwinkert mir zu. „Zehn Jahre Joyning, eine verdammt lange Zeit!" Er fährt sich durch die Haare und schaut rüber zu dem Tisch, wo er schon erwartet wird. „Du, wir stoßen jetzt noch mit ein paar alten Schulfreunden und Arbeitskollegen an, aber wollen wir uns danach einfach alle um kurz vor zwölf unten in der Aufenthaltssuite treffen?", fragt er, und ich nicke ihm strahlend zu.

In dem Moment kommt auch schon ein Kumpel herüber, klopft ihm anerkennend auf die Schulter, reicht Ben ein großes Hefeweizenglas und nimmt ihn mit zu dem Stehtisch, an dem schon Freunde auf ihn warten. Freunde und Freundinnen.

Freundinnen, die, vorsichtig ausgedrückt, extrem heiß aussehen. Ich tue so, als ich würde ich noch etwas in meiner Tasche suchen, um den Tisch noch ein bisschen im Auge behalten zu können. Die eine trägt ein luftiges, sehr kurzes Sommerkleid und hat wunderschöne lange, schwarze Haare, die ihr bis zur schlanken Taille reichen, dazu hohe Schuhe, so dass sie fast so groß wie Ben ist.

Die andere ist blond, hat etwa schulterlange Locken und trägt zu ihren bis hoch zum Knie geschnürten Sandalen, Hotpants aus verwaschener Jeans und dazu ein einfaches weißes Top. Beide sind dezent geschminkt und haben eine absolut makellose Haut.

Was sind das denn bitte für welche? Hat die Top-Model-Villa heute etwa Freigang? Ich merke, wie ich die zwei mustere und sich mein Blick verfinstert.

Ich wundere mich gerade noch darüber, dass sogar meine Gedanken einen eifersüchtigen Tonfall haben können, als ich sehe, dass die zwei Frauen definitiv zu den beiden nicht weniger hübschen Männern am Tisch gehören. Die zwei stecken jetzt nämlich deutlich ihr Revier ab, als Ben an den Tisch kommt. Vorher haben sie sich an ihren Biergläsern festgehalten, aber jetzt legen beide, fast synchron, ihre Arme um die Schultern ihrer Freundin.

Ich bin beruhigt und finde die beiden Ladies mit dem Wissen, dass sie Ben bestimmt nicht anbaggern werden, mit einem Mal gar nicht mehr so arrogant, sondern eigentlich nur noch unglaublich attraktiv.

Ich suche Jule und entdecke sie mit Tobi knutschend in einer Lounge. Gerade, als ich umdrehen will, um die beiden nicht zu stören, hat mich Tobi entdeckt und winkt mich herüber. Wir unterhalten uns über den Abend, dass ich die Songauswahl insgesamt sehr gelungen fand, und er erzählt, dass er, nachdem das Schiff bereits abgelegt hatte, wirklich nicht mehr mit unserem Kommen gerechnet hat. Er nimmt Jules Hand und küsst ihre Fingerknöchel. Die zwei sind echt ein schönes Paar, und Jule sieht so glücklich aus, da tut es mir schon fast leid, dass wir zwei heute Nacht ein Zimmer teilen, denn bestimmt würde sie viel lieber bei Tobi schlafen. Ist doch blöd, dass die zwei, wo sie sich doch eh schon nur so selten sehen, jetzt noch nicht mal die Nacht miteinander verbringen können, obwohl sie im selben Hotel sind.

Tobi wird von Lars zur Bühne gewunken und bietet mir seinen Platz neben Jule an. „Pass gut auf mein Mädchen auf!", dann drückt er Jule einen Kuss auf den Mund und verschwindet.

„Sag mal, möchtest du heute Abend nicht vielleicht lieber mit bei Tobi schlafen?", frage ich sie. „Guck mal, ich bin eh total erledigt und werde direkt einschlafen. Außerdem bleiben wir doch eh zwei Nächte, uns bleibt also noch ein weiterer Tag und die komplette Rückfahrt, um den heutigen Abend auseinanderzunehmen und über Caro und Jasmin zu lästern."

„Willst du mich vielleicht loswerden?", fragt Jule schmunzelnd und schaut mich prüfend an. Dann sagt sie: „Nein, es sollte doch unser Wochenende sein, Maus. Schließlich hast du gleich Geburtstag." Sie scheint noch nicht wirklich angetan von meiner Idee.

Ich hole tief Luft: „Erstens bleibt das auch unser Wochenende, wenn du ein Zimmer weiter schläfst, und zweitens habe ich gleich trotzdem Geburtstag. Ich glaube, diese Tatsache lässt sich von deiner Entscheidung nicht beeinflussen."

Jules Grinsen verrät, dass sie sich entschieden hat, bei Tobi zu schlafen. Wenn ich ehrlich bin, ist es mir heute Nacht sogar wirklich ganz recht. Dieser Traum vorhin und Bens Verhalten während des heutigen Abends, seine intensiven Blicke von der Bühne, die Erinnerung daran, wie er riecht, wie mich sein Bart kitzelt oder er mich vor den blöden Typen beschützt hat, wecken in mir eine Leidenschaft, die ich bis jetzt nicht kannte.

Ich spüre beim Gedanken an meinen Traum immer noch dieses Kribbeln, da wäre es schön, das Bett für mich alleine zu haben.

Oder ich gehe kalt duschen, das wäre natürlich auch eine Alternative, aber bei weitem nicht so aufregend.

DAS HÄTTE ICH NIE VON IHM GEDACHT

Lars aus der Band fragt vorsichtig, ob wir vielleicht Zeit hätten, kurz nach unten zu gehen, um ihm sein Handy zu holen. Er müsste noch was mit einem interessierten Veranstalter besprechen, was vermutlich länger dauern wird, sich aber auch unbedingt dringend bei seiner Freundin zu Hause melden, damit sie sich keine Sorgen macht. „Na klar, kein Problem", lächle ich ihn an und nehme den Suiteschlüssel aus seiner Hand.

Jule und ich sind gerade auf dem Weg zur Treppe, als Tobi ihr zuwinkt.

„Geh ruhig rüber. Ein Handy suchen schaffe ich gerade noch alleine. Tobi möchte mit dir angeben", lache ich. Auf dem Weg zur Suite muss ich wieder durch den großen Raum mit den vielen Tischen, an denen jetzt dicht gedrängt die Gäste sitzen. Hier herrscht ausgelassene Feierstimmung.

Ich schaue auf mein Handy – kurz vor elf, in einer Stunde habe ich Geburtstag. Dabei fällt mir auf, dass ich gar nicht weiß, was für ein Handy Lars hat. Hm, seine Tasche und seine Jacke werde ich schon erkennen, dann finde ich sicher auch sein Telefon. Ich gehe durch die große Schwingtür und komme in den langen, verwinkelten Gang zur Suite. Unangenehm dunkel ist es, und den Partylärm hört man hier hinten wie unter einer Dunstglocke. Irgendwie unheimlich, dass man nicht den ganzen Flur einsehen kann, aber außer mir scheint niemand hier zu sein.

Ich will gerade auf den Lichtschalter drücken, als ich Ben „Hier geht's lang, Mädels!" hinter mir sagen höre, gefolgt von weiblichem Gekicher. Erschrocken zucke ich zusammen und entdecke, dass etwas vor mir eine kleine Nische ist, in der ein Geschirrwagen steht. Zwischen Wagen und Wand ist genug Platz, dass ich mich dahinter verstecken kann. Zum Glück dämpft der Teppichboden meine Schritte, als ich mich dazwischenquetsche. Ich versuche möglichst leise zu atmen, was mir bei meinem rasenden Puls echt schwerfällt. Das Gekicher wird lauter, und ich sehe Ben mit Caro und Jasmin vorbeigehen.

Caro und Jasmin? Das ist doch bitte nicht sein Ernst! Mir wird heiß und kalt zugleich. Habe ich das vorhin also doch richtig gesehen, die haben sich tatsächlich verabredet. Ich presse angestrengt die Lippen aufeinander, als Ben sagt: „Na, dann wollen wir doch mal schauen, was ihr mir zu bieten habt!"

Die zwei sind sich echt für nichts zu schade. Ein flotter Dreier in der Suite. Wundern tut's mich eigentlich nicht, Caro hat ja schon so lange an ihm rumgebaggert, die würde sich sicher überall von ihm vernaschen lassen, aber dass Ben da mitmacht, hätte ich echt nicht gedacht. Ich kann gar nicht so viel essen, wie ich grad kotzen möchte.

„Hereinspaziert", lädt Ben sie in die Suite ein, und ich höre nur noch, wie die Tür ins Schloss fällt. Regungslos bleibe ich einige Sekunden wie angewurzelt stehen, bis ich merke, dass ich vor lauter Schock das Atmen vergessen habe und nach Luft schnappe. Ich werde jetzt ganz bestimmt nicht mehr da reingehen, um Lars' Handy zu suchen! Die drei in flagranti zu erwischen, muss ich mir echt nicht geben. Ich will einfach nur noch ins Hotel und am liebsten die Hotelküche plündern, denn jetzt ist es wirklich scheißegal, wenn ich zunehme. Warum soll ich mich also weiter so quälen?

Völlig benommen gehe ich zurück aufs Deck, drücke dem verdutzten Lars den Suiteschlüssel in die Hand, sage, dass ich sein Handy leider nicht gefunden habe und er bitte selber gucken muss. Jule lehnt schon wieder knutschend mit Tobi an der Reling. Ich entscheide mich, ihr eine SMS zu schicken, dass ich ins Hotel gehe. Das ist eh besser, denn wenn sie mir in die Augen schaut, würde ich garantiert auf der Stelle in Tränen ausbrechen, und die Blöße will ich mir nicht geben. Ich verabschiede mich von niemandem mehr und verlasse eilig das Schiff. Je weiter ich mich entferne, desto größer wird der Kloß in meinem Hals, und die Zeilen, die ich an Jule auf meinem Handy tippe, verschwimmen vor meinen Augen.

„Spatz, mach dir keine Sorgen, ich habe nur heftige Unterleibsschmerzen bekommen und muss mich hinlegen. Bleib heute Nacht bitte ruhig bei Tobi, ich werde gleich zwei Tabletten nehmen, dann kann ich sicher gut schlafen. Wir sehen uns morgen früh und feiern dann einfach Geburtstag. Kuss".

In der Hotellobby ist es grässlich hell, und ich mache einen großen Bogen um die Rezeption, nicke der Empfangslady aber freundlich zu. Ich ziehe die Nase hoch und sehe angestrengt nach oben, in der Hoffnung, dass mir keine Träne hinunterkullert, während ich an ihr vorbeihusche.

Als ich im gläsernen Aufzug stehe, merke ich, wie sie mir mit ihrem Blick folgt, und wende mich von ihr ab. Endlich ertönt das Pling, und die Fahrstuhltüren öffnen sich. Zweiter Stock. Hektisch krame ich die Zimmerkarte aus meiner Tasche und halte sie vor den Sensor. Warum geht denn diese verdammte Tür jetzt nicht auf? Wieder und wieder halte ich die Karte vor den Sensor, das Lämpchen leuchtet grün, und ich ziehe an der Tür, sie rührt sich nicht. Ich bin völlig verzweifelt, dabei will ich doch einfach nur in mein Zimmer. Ich lasse meine Tasche auf den Boden sinken, fasse mir an die Schläfen und lehne mich entkräftet gegen die Tür. Sie geht auf.

HAPPY BIRTHDAY

Ich stolpere ins Hotelzimmer, werfe meine Tasche in die Ecke, lasse mich der Länge nach aufs frisch gemachte Bett fallen und gebe mich einem überwältigenden Heulkrampf hin. Tausend Gedanken gehen mir durch den Kopf, während mir heiße Tränen über die Wangen laufen.

Ich fühle mich so leer, so endlos traurig, als ob alles, was im letzten halben Jahr passiert ist, völlig ohne Bedeutung gewesen ist. Er hat mich die ganze Zeit verarscht, denn natürlich steht er auf Caro, das ist ihm ja nicht ganz plötzlich heute erst aufgefallen. Sie nervt ihn keineswegs, wie er es mir gegenüber schon öfter angedeutet hat, schließlich ging die Initiative eindeutig von ihm aus. Er hat sie um das Date in der Suite gebeten, und sie ist nur darauf eingegangen. Ich fühle mich so dumm, so naiv. Wie konnte ich mir überhaupt nur vorstellen, dass da tatsächlich mal was zwischen uns sein könnte?

Ich schluchze und wische mir mit dem Handrücken die Nase. Frauen in Filmen sehen auch unter Tränen noch sinnlich und sexy aus, mir läuft der Schnodder übers Kinn. Na super, das passt doch wieder herrlich ins Gesamtbild. Ich vergrabe meinen Kopf ganz tief im Kissen und merke, wie der Stoff an meiner Haut klebt, als ich ein Grummeln im Magen spüre. Seit heute Mittag habe ich nichts mehr gegessen.

Vielleicht beruhigt ja schon ein Glas Wasser den Magen. Die Flasche von heute Nachmittag steht nicht mehr da, stattdessen ist dort eine Klappkarte mit dem Hinweis drapiert, dass die Flasche Wasser als kleine Aufmerksamkeit des Hauses nun in der Minibar kalt gestellt sei und ich eine große Auswahl an Knabbereien und Süßigkeiten in der Snackbar finden würde. Die Preisliste sei in der Informationsmappe auf dem Schreibtisch auf den Seiten 10 und 11 zu finden. Ich öffne die Klappe der Snackbar. Stimmt, mit der großen Auswahl haben sie wirklich nicht übertrieben. Ich wische mir die Tränen ab, schalte den Fernseher ein und setze mich mit allem, was ich in der Snackbar finden konnte, aufs Bett.

Zwei kleine Packungen Chips, drei Tafeln Schokolade, eine Dose Erdnüsse, eine Tüte Cashewkerne, eine ganze Platte mit unterschiedlichen Keksen und eine Tüte Weingummi. Es tut unheimlich gut, sich all das Zeug nach und nach einfach reinzustopfen. Ich schlinge so hastig, dass ich teilweise nicht mal kaue, sondern einfach nur noch schlucke. Je mehr sich mein leerer Magen füllt, desto ruhiger werde ich. Vielleicht auch einfach nur, weil mein Körper alle Kraft darauf verwendet, dass ich mich nicht übergeben muss, oder weil ich von der ganzen Heulerei mit einem Mal schrecklich müde bin. Völlig egal, warum, ich werde ruhiger, und das tut gut.

Ich habe nicht mal ein schlechtes Gewissen, all das gegessen zu haben. Das ist mir gerade völlig scheißegal, ich habe ganz andere Probleme als diese blöden Kalorien.

Ich bin zum ersten Mal in meinem Leben verliebt, und der Typ treibt es gerade mit zwei anderen. Ich sammele die leeren Packungen vom Bett, verstecke sie in meinem Koffer – Jule soll morgen nicht sehen, was ich hier für eine Fressorgie veranstaltet habe – und schüttele das Oberbett aus. In den kratzigen Krümeln will ich nicht schlafen. Ich gehe ins Badezimmer, schaue in den großen Spiegel und erschrecke mich vor meinem Anblick. Die Wimperntusche ist komplett verschmiert, so dass ich wie ein verheulter Waschbär aussehe, und die Nase ist vom ganzen Schniefen rot und wund. Das sieht ja schrecklich aus, und mein dicker Pickel präsentiert sich auch von seiner strahlendsten Seite. Na wunderbar. Ich nehme zwei Abschminktücher, wische das, was vom Make-up noch übrig ist, runter, ziehe meine Schlafsachen an und lege mich ins Bett. Mein Blick bleibt am Radiowecker hängen. Er zeigt 00:01 Uhr an. „Herzlichen Glückwunsch, Lea!", flüstere ich leise und merke, wie mir wieder die Tränen hochsteigen. Mein Herz wird ganz schwer – ich habe mich noch nie so allein gefühlt.

In dem Moment höre ich hektische Stimmen auf dem Hotelflur, und die Zimmertür wird aufgerissen. „Da ist sie!", höre ich Jules Stimme, sie klingt erleichtert. Hat sie meine Nachricht denn nicht gelesen? Ich stelle mich schlafend, nehme aber wahr, dass das Licht im Zimmer erst heller gedimmt, dann ausgestellt wird.

„Dann bleib jetzt bei ihr und vergiss nicht, dein Handy über Nacht zu laden, damit ich dich morgen erreichen kann. Wir müssen ja schon früh wieder los", sagt Tobi leise, und durch mein Blinzeln sehe ich, wie er sie zur Verabschiedung lange in die Arme schließt. Mist, Jule hat meine Nachricht also gar nicht bekommen und hat sich Sorgen gemacht. Jetzt habe ich ihr doch die Nacht mit Tobi verdorben, geht es mir durch den Kopf, als ich sie im Badezimmer höre. Das wollte ich nicht.

Einen kurzen Moment später kommt sie aus dem Badezimmer zurück, und das Pling vom Handy ertönt, als sie es zum Aufladen ans Netzteil steckt. Jule schlüpft auf ihrer Seite des Bettes unter die Decke, und ich bemühe mich weiter, ganz flach zu atmen, so, als würde ich hier schon eine ganze Weile friedlich liegen und tief und fest schlafen. Vorsichtig legt Jule einen Arm um mich und drückt mir einen sanften Kuss auf die Wange. „Happy Birthday, Maus. Schön, dass es dich gibt", flüstert sie ganz leise und kuschelt sich an mich. Sie verströmt so eine Ruhe, so eine Geborgenheit, dass sich mein rasender Herzschlag verlangsamt und ich binnen von Minuten einfach einschlafe.

„Hatten Sie etwas aus der Snackbar?", fragt mich die freundliche Lady an der Hotelrezeption.

„Ich hatte d-i-e Snackbar", antworte ich leise und sehe ihren erstaunten Blick. Gut, dass ich vorm Auschecken schon mal alleine runtergegangen bin, um die Kosten zu begleichen.

Jule muss ja nichts von der nächtlichen Fressattacke wissen. Wir hatten gestern so einen schönen Tag am See. Und ich will nicht, dass sie sich Sorgen macht.

Gerade als ich mein Portemonnaie wieder in die Tasche stecke und mich innerlich drüber aufrege, was für unverschämte Preise in Hotels für so ein paar Süßigkeiten aufgerufen werden, kommt Jule mit ihrem Rollkoffer um die Ecke. Wir verabschieden uns von der netten Empfangslady, die meinen Blick zum Glück richtig deutet und darauf verzichtet, mir in Jules Beisein noch die Rechnung für die komplette Snackbar auszustellen, und machen uns auf den Weg nach Hause.

Es tut gut, die Hand in den kühlen Fahrtwind zu halten und die Gedanken bei der Musik abschweifen zu lassen, als Jule das Radio plötzlich leiser dreht und mich fragt: „Weißt du schon, was du am Freitag auf dem Abschlussball anziehst?"

Mir bleibt vor Schreck der leckere Schokoladenkeks im Hals stecken. Hatte ich das mit der vermasselten Diät bis gerade noch locker gesehen, stieg jetzt die blanke Panik in mir auf, weil ich tatsächlich nichts anzuziehen habe. Nicht nur, dass ich nichts besonders Schönes im Schrank habe, ich habe rein gar nichts anzuziehen, was auch nur in irgendeiner Form balltauglich wäre. Der Hosenanzug, den ich eigentlich tragen wollte, war schon, als ich ihn anprobiert hatte, echt eng. Jetzt kann ich das sicher total vergessen. Für den Rest der Rückfahrt ist mir der Appetit sowas von vergangen. Ich sitze mit verschränkten Armen auf dem Beifahrersitz und gucke die halbleere Kekspackung mit vernichtendem Blick an. „Was ziehst du denn an?", frage ich Jule, und sie schwärmt, dass sie sich nicht zwischen dem langen petrolfarbenen Kleid und dem kleinen Schwarzen entscheiden könnte. Ich stellte mir Jule in den beiden Kleidern vor, wie der Stoff ihren schlanken Körper umspielt und bestens in Szene setzt, mit dezentem Schmuck und aufwendiger Ballfrisur. Das muss ein unglaublich gutes Gefühl sein, einfach zum Kleiderschrank zu gehen und die Wahl zu haben, je nachdem, wonach man sich gerade fühlt und egal, was man anzieht, es sieht umwerfend aus.

„Weißt du dieses Gefühl eigentlich zu schätzen?“, frage ich nachdenklich, und Jule runzelt die Stirn. „Na, das Gefühl, dass einfach alles immer perfekt passt.“

Sie schüttelt den Kopf. „Mir passt ja auch nicht alles“, entgegnet sie. „Ich brauche ewig in den Geschäften und belagere stundenlang die Umkleidekabinen, bis ich mal zufrieden bin. Es macht mir aber einfach Spaß, shoppen zu gehen.“ Etwas leiser fügt sie noch „Du willst ja leider nie mitkommen“ hinzu, und ich merke an ihrem Tonfall, dass sie es schon schade findet, dass wir nie, wie andere Freundinnen, zusammen Klamotten kaufen gehen.

„Mir passen die ganzen Sachen ja eh nicht, dann bekomme ich schlechte Laune und verderbe dir noch den Tag.“

„Ganz bestimmt gibt es auch Geschäfte, die deine Größe haben, und da brauchst du vermutlich die allerkleinste, und die anderen Kundinnen würden sich wünschen, so eine Figur wie du zu haben.“

Vielleicht hat sie recht, so habe ich das noch gar nicht gesehen. Wenn ich es erst mal geschafft hatte, in so ein Geschäft zu kommen, ohne dass mich jemand sieht, ist drinnen doch eigentlich nichts Peinliches mehr. Jeder, der dort einkaufte, brauchte große Größen. Auch wenn ich mich gerade etwas mit dem Gedanken anfreunde, in ein Übergrößengeschäft zu gehen, werde ich nachher zu Hause erst mal den Hosenanzug anprobieren. Ein paar Tage habe ich noch Zeit, und wenn er nicht viel zu klein ist, könnte ich mit einer strikten Nulldiät sicher noch was reißen.

DIE KETTE

Nachdem Jule mich zu Hause abgesetzt hat, führt mich mein erster Weg zum Kleiderschrank. Da hängt er, von außen an der Tür, in einem durchsichtigen Kleiderbeutel. Ich schließe, obwohl meine Mutter gar nicht zu Hause ist, meine Zimmertür hinter mir ab.

Vorsichtig lege ich die Hose ausgebreitet auf mein Bett. Ganz schön viel Stoff, da muss ich doch reinpassen, geht es mir durch den Kopf, und ich ziehe meine Jeans aus. Ich ertappe mich selbst beim Zeitspiel, als ob ich, je länger ich warte, noch auf wundersame Art ganz plötzlich abnehmen würde. Ich lege die Schutzfolie so sorgfältig zusammen, wie sonst nur meine Oma bereits benutztes Geschenkpapier für den Wiedergebrauch faltet. Was ein Quatsch, jetzt oder nie.

Ich nehme die Hose und steige langsam rein. Wieder bin ich abgelenkt, dieses Mal von einer großen Delle an meinem rechten Oberschenkel. Ich drehe mich, mit den Füßen in den Hosenbeinen, hüpfend zum Spiegel an meinem Kleiderschrank und betrachte meine Oberschenkel. Ist der rechte etwa noch dicker als der linke? Nein, da war nur ein Schatten ungünstig gefallen, das wäre ja noch schöner. Zurück zur Hose. Ich nehme den Bund und ziehe sie hoch, zumindest versuche ich es, aber ich bekomme sie nicht mehr über die Oberschenkel, sie bleibt einfach hängen. Ich trete von einem auf den anderen Fuß und strecke dabei meinen Hintern in die jeweils entgegengesetzte Richtung. Nichts zu machen, ich kann mich nicht mal mit Gewalt reinzwängen. Ich hatte ja bereits damit gerechnet, dass die Hose nach dem Wochenende noch enger sitzt, aber dass ich nicht mal mehr hineinkomme, ist doch ein Schock.

Von draußen poltert es gegen die Tür, meine Mutter klopft und will zeitgleich hereinkommen. Das macht sie immer schwungvoll in einer Bewegung, es ist also eher ein rhetorisches

Klopfen. „Lea, alles gut?", ruft sie, verwundert, dass meine Tür abgeschlossen ist.

„Nichts ist gut!", motze ich zurück und weiß schon in dem Moment, dass ich meine Wut mal wieder an der falschen Person auslasse. Ich öffne die Tür.

„Was ist denn los?", fragt sie mich besorgt und schaut dann auf meine halbnackten Beine. Sie kommt auf mich zu, schließt mich in die Arme und sagt mit ihrer liebevoll weichen Stimme: „Alles Gute nachträglich zum Geburtstag, mein Schatz!" Ich lasse mich aufs Bett sinken und gehe gar nicht weiter auf meinen Geburtstag ein. Stattdessen deute ich auf die Hose und fluche, dass ich nichts für den blöden Abi-Ball anzuziehen habe. Meine Mutter beginnt: „Hat die Hose nicht neulich ...", sieht aber meinen finsteren Blick und beendet ihren Satz nicht. Stattdessen sagt sie: „Zieh die Hose aus, wir fahren morgen in die Stadt und kaufen dir was Schönes für den Abi-Ball. Ich hab morgen eh frei."

Ich schüttele den Kopf. „Was soll das denn bringen? Ich habe einfach eine unmögliche Figur, wir finden eh nichts."

„Doch, doch! Wir zwei gehen zusammen gucken, es gibt doch nicht nur Modegeschäfte für schlanke Frauen", entgegnet sie.

Ich denke daran, was Jule gesagt hat, denn vermutlich brauche ich in so einem Geschäft wirklich eine von den kleinsten Größen und muss lächeln. Meine Mutter holt ein kleines, mit einer niedlichen Schleife verziertes Kästchen hinter ihrem Rücken hervor und sagt: „Außerdem hätte dieser Hosenanzug doch auch gar nicht hierzu gepasst." Sie hält es mir entgegen und strahlt mich erwartungsvoll an. Ich ziehe mir schnell meine schlabbrige Jogginghose über, denn so halbnackt möchte ich hier nicht mal vor meiner Mutter sitzen. Dann nehme ich die kleine Schatulle und löse die Schleife. Ich erkenne die Schmuckverpackung sofort. Coeur de Lion. Ich hatte die Kette bei uns in der Stadt im Schaufenster eines Juweliers gesehen und mich sofort verliebt. Sie besteht aus pastellfarbenen Elementen aus bearbeitetem Metall und dazwischen vereinzelt kleine Glasperlen mit Blumen darin. Zwischen den unterschiedlichen Gliedern sind schmale Module aufgezogen, die nur unwesentlich dicker als das Band sind. So wirkt die Kette sehr elegant.

Immer wieder bin ich vor dem Schaufenster stehen geblieben und habe mir diese Kette angeschaut, aber sie war mir einfach zu teuer.

Vor zwei Wochen stand ich wieder vor dem Schaufenster, und die schöne Kette war weg. Als ich in das Geschäft ging, um nachzufragen, ob man die Kette bestellen könnte, sagte die Verkäuferin, die mich nur genervt über den großen Rand ihrer Brille abschätzig musterte, mit gleichgültiger Stimme, dass die Kette, die ich meinen würde, gerade verkauft wurde und eh aus der alten Kollektion sei. Das war alles, dann widmete sie sich wieder der Schmuckablage, würdigte mich keines weiteren Blickes, und ich verließ geknickt das Geschäft. Ich hätte einfach zuschlagen sollen, denn das war mal eine Kette, die mir gefiel. Das sagte ich mir nach solchen Situationen immer wieder, und trotzdem war es dann beim nächsten Mal genau dasselbe. Ich schaute mir die Dinge nur hinter einer Glasscheibe an und war dann enttäuscht, wenn sie plötzlich weg waren, obwohl ich nicht mal im Laden gewesen war, um sie einfach mal anzuprobieren.

Das könnte ich jetzt auf mein ganzes Leben beziehen, zum Beispiel auf meine Beziehungen zu Männern, dass ich auch da immer den sicheren Abstand einhielt und nicht mal einen Versuch wagte, aber das würde dann doch zu weit gehen. Würde es?

„Gefällt sie dir nicht?“, fragt mich meine Mutter plötzlich.

„Doch, ich finde sie wunderschön! Dann warst du also diejenige, die sie mir vor der Nase weggekauft hat“, sage ich scherzhaft und drücke sie ganz fest.

„Nein, aber als du so traurig warst, dass die Kette verkauft war, habe ich im Internet alle Geschäfte in der Umgebung, die diese Marke führen, rausgesucht, dort angerufen und gefragt, ob noch jemand diese Kette im Laden hat, und bei einem kleinen Juwelier in Bochum hatte ich dann Glück." Dass meine Mutter sich solche Mühe gegeben hat, diese Kette für mich aufzutreiben, macht sie gleich noch viel wertvoller für mich. Das ist mit Geld gar nicht zu bezahlen.

„Und dann gibt es noch jemanden, der an deinem Geburtstag natürlich an dich gedacht hat", sagt meine Mutter und geht ins Nebenzimmer. Sie kommt mit einem Geschenk wieder, das ungeschickt und mit viel zu viel Klebeband in Papier eingepackt ist, das so aussieht, als wäre es schon mal benutzt worden. „Ralf war hier. Er wollte es dir persönlich geben, er wusste ja nicht, dass du gar nicht zu Hause bist."

Ich finde den Gedanken, dass mein Vater hier war, dass sich meine Eltern nach all der Zeit wiedergesehen haben, irgendwie befremdlich. „Und wie war er drauf?", frage ich. Sie erzählt mir, dass sie schon aus dem Küchenfenster beobachten konnte, wie er auf der gegenüberliegenden Straßenseite geparkt hat und erst noch fast eine halbe Stunde im Auto sitzen geblieben ist. Es schien ihn große Überwindung zu kosten, bei uns zu klingeln. Meine Mutter klingt sehr nachdenklich, als sie sagt, dass ihr sein Anblick leid tat, wie er da so unbeholfen mit dem selbst verpackten Geschenk vor der Tür stand und ganz schlecht aussah.

Ich stelle mir die beiden im Hausflur vor, das muss eine beklemmende Situation gewesen sein.

„Er konnte mir nicht mal in die Augen schauen", fügt sie traurig hinzu. „Und weil ich selbst auch irgendwie überfordert mit der Situation war, habe ich gefragt, ob er auf einen Kaffee reinkommen wolle. Er wollte dir aber nur sein Geschenk vorbeibringen und alles Liebe zum Geburtstag wünschen. Dann ist er gegangen." Sie holt tief Luft. „Er sah so schlecht aus. Das Gesicht rot und aufgequollen. Und er scheint Probleme mit dem Bein zu haben, denn ich habe gesehen, dass er nicht richtig auftreten konnte. Seine Hände waren total rissig und haben gezittert. Ich weiß nicht, ob er so aufgeregt war, oder ob das vom Alkohol kommt."

„Das kommt vom Alkohol, das ist mir auch schon aufgefallen", sage ich nachdenklich. „Wenn wir uns auf einen Kaffee treffen, versucht er immer, die Hände zu verstecken oder hält irgendwas in der Hand, damit ich nicht sehe, wie er zittert." Ich denke an meine Hände, wie sie auch anfangen zu zittern, wenn ich kurz davor bin, wahllos haufenweise kalorienreichste Lebensmittel zu verschlingen, schiebe die Gedanken aber schnell beiseite und sage meiner Mutter, dass ich es toll finde, dass sie ihm, trotz allem was war, einen Kaffee angeboten hat.

Ich bewundere sie eh, wie sie mit der ganzen Situation abgeschlossen hat und scheinbar auch gar keine Wut mehr auf ihn empfindet. Ich glaube, sie ist einfach froh, dass sie es geschafft hat, sich von ihm zu trennen, und dass sie ihr eigenes Leben leben kann, mit allen Freiheiten. Sie kann jetzt jederzeit Freunde einladen, ohne Angst zu haben, dass er wieder nackt und sturzbetrunken durch das Haus läuft, so dass alle peinlich berührt sind. Ich habe noch genau die Bilder im Kopf. Wir haben uns so geschämt, und danach hat sie nie wieder Freunde eingeladen. Was hätte sie auch sagen sollen? Dass sie sich bei mir im Kinderzimmer treffen können, weil man meine Zimmertür abschließen kann?

Als ich abends im Bett liege, grüble ich, wie meine Mutter es überhaupt geschafft hat, so lange bei ihm zu bleiben. Die Sucht hat alles kaputtgemacht, denn früher haben sie sich mal sehr geliebt, und ich bin sicher, wenn er sich durch den Alkohol nicht so verändert hätte, wären wir vermutlich eine glückliche Familie geblieben.

Ich schaue auf meinen Nachttisch, wo sein Geschenk liegt. Eine Software, mit der man professionell Filme schneiden kann. Wenn zwischen Ben und mir alles gut wäre, würde ich jetzt vermutlich vorm Rechner hocken und das Programm ausprobieren. So liege ich aber in meinem Bett, starre Löcher in die Decke und hänge trüben Gedanken nach.

Ben hat sich immer so gefreut, wenn ich ihm die Konzertvideos geschickt habe. Bevor ich die Videos auf unserer Homepage einbinde, schicke ich ihm immer einen YouTube-Link, wo nur er das Video anschauen kann, um es freigeben zu lassen. Auch wenn ich beurteilen kann, welche Szenen für Fans und Veranstalter schön zu sehen sind und Lust aufs Konzert machen, muss er natürlich reinhören, ob da spielerisch alles okay ist.

Ich möchte einfach keinen Fehler machen. Außerdem habe ich so auch zwischen den Konzerten Kontakt zu ihm, und es ist einfach schön, so viel Dankbarkeit von ihm zu spüren. Die Mail, in der er mir mal geschrieben hat, dass all das, was ich für die Band mache, absolut nicht selbstverständlich ist und mit Geld gar nicht zu bezahlen wäre, habe ich bestimmt zehnmal gelesen. Okay, vermutlich eher dreißigmal. Ben wird staunen, wie gut die neuen Videos werden, denn das bietet natürlich noch mal ganz andere Möglichkeiten als mein kostenloses Programm.

Meine Gedanken stocken. Es gehört schon eine ganze Menge dazu, jemandem imponieren zu wollen, der vor den eigenen Augen gleich zwei Mädels abgeschleppt und einem nicht mal zum Geburtstag gratuliert hat.

Ich schiebe die Gedanken an Ben beiseite. Das Einzige, was gerade für mich zählt, ist die Tatsache, dass sich mein Vater wirklich überlegt hat, womit er mir eine Freude machen kann. Egal, wie sehr die Sucht ihn bestimmt, ich bin ihm wichtig. Wenn ich ihm etwas erzähle, hört er mir zu, und er möchte an meinem Leben teilhaben. Das rührt mich sehr und vertreibt das ganze Psychochaos mit Ben. Es ist ein gutes Gefühl zu wissen, dass man von beiden Eltern geliebt wird, auch wenn die äußeren Umstände ein Zusammenleben unmöglich machen.

Bevor ich tief in meine Bettdecke eingekuschelt einschlafe, schreibe ich ihm noch eine SMS und schlage ihm vor, dass wir uns am Mittwoch treffen können.

DAS KÖNNEN SIE ABER SO NICHT TRAGEN

Am nächsten Tag stehen meine Mutter und ich klatschnass gegenüber einem Geschäft für Übergrößen auf der anderen Straßenseite. Ich halte sie mit kräftigem Druck am Arm zurück, da ich nicht ausgerechnet jetzt, wenn so viele Leute vor dem Geschäft langgehen, hineinspazieren möchte. Meine Mutter schaut mich mit einem Blick an, der sagt, dass das doch jetzt bitte nicht mein Ernst sein kann und sie keine Lust hat, noch länger im Regen zu stehen, nur weil ich mich schäme. Ich gebe mich geschlagen und husche hinter ihr in den Laden.

Sofort kommt eine kleine, sehr pummelige Verkäuferin auf uns zu gestürmt und fragt mit penetrant piepsiger Stimme, ob sie uns behilflich sein darf. Die Situation ist mir so unangenehm, die Frau ist mir unangenehm. Ich will gefälligst erst mal alleine gucken. Während ich noch über den patzigen Tonfall meiner Gedanken erstaunt bin, antwortet meine Mutter freundlich: „Nein danke, wir schauen uns erst mal alleine um." Und die kleine Verkäuferin trippelt auf ihren noch kleineren Füßen zur Kasse davon. Ich schaue ihr hinterher. Unvorteilhafter kann man kaum gekleidet sein, von ihr will ich garantiert keine Beratung. Sie trägt zwar eine normale Jeans, aber ein viel zu enges Top, unter dem sich jede einzelne Speckrolle deutlich abzeichnet, und das Ganze wird durch das Quietschgelb, das „Schaut mich an, hier bin ich!" schreit, nicht wirklich besser. Sie merkt, dass ich ihr hinterhergucke, und dreht sich noch mal um. Erst jetzt sehe ich, dass sie so viele verschiedene Ketten, die auch alle überhaupt nicht zusammenpassen, um den Hals trägt, dass man meinen könnte, sie würde als Auslage für die neue Kettenkollektion herhalten. Gerade als sie wieder einen Schritt auf mich zumacht, drehe ich mich schnell Richtung der Pullover, die neben mir hängen, um ihr zu signalisieren, dass ich sehr gut alleine zurechtkomme.

Während ich lustlos die Bügel hin und her schiebe, schaue ich mich um. Das Geschäft ist in hellem Gelb gestrichen und freundlich eingerichtet. Gegenüber der Kasse steht ein kleiner Tisch, an dem sich die Kundinnen an Wasser und Kaffee bedienen können, und sogar einige Plätzchen liegen auf dem Teller. Plätzchen in einem Geschäft für Übergrößen, meinen die das ernst? Eine extrem füllige Frau kreist mit den Fingern über den Plätzchen, als könne sie sich noch nicht ganz entscheiden. Jetzt entscheidet sie sich doch, nimmt gleich drei auf die Hand und geht auf einen großen Mann zu, der ihr einen olivfarbenen Pullover hochhält. Er ist schlank und sieht mit seinen grau melierten Haaren wirklich attraktiv aus. Er lächelt sie an und tut so, als würde er ihr den Finger abbeißen wollen, als sie ihn mit einem Plätzchen füttert. Ich bin irritiert. Die scheinen tatsächlich ein verliebtes Pärchen zu sein, obwohl sie optisch so rein gar nicht zusammenpassen. Als sie sich zu mir umdreht, wende ich meinen Blick von den beiden ab und schaue mich schnell hochkonzentriert weiter um. Dass ich gerade vor bunten Pullis mit aufgestickten Katzen, die mit Glitzerperlen verziert sind, stehe, sieht sie ja zum Glück nicht. Wer entwirft nur solche Mode?

Zwischen den Gängen ist reichlich Platz, was vermutlich einfach den Kundinnen angepasst ist, und es riecht angenehm nach neuer Kleidung und irgendwie süßlich. Ich entdecke diese kleinen Duftgläser mit den Holzstäbchen, wie sie damals auch auf der Männertoilette im Babylon standen. Unweigerlich kommt mir Bens Bild in den Kopf. Ben, wie er mit Caro und Jasmin in der Suite verschwindet, wie affektiert die beiden gelacht und gekichert haben, einfach nur lächerlich. Sicher ist ihm nicht mal aufgefallen, dass ich um zwölf Uhr nicht, wie verabredet, an der Suite war. Er hat mich einfach vergessen. Und obwohl er ja wusste, wann ich Geburtstag hatte, kam von ihm auch keine Nachricht. Alle Jungs aus der Band, sogar Lars, haben mir eine Mail geschickt, um mir zu gratulieren, von Ben kam nichts. Aus den Augen, aus dem Sinn. Vom Fanclub haben sich auch unheimlich viele gemeldet, damit hätte ich bei einigen gar nicht gerechnet. Einige haben sogar angerufen, aber wenn ich die Nummer nicht kenne, dann gehe ich auch nicht dran, das ist irgendwie 'ne Macke von mir.

„Guck mal hier hinten", ruft plötzlich meine Mutter aus der hintersten Ecke des Ladens. Ich gehe zu ihr. Die Wände strahlen hier in einem Cappuccinobraun, und auch die Regale sind eleganter, aus mattem Chrom. Dies ist also eher die festlichere Abteilung. Meine Mutter hält mir ein langes, dunkelgrünes Kleid hin und deutet auf die Kabine. „Probier es doch einfach mal an, ich würd's so gerne mal an dir sehen."

Ich ziehe eine Schnute und verschwinde mit dem Kleid, denn zumindest mal an mir sehen will ich es auch gerne. Wenigstens in der Umkleide, ich muss ja nicht rauskommen. Auf jeden Fall brauche ich mir bei einem Kleid nicht die Sorgen machen, dass es an den Oberschenkeln hängen bleibt.

Ich entkleide mich bis auf die Unterwäsche und sehe mich in meinem vollen Umfang im Ganzkörperspiegel dieser wirklich großzügigen Kabine. Hier steht noch ein Hocker, und auf einem kleinen Regal liegen einzeln abgepackte Erfrischungstücher. Die Inneneinrichter verstehen es auf jeden Fall, die Umkleiden so angenehm wie möglich zu gestalten, denn irgendwie fühle ich mich gut. Liegt es an dem Duft in der Kabine oder daran, dass man sich hier in der Tat nicht eingeengt fühlt? Ich gehe einen Schritt auf den Spiegel zu und wieder einen Schritt nach hinten, irgendwie wirke ich schmaler als zu Hause. Ich sehe mir den Spiegel genauer an und fahre mit dem Zeigefinger über die

Oberfläche. Er ist ganz leicht nach außen gewölbt, und irgendwie ist das Spiegelglas in einem leichten Kupferton eingefärbt.

Also, das nenne ich Kundenverarsche im ganz großen Stil, denn natürlich verzerren diese Wölbspiegel das Bild und lassen einen schlanker aussehen, die Einfärbung sorgt auch, passend dazu, direkt für einen gesunden Teint. Mit mir nicht. Ich werde meiner Mutter das Handy geben, und sie soll ein Foto von mir mit dem Kleid machen, dem Bild kann ich wenigstens trauen.

Ich nehme das lange Kleid aus dunkelgrünem Chiffon von dem mit Samt bezogenen Kleiderbügel. Es ist ein Kleid in A-Line, also oben schmaler und unten weit, am Ausschnitt ist der Stoff mit verschiedenen grünschwarz schimmernden Perlen verziert, und dazu gehört noch eine dunkelgrüne Stola. Es sieht wirklich toll aus, jetzt muss es nur noch passen. Ich mache den Reißverschluss an der Seite des Kleides auf und steige hinein. Einmal tief durchatmen, los geht's. Ich bekomme das Kleid zwar zu, aber es fühlt sich nicht so locker und leicht an, wie ich erwartet hatte. Langsam drehe ich mich zum Spiegel und bin geschockt.

Oben an der Brust ist es viel zu weit, ein schönes Dekolletee sieht anders aus. Die Arme sind schwabbelig und trotz Spiegel käseweiß. Ich kann gar nicht verstehen, warum man für übergewichtige Frauen Kleider ohne Ärmel entwirft. Da kann jetzt das Kleid nichts für, aber es sieht einfach scheiße aus. An der Taille sitzt es eigentlich ganz okay, das ist wohl der einzige Bereich, an dem der Umfang meines Körpers zur Kleidergröße passt. Und dann kommt der Bereich des Grauens. Am Hintern, an der Hüfte und besonders an den Oberschenkeln scheint mein Körper den Stoff sprengen zu wollen.

Ich sehe aus wie ein Weihnachtsbaum, den man in sein Transportnetz geschossen hat, absolut unmöglich. „So komme ich nicht raus!", rufe ich meiner Mutter durch die geschlossene Kabinentür zu.

„Darf ich kurz gucken?“, kommt es von ihr zurück, und im selben Moment steckt sie ihren Kopf durch die Tür. Das muss ich ihr echt mal abgewöhnen. „Oh nein, das geht wirklich nicht!“, ist ihre Reaktion, na, wenigstens ist sie ehrlich.

„Bleib mal drin, ich habe einen schwarzen Hosenanzug gesehen, der ist vielleicht eher was“, sagt sie und zieht den Kopf zurück. Ich lasse mich entnervt auf den Hocker sinken, und ein leises Knacken verrät mir, dass das keine besonders gute Idee war. Schnell stehe ich wieder auf, ziehe hastig das Kleid aus und untersuche die Naht, ob was gerissen ist. Nichts zu sehen, das Knacken war wohl nur ein Vorbote der Sprengung. Glück gehabt. Eigentlich habe ich jetzt echt den Kaffee auf und will einfach nur nach Hause auf die Couch, aber da kommt meine Mutter schon zurück und reicht mir einen schwarzen Hosenanzug und dazu ein schlichtes Seidentop in einem schönen Altrosa. Probieren kann ich es ja mal.

Ich steige in die schwarze Hose, ziehe sie hoch und tatsächlich, sie passt. An der Taille ist sie zwar etwas zu weit, aber trotzdem sitzt sie an den Oberschenkeln und wirft keine verräterischen Falten über den Kniekehlen. Die Beine sind leicht ausgestellt, und der untere, etwas weitere Teil, lässt die Oberschenkel schmaler wirken. So steht es auf dem kleinen Zettel, der am Hosenbund festgebunden ist, und es stimmt. Auch das Top, das im Nacken mit einem kleinen Knopf geschlossen wird, sitzt an den richtigen Stellen schmeichelnd weit und ist lang genug, dass es meine dicken Beine umspielt. Aber die Arme, das geht auch hier gar nicht, die schwabbeln unansehnlich vor sich her. Ich müsste also den ganzen Abend den Blazer tragen, wenn er denn passt. Ich ziehe ihn an, der Stoff fühlt sich gut an, er hat ein glattes Innenfutter, das angenehm kühl auf der Haut liegt, und betrachte mich im Spiegel.

Er ist zu groß. Ich bekomme ihn zwar nur knapp zu, aber die Schulterpolster stehen über, und an der Brust ist er extrem weit. „Kannst du mir den in einer Nummer kleiner bringen?“, frage ich meine Mutter durch die geschlossene Tür, und zum ersten Mal in diesem Geschäft ist mir etwas nicht peinlich. Ja, ich brauche den Blazer eine Nummer kleiner, wiederhole ich in Gedanken und freue mich. Der kleinere sitzt eindeutig besser, die Schultern passen genau, er kaschiert gut meinen Hintern, nur die Knöpfe bekomme ich nicht zu. Das ist mir aber egal, ich fühle mich trotzdem wohl. Ich schlüpfe in meine schwarzen Schuhe, und der kleine Absatz lässt mein Bein gleich noch eine Ecke schlanker aussehen. Oder ist das jetzt wieder nur der Spiegel?

Ich komme aus der Kabine heraus, und meine Mutter strahlt mich an. So schlecht kann es also nicht aussehen. „Dreh dich mal!“, fordert sie mich auf. „Sieht super aus!“ Ich höre, wie sehr sie sich darüber freut, mich so zu sehen, und ja, ich fühle mich auch super, da brauche ich gar keinen Fotobeweis. Ich weiß nicht, wann ich mich zum letzten Mal in Kleidung so wohlgefühlt habe.

Da kommt schon die kleine Verkäuferin angetrippelt und sagt in unverschämtem Ton: „Der Blazer ist aber zu klein, den kriegen Sie ja gar nicht zu!“ So, dass sich alle Kunden im Laden zu mir umdrehen.

Ich entgegne, dass wir Sommer haben und ich ihn gar nicht zuknöpfen werde.

„Das können Sie aber so nicht tragen!“, beharrt die Verkäuferin. „Einen Blazer in Schwarz haben wir zwar nicht mehr da, aber ein Kurzjäckchen!“

Ein Kurzjäckchen? Hat die sie noch alle, hat die mal meinen Hintern gesehen? Sie will gerade loslaufen, als ich etwas zu laut „Doch, den werde ich genau so anziehen. Sie tragen ja auch ein Oberteil, das Ihnen ganz offensichtlich zu klein ist!“ sage. Mist, das hat sie gehört.

Hinten aus dem Laden höre ich ein Kichern, da scheint noch jemand meiner Meinung zu sein. Was ’ne schnippische Kuh!, denke ich, während ich zurück in die Umkleidekabine gehe. Kaum habe ich die Tür hinter mir geschlossen, tut es mir schon wieder leid, dass ich es gesagt habe. Nein, nicht, dass ich es gesagt habe, nur, dass sie es gehört hat.

Ich habe ja nichts dagegen, wenn Verkäuferinnen ehrlich sind, da haben sie den Spiegeln diesem Laden schon mal einiges voraus, aber dann bitte dezent, und wenn man merkt, dass sich eine Kundin wohlfühlt, sollte man es doch bitte gut sein lassen und nicht genau den Körperteil mit einem Kurzjäckchen in Szene setzen, der ganz dringend kaschiert werden muss.

Als wir uns an der Kasse anstellen, steht die üppige Plätzchen-Lady ebenfalls dort. Mit ihrem attraktiven Mann und dem potthässlichen Katzenpulli, den sie sich gerade einpacken lässt. Sie schaut mich lächelnd an und sagt freundlich: „Die Kombination steht Ihnen ganz ausgezeichnet!" Auch ihr Mann nickt mir zustimmend zu, so dass mir warm wird. Die Verkäuferin schaut mürrisch drein und sagt ziemlich angefressen, dass sie es ja nur gut gemeint hätte. Vermutlich hat sie das sogar wirklich. Wir bezahlen und verlassen den Laden. Zu Hause ziehe ich meinen neuen Hosenanzug noch einmal an, tuddel mit wenigen Handgriffen meine Haare zusammen und lege meine schöne Kette um. Sie passt einfach absolut perfekt zu meinem Seidentop. Ich drehe mich vorm Spiegel und fühle mich richtig gut. Mein Spiegelbild lächelt mich an, das hat es ja schon ewig nicht mehr getan, steht ihm aber. Der Abschlussball kann kommen, ich freue mich jetzt sogar richtig drauf, und vielleicht ziehe ich den Hosenanzug auch bei unserem nächsten Besuch im Babylon an.

DER GERUCH VON MINZPASTILLEN

Am Mittwochabend sitze ich alleine an einem Tisch für vier Personen in der kleinen Pizzeria am Stadtrand. Diese Pizzeria habe ich ausgesucht, weil ich weiß, dass es hier ganz tolle Salate gibt, die man auch problemlos als Hauptgericht bestellen kann, ohne dass die Kellner noch dreimal nachfragen, ob man denn wirklich nichts Richtiges bestellen möchte.

Vor mir steht bereits eine Cola light, und während ich mit den Fingern Punkte an das vor Kälte beschlagene Glas male, wandert mein Blick immer wieder Richtung Tür. Ich bin aufgeregt, denn mein Vater hat vorsichtig gefragt, ob er vielleicht seine neue Freundin Heike mitbringen dürfte, da er sich so wünschen würde, dass wir uns mal kennenlernen.

Ich finde den Gedanken zwar gewöhnungsbedürftig, ihn zusammen mit einer anderen Frau zu sehen, konnte ihm den Wunsch aber nicht abschlagen. Als die Tür aufgeht und ich ihn, Hand in Hand und sichtlich nervös, mit einer zierlichen, blonden Frau hereinkommen sehe, fühlt es sich merkwürdig an. Ich hatte mich zwar darauf eingestellt, dass es komisch würde, die beiden zusammen zu sehen, aber dass es so weh tut, hätte ich doch nicht gedacht.

Als ich sehe, wie sie meinem Vater auf dem Weg zu unserem Tisch beruhigend die Hand streichelt, empfinde ich, noch bevor wir nur ein einziges Wort gewechselt haben, eine Abneigung gegen diese Frau. Ich bin echt eifersüchtig.

Mein Vater nimmt mich zur Begrüßung lange in den Arm. Ich spüre, wie schnell sein Herz schlägt, und dann rieche ich plötzlich ganz deutlich, dass er Minzpastillen lutscht. Das tut er immer, wenn er etwas getrunken hat, um seine Fahne zu überdecken. Dieser leider sehr vertraute Geruch macht etwas mit mir. Meine Abneigung gegen die neue Frau an seiner Seite ist wie weggewischt. Wir setzen uns und schauen in die überdimensional großen Karten, die uns der Kellner zum Glück gleich gebracht hat. Gemeinsam Essen auszusuchen ist sicherlich der leichteste Einstieg in so einen Abend. Mein Vater hält die Speisekarte so vor sein Gesicht, dass nur ich seinen fragenden Blick sehen kann. Aha, er will also wissen, was ich von ihr halte. Ich lächle ihm zu, aber was soll ich denn nach den zwei Minuten auch anderes machen, ich weiß noch gar nichts über sie. Es ist aber schon niedlich, dass er mich, wie ein verliebter Teenager, nach meiner Meinung fragt.

Mein Vater entscheidet sich für Nudeln, mir ist schon eine Weile aufgefallen, dass er Probleme mit den Zähnen hat. Seine Freundin bestellt eine Pizza Calzone und ich einen großen Salat mit Essig und Öl-Dressing. Ich mag das cremige Joghurtdressing mit italienischen Kräutern zwar viel lieber, aber dieses Dressing ist flüssiger, so dass es nur minimal an dem Salat hängen bleibt und sich das meiste Dressing unten im Teller sammelt. Das spart Kalorien.

Während des Essens sprechen wir über seine Arbeit, dass schon wieder mehr Stellen gestrichen werden mussten, dass vermutlich bald das Insolvenzverfahren eröffnet wird und er schon gar keinen Ausweg mehr für die Firma sieht. Es sei eigentlich nur noch ein Tod auf Raten.

Heike nimmt zärtlich seine zitternde Hand und flüstert ihm aufmunternd „Du tust dein Bestes, mehr kann niemand von dir verlangen" zu. Ich sehe die Verzweiflung in seinen Augen, aber spüre auch, wie gut es ihm tut, dass sie für ihn da ist. Er scheint seine zitternden Hände vor ihr nicht zu verstecken, vielleicht weiß sie ja sogar von seinem Alkoholproblem.

„Und du fängst bald an zu studieren?", fragt sie mich interessiert, um das Thema zu wechseln. Ich wende meinen Blick von den Händen der beiden ab und berichte, dass ich zum Wintersemester anfangen werde und jetzt nur noch auf mein Abiturzeugnis warte.

„Ich habe auch zwei Töchter. Die eine geht noch in die 10. Klasse, die Große studiert schon in Münster und ist nur noch sehr selten zu Hause. Die ist schon aus Hotel Mama geflüchtet. Sie sagt, dass ich eine anstrengende Glucke bin." Heike lacht herzlich auf.

Ich bin echt überrascht, wie locker und ungezwungen sich die Stimmung zwischen uns dreien entwickelt, das hatte ich nicht erwartet.

„Wie läuft es denn mit deiner Band?“, erkundigt sich mein Vater, und ich freue mich sehr, dass er das Gespräch auf mein Lieblingsthema lenkt. Heike fragt nach, welches Instrument ich denn spielen würde, worauf er mit stolzer Stimme antwortet, dass ich die Band eher managen würde, und zwinkert mir zu. Ich erkläre, dass das vielleicht doch etwas zu hochgegriffen sei, aber dass es mir Spaß macht, kleinere Aufgaben zu übernehmen und zu sehen, wie die Band immer bekannter wird. Ihr fragender Blick lässt mich tief Luft holen, und dann bin ich ganz in meinem Element.

Ich erzähle von unseren Wochenenden, den außergewöhnlichen Locations, welche Aufgaben mir die Jungs anvertrauen und dass ich inzwischen sogar schon die Absprachen mit den Veranstaltern treffe.

Der Abend wird immer später, und ich zeige den beiden auf meinem Handy noch einige Videos der Band. Ja, sie scheinen richtig beeindruckt zu sein. Heike fragt sogar, ob Joyning bald mal einen Auftritt in der Nähe haben, und ich erwidere lachend, dass ich mal gucken werde, wie schnell ich die Veranstalter überzeugt bekomme.

Während wir auf die Rechnung warten, erwähnt mein Vater fast beiläufig, dass sie am Wochenende gemeinsam nach Frankreich in den Urlaub fahren, und wie leid es ihm täte, dass er nicht bei meinem Abi-Ball dabei sein kann. Ich glaube ihm zwar nicht unbedingt, dass es ihm leid tut, da er solche offiziellen Anlässe noch nie gemocht hat, bin aber gleichzeitig erleichtert, dass er nicht kommt. Ich hätte den ganzen Abend darauf geachtet, wie die Stimmung zwischen meinen Eltern ist und mich verantwortlich gefühlt.

So kann ich mich nur auf mich konzentrieren, und das allein wird anstrengend genug, denn sicher werden es mir Caro und

Jasmin schon mit ihrer puren Anwesenheit an dem Abend nicht leicht machen.

Obwohl ja ich als Geburtstagskind einen hätte ausgeben müssen, begleicht mein Vater die Rechnung und sagt grinsend: „Geburtstagskinder müssen nichts bezahlen." Dann hilft er Heike in den langen Mantel. So eine Geste habe ich noch nie von ihm gesehen.

Als ich im Bett liege, kommt mir ein quälender Gedanke in den Sinn. Es hat mich irgendwie beruhigt, dass er immer noch trinkt. Mir hat der Gedanke gutgetan, dass er es auch für seine neue Freundin nicht schafft, die Finger vom Alkohol zu lassen. Es liegt also nicht an meiner Mutter und mir. Es liegt nicht daran, dass wir ihm nicht wichtig genug waren, um aufzuhören. Ich schäme mich für diesen Gedanken. Wie kann es mich beruhigen, dass er immer noch trinkt?

Heike scheint von seiner Alkoholsucht zu wissen und bleibt dennoch bei ihm. Ich fühle mich dadurch irgendwie befreit, als würde mir eine Last abgenommen, weil sie jetzt in gewisser Weise auch die Verantwortung übernommen hat. Ich bin ihr dankbar, dass sie ihn, trotz seiner Alkoholsucht, lieben kann. Es fühlt sich so komisch an, für meinen Vater, den ich als kleines Mädchen vergöttert habe, Mitleid zu empfinden. Für ihn, der mir immer das Gefühl gegeben hat, dass ich vor nichts in der Welt Angst haben müsste, weil er immer für mich da sein würde, um mich zu beschützen.

Ich krabble aus dem Bett, gehe zum Computer und mache meine zufällige Wiedergabeliste an. Ich brauche jetzt einfach ein bisschen Musik, um mich abzulenken.

Aus den Boxen ertönt leise Adele mit „Set fire to the rain", sie hat eine beeindruckende und unverwechselbare Stimme und ist, wenn ich das auf den Bildern bei Facebook richtig gesehen habe, eine sehr hübsche Frau, deren Figur aber auch nicht so ganz dem gängigen Schönheitsideal entspricht. Schon traurig, dass einem ganz normale Frauen mit weiblichen Kurven im direkten Vergleich mit den meisten anderen Promis, bei denen alles wegretuschiert wird, pummelig vorkommen.

Ich schaue auf dem Weg zurück ins Bett kurz in den Spiegel an meinem Kleiderschrank. Das hätte ich besser lassen sollen. Ich mustere mich kritisch: Ich trage zum Schlafen nur ein ausrangiertes, altes T-Shirt, sieht ja eh keiner außer mir, und obwohl es reichlich ausgeleiert ist und von seiner ursprünglichen Form nicht mehr allzu viel zu erkennen ist, spannt es an meinem Bauch und meinem Hintern. Ich habe es schon so oft mit roher Gewalt und beiden Fäusten in die Breite gedehnt, dass die Seitenschlitze eingerissen und ausgefleddert sind. Also mein Nachtdress ist wirklich nicht das Nonplusultra, aber das eigentliche Problem befindet sich darunter.

Ich habe das Gefühl, dass meine Beine von Tag zu Tag schlimmer aussehen. Ich drücke das schwabbelige Fett zusammen, und was sich da vor meinen Augen abspielt, lässt die vermeintlichen Schockfotos von Promis mit angeblicher Orangenhaut echt blass aussehen. Ich sollte mir vielleicht mal Bauch-Beine-Po-Übungen aus dem Internet raussuchen, vielleicht bringen die ja was. Okay, bis zum Abschlussball vermutlich nicht mehr, aber all das ist ja gut unter dem Hosenanzug versteckt. Was man nicht sieht, ist auch nicht da.

Zum Glück hat mich meine Mutter überredet, mit ihr shoppen zu gehen, sonst hätte ich vermutlich eine Sommergrippe vorgetäuscht und den Ball einfach geschwänzt. Um meine Figur muss ich mir also keine Gedanken machen, die ist, so gut es eben geht, kaschiert. Jetzt sehe ich mir mein Gesicht und meinen Hals genauer an, drücke den Kopf auf die Brust, und ein ganz fieses Doppelkinn kommt zum Vorschein. Ich habe mal gelesen, dass Fotografen ihren Models sagen, dass sie beim Shooting die Zunge fest gegen den Gaumen drücken sollen, weil das die Halsmuskeln anspannt und die Models im Gesicht schlanker aussehen lässt. Ich probiere diese Übung ein paarmal, es passiert aber nichts, außer dass es anfängt wehzutun.

Zum Glück muss ich mir keine Sorgen machen, in nächster Zeit zum Fotoshooting gebeten zu werden. Ich stelle mir vor, wie ich mich im knappen Bikini am Strand irgendeiner Trauminsel im warmen Sand rekele. Das türkisfarbene Wasser umspielt meinen Körper, und die Palmen wiegen sich ganz leicht im Wind. Diese beruhigende Stille und das Rauschen der seichten Wellen wird nur von den lauten Rufen des Fotografen gestört: „Lea, drück die Zunge an den Gaumen, drück die Zunge an den Gaumen, den Rest retuschieren wir weg. Kein Problem! Ja, so ist's sexy!"

Ich krieche kopfschüttelnd zurück unter die Bettdecke und höre weiter der leisen Musik zu. Zufällige Wiedergabeliste ist an, Zeit für ein kleines Song-Orakel. Der nächste Song soll mir sagen, was die anderen aus meiner Stufe denken, wenn sie mich beim Abschlussball sehen.

Ellie Goulding mit „Your Song". Also, dass meine Stufe vor lauter Entzücken über meinen Anblick einen Song für mich singen würde, wage ich ja mal stark zu bezweifeln. Aber der Text klingt so, als würde ihn jemand voller Zuneigung singen, und dieser Gedanke gefällt mir schon. Warum muss ich nur immer das Bedürfnis haben, von allen gemocht zu werden? Dabei mag ich die meisten aus meiner Stufe ja selber nicht mal.

Ich stelle mir vor, wie ich oben an der Treppe stehe, sich die Köpfe der anderen aus meiner Stufe nach und nach in meine Richtung drehen und alle anfangen zu tuscheln, aber nicht wie sonst, weil sie sich über mich lustig machen, dieses Mal tuscheln sie eindeutig, weil sie nicht glauben können, was sie da sehen. Ich gehe die große Treppe langsam und geschmeidig wie eine Raubkatze hinunter und schaue in lauter freundliche Gesichter, die mich anlächeln. Natürlich nur die, denen nicht vor Bewunderung der Mund weit offen steht. Caro, die in männlicher Begleitung in der Ecke steht, kocht mal wieder vor Wut. Sie braucht sich gar nicht weiter Mühe zu geben, denn ihr Typ hat nur noch Augen für mich. Als ich am Fuß der Treppe ankomme, spüre ich plötzlich feinen Sand unter meinen Füßen, höre das Rauschen des Meeres und sehe riesige Galapagos-Schildkröten zum Wasser kriechen. Die anderen aus meiner Stufe spielen Beachvolleyball, und in diesem Moment holt der junge Mann neben Caro seine Kamera raus und brüllt mir entgegen: „Drück die Zunge unter den Gaumen! Ja, genau so ist's sexy!"

Okay! Das ist der todsichere Beweis dafür, dass ich vollkommen übermüdet bin und ganz dringend schlafen muss. Ich kuschele mich tiefer ins Kopfkissen, knautsche es fest zusammen und ziehe die Bettdecke bis unter die Nase, dann schlummere ich, die Zunge ganz fest unter den Gaumen gepresst, endlich ein.

STALKERQUALITÄTEN

Zwei Tage später habe ich immer noch Muskelkater am Hals. Ich stehe frisch geduscht und mit triefnassen Haaren im Badezimmer. Mist, ich habe vergessen, mir die Beine zu rasieren, aber da ich kein Kleid trage, wird sie niemand sehen. Es ist also egal.

Die Luft duftet absolut herrlich nach dem leckeren Granatapfelduschgel, wovon ich mal wieder viel zu viel genommen habe. Aus dem Lautsprecher, der via Bluetooth mit meinem iPad verbunden ist, ertönt „Panic Station" von Muse. Der Song macht mir direkt gute Laune, und ich tanze durchs Bad. Den großen Ganzkörperspiegel habe ich vorsichtshalber mit meinem langen Bademantel abgehängt. Auf dem iPad-Display erscheint eine Nachricht von Jule: „Huhu Maus, freue mich auf unseren Abschlussball und bin gespannt, ob unser Organisationstalent einen DJ aufgetrieben hat. ;) Kuss." Ich antworte ihr: „Huhu Spatz, freue mich auch und packe wohl besser unsere Automix-CD ein ;)." Vielleicht sollte ich das wirklich tun, denn ich traue Jasmin so ziemlich alles zu.

Nein, ich denke jetzt nicht über Jasmin nach, denn dann lande ich nur wieder bei Caro und ruckzuck bei Ben, ermahne ich mich. Aber mit Ben ist das wie mit rosa Elefanten, ich kann einfach nicht nicht an ihn denken. Seit meinem überstürzten Verschwinden vom Schiff habe ich nichts mehr von ihm gelesen, obwohl ich gesehen habe, dass er bei Facebook online war. Ich habe in den letzten Tagen schon regelrechte Stalkerqualitäten entwickelt und sein Profil beobachtet, um zu sehen, wann er etwas gepostet hat. Dann habe ich immer vor meinem Rechner gesessen, ihm Nachrichten geschrieben und diese dann ganz langsam und mit Grummeln im Bauch Buchstabe für Buchstabe wieder gelöscht. Er sollte sich zuerst bei mir melden, schließlich hatte ich ja Geburtstag, und einem Geburtstagskind gratuliert man.

Warum ich vom Schiff verschwunden bin und ihn nicht, wie verabredet, um kurz vor zwölf an der Suite getroffen habe, weiß er ja auch nicht, und das sollte er auch auf gar keinen Fall wissen, denn dann könnte ich ihm nie wieder unter die Augen treten, und damit wären dann selbstverständlich auch die ganzen Konzertwochenenden mit Jule gestrichen. Die Gedanken in meinem Kopf überschlagen sich und werden zu einem endlosen Chaos, unter das meine Grundschullehrerin sicher mit ihrem roten Korrekturstift „Bitte keine Bandwurmsätze!" geschrieben hätte.

Jule wird heute Abend von ihren Eltern, Lisa und Richard, begleitet und ich freue mich schon drauf, sie mal wiederzusehen. Ich bin früher manchmal samstags beim Familiengroßeinkauf mitgefahren. Jule und ich haben quasi Einkaufsberater gespielt, und ja, es gab auch ein Überraschungsei zur Belohnung, zwar vermutlich weniger fürs Beraten, sondern eher fürs Tüten schleppen, aber Ü-Ei ist Ü-Ei.

Meine zufällige Wiedergabeliste erinnert mich passenderweise mit „Wake Up Call“ von Maroon 5 daran, dass ich mich mal lieber beeilen sollte, wenn ich nicht mit duschnassen Haaren zum Abschlussball will. Eine gute Stunde später stehe ich fertig angezogen, geschminkt und mit einer wirklich mehr als gelungenen Hochsteckfrisur in der Küche und lasse mir von meiner Mutter die Kette umlegen. Dieser Moment, als die kühle Kette auf meiner Haut liegt und meine Mutter das kleine Häkchen schließt, fühlt sich irgendwie feierlich an. Heute ist tatsächlich mein Abschlussball, und danach beginnt mein neues Leben. Der Spruch „Kleider machen Leute“ stimmt scheinbar doch, ich kann mich zum einen nicht daran erinnern, wann ich mich das letzte Mal so schick gemacht habe, und zum anderen, wann ich meinen Anblick mal leiden mochte. Ich glaube, dass ich mich überhaupt noch nie so hübsch gemacht habe. Selbst für unsere Abende im Babylon habe mich zwar zurechtgemacht, aber trotzdem immer möglichst unauffällig. Nicht nur was die figurkaschierenden Klamotten anging, sondern auch Haare und Make-up waren immer so dezent wie möglich, damit mich bloß niemand ansah.

Heute ist das anders, heute fühle ich mich richtig wohl in meiner Haut, na ja, nicht unbedingt in meiner Haut, die ist ja zum Glück auch gut versteckt, aber ich fühle mich gut in meinem Hosenanzug und dem edlen Seidentop. Meine Mutter trägt eine schwarze Stoffhose und eine weiße Bluse darüber. Ja, so können wir zwei uns heute Abend sehen lassen, geht es mir durch den Kopf, als wir nebeneinander vor dem Garderobenspiegel stehen.

IRGENDWAS IST DA IM BUSCH

Während wir mit unserem alten, dunkelroten Golf, der seine besten Jahre schon lange hinter sich hat, auf den Schulparkplatz einbiegen, sehe ich, wie Caro und Jasmin, halb hinter einem Auto versteckt, tuscheln. Jasmin trägt ein dunkelblaues Kleid, das ihr bis zum Knie reicht und Caro ein hautenges Minikleid in Schwarz mit weißen Applikationen. Ich will eigentlich gar nicht wissen, was die zwei da schon wieder aushecken, trotzdem schaue ich genauer hin. Nein, die zwei tuscheln nicht, sie streiten sich um irgendwas, was Caro in der Hand hält und Jasmin ihr gerade versucht wegzunehmen. Irgendwas ist da im Busch.

Plötzlich stößt Caro Jasmin heftig von sich, und ihrem Gesicht nach zu urteilen, ist sie stocksauer. Was ist denn bei den beiden los? Wir parken, und zwei Parkplätze neben uns steigt gerade Jule mit ihren Eltern aus dem Auto. Sie hat sich für das bodenlange, petrolfarbene Kleid entschieden, die perfekte Wahl. Das trägerlose Oberteil ist wie eine Corsage gearbeitet, nach unten wird das Kleid weiter, und der hauchzarte Rockteil aus Chiffon lässt Jules schlanke Beine durchschimmern. Sie sieht verboten gut aus, schade, dass Tobi sie heute so gar nicht sehen kann. Sie hat ihn zwar gefragt, ob er sie zum Ball begleitet, aber er muss mit Joyning auf einer geschlossenen Veranstaltung spielen.

Ich wäre an ihrer Stelle echt enttäuscht gewesen, aber sie hat mich nur angelächelt und gesagt: „Ich habe mich in einen Musiker verliebt, dann muss ich auch akzeptieren, dass er Musiker ist." Als wir voreinander stehen und wie aus einem Mund „Du siehst ja großartig aus!" sagen, nehmen wir uns lachend ganz fest in die Arme. Wir scheinen beide zu spüren, dass dieser Abend etwas ganz Besonderes für uns ist. Der letzte Tag im alten Leben. Ich begrüße erst Jules Mutter und dann ihren Vater. Bei ihm muss ich mich auf die Zehenspitzen stellen, so groß ist er. Ich glaube, dass Richard es ziemlich schade findet, dass mein Vater heute nicht mit dabei ist, dann hätte er jemanden zum Unterhalten gehabt. Er sagt aber nichts, drückt mich nur und sagt, dass ich schick aussehe.

Ich schaue wieder zu der Stelle, wo Jasmin und Caro standen, aber sie sind weg. „Was suchst du denn da?", fragt mich Jule und folgt meinem Blick. Ich erzähle ihr, wie merkwürdig sich die beiden verhalten haben. Jule zuckt mit den Schultern und sagt lächelnd: „Lass die zwei sich doch gegenseitig den Abend ruinieren, dann haben sie weniger Kraft, um uns zu nerven." Da hat sie nun auch wieder recht, ich sollte einfach aufhören, mir über Dinge Gedanken zu machen, die mich a) nicht betreffen und b) auch gar nichts angehen.

Die Komiteegruppe, die fürs Schmücken verantwortlich ist, hat sich selbst übertroffen. Schon der neu gepflasterte Weg, der über eine Wiese zum Eingang unserer Aula führt, ist links und rechts mit Gartenfackeln gesäumt und sieht sehr einladend aus. Als wir vor der großen Eingangstür stehen, strahlt mich Jule an und flüstert: „Ein letztes Mal!" Dann stößt sie die breiten Flügeltüren auf.

Drinnen erwarten uns kleine Tischgruppen, an denen immer etwa sechs Personen sitzen können. Die Stühle sind in weiße Hussen gekleidet, und auf den fliederfarbenen Tischdecken stehen je ein hohes Glas mit einer violetten Orchidee, darum verteilt sechs Wassergläser und je eine Flasche Wasser, Cola und Apfelschorle. Dann trinke ich halt Wasser.

Wir begrüßen auf dem Weg durch die Aula einige Mitschüler aus unserer Stufe. Alle haben sich mächtig in Schale geschmissen, die Mädels tragen elegante Kleider, und die Jungs, bis auf wenige Ausnahmen, schicke Anzüge. Ich fühle mich, obwohl ich als einziges Mädchen kein Kleid trage, trotzdem wohl, zumindest habe ich heute nicht das Gefühl, negativ aus der Masse hervorzustechen. Ich gehöre tatsächlich dazu.

Schon merkwürdig, heute prosten mir Leute, mit denen ich noch nie mehr als zwei Sätze gewechselt habe und die mich sonst so gut es geht ignorieren, zu und lächeln mich sogar an. An diesem besonderen Tag scheint irgendwie jeder auch besonders nett sein zu wollen. Vielleicht auch, weil man sich bald nicht mehr sieht und bei den anderen in guter Erinnerung bleiben will. Alle sind gut drauf, geht es mir durch den Kopf, außer Caro und Jasmin, die sind mal wieder die große Ausnahme. Wo die wohl sitzen? Hoffentlich möglichst weit weg von uns.

Wir finden unseren Tisch auf der rechten Seite vorm Fenster. Auf unserem kleinen, handgeschriebenen Tischkärtchen stehen in verschnörkelter Schrift unsere Familiennamen. Jule stellt es etwas mehr ins Licht.

„Was machst du da?", frage ich sie, als sie mit ihrem Handy ein Foto von der Karte macht.

„Dann haben wir schon mal eine Vorlage für unser gemeinsames Türschild", sagt sie, und in ihren Augen sehe ich, dass das nicht einfach nur so dahergesagt ist. Sie meint das, obwohl sie gerade schelmisch grinst, absolut ernst. Es tut so gut, zu wissen, dass sich zwar gerade alles im Umbruch befindet, aber unsere Freundschaft das ist, was immer Bestand haben wird. Das gibt mir so ein tiefes Gefühl von Sicherheit und Vertrauen, das ist durch nichts in der Welt zu ersetzen.

Wir nehmen unsere Plätze ein, und plötzlich holt Jule aus ihrer Handtasche eine Flasche Cola light und gießt mir ein Glas ein. „Bei so einem Abend verlasse ich mich doch nicht auf andere!", sagt sie grinsend und stellt die Flasche zu den übrigen Getränken auf unseren Tisch. Meine Jule, sie schafft es immer wieder aufs Neue, mich zu überraschen. Ich bin so verdammt froh, dass ich sie habe, und hoffe nur, dass ich ihr auch genau das zurückgeben kann.

Mit einem Mal wird das Gemurmel um uns herum leiser, und alle schauen neugierig zur Bühne. Eigentlich ist es nur der Vorbau, denn der hintere Bereich ist durch einen schweren, schwarzen Vorhang abgetrennt, aber auch der kleinere Teil reicht für das Rednerpult, an dem jetzt Jasmin steht und gegen das Mikrofon tippt. Sie eröffnet als Stufensprecherin und Leiterin des Abi-Komitees den Abschlussball und lobt erst mal in aller Ausführlichkeit die gelungene Organisation dieses Abends, was bei vielen Leuten aus dem Komitee nur müdes Kopfschütteln auslöst. Sie bittet nun den Rektor und unseren alten Lateinlehrer auf die Bühne, da die Abiturzeugnisse überreicht werden sollen.

Ich schaue mich um und sehe, dass die anderen genauso angespannt sind wie ich. Nur Jule sieht so gelassen aus, als wäre es für sie das Normalste der Welt, da gleich hochzugehen und das Zeugnis entgegenzunehmen. Ich bin zwar nicht die Erste im Alphabet, aber zum Glück doch ziemlich weit vorne. Ich habe es also schnell hinter mir, kann aber vorher noch bei einigen anderen gucken, wie die das machen. Wo sie langgehen und wem sie zuerst die Hand schütteln. Es ertönt „Geile Zeit" von Juli aus den Boxen. Das ist unser Abi-Song, der angeblich mehrheitlich von der Stufe gewählt wurde. Ich kann absolut gar nichts mit dem Lied anfangen und wünsche mir, dass wir auch, wie es an anderen Schulen üblich ist, jeder eine eigene kleine Abi-Hymne eingespielt bekämen, da wäre mir schon was Passendes eingefallen. Aber da Jasmin für die Musik des heutigen Abends verantwortlich ist, musste es natürlich schön unkompliziert bleiben, einmal Play drücken und gut. Im Grunde können wir überhaupt froh sein, dass Musik läuft, denn ein DJ-Pult sehe ich weit und breit nicht.

Als die ersten Namen aufgerufen werden und jeder nach und nach auf die Bühne geht, um sein Zeugnis überreicht zu bekommen, schaue ich noch mal an mir herunter. Der Hosenschlitz ist zu, ich habe nirgendwo einen Fleck, und ich weiß, dass die Sachen so locker sitzen, dass sich nichts abzeichnen wird. Mein Blazer geht auf jeden Fall bis über meinen Hintern, und auch wenn ich gleich sicher rot werde, wird man es in dem gedämpften Licht nicht sehen. Das hoffe ich zumindest, habe aber auch keine Zeit mehr, weiter darüber nachzudenken. Obwohl mir klar war, dass mein Name der nächste sein würde, erschrecke ich mich, als er aus den Boxen ertönt.

Ich schlucke, stehe langsam auf, ziehe den Bauch fest ein, und unter dem Applaus der anderen, ich höre genau Jule jubeln, gehe ich zur Bühne. Noch einmal tief durchatmen, eine Stufe, zwei Stufen, drei Stufen, vier Stufen, geschafft. Obwohl ich hier oben ja nichts sagen muss, spüre ich doch meine zittrigen Knie. Auf einer Bühne zu stehen, das ist absolut nichts für mich. Ich lächle Jasmin, die neben dem Rektor und Herrn Faber steht, an, aber ihre Miene bleibt versteinert, nicht mal ihre Augen blinzeln. Sie schaut mich nur eiskalt an. Nein, sie nickt mir nicht mal zu, wie sie es bis jetzt wirklich bei jedem anderen gemacht hat, der sein Zeugnis bekommen hat. Zwar war ihr Blick auch da nicht unbedingt freundlich, sondern eher von oben herab, als ob man dankbar sein müsste, von ihr als Stufensprecherin beglückwünscht zu werden, aber sie hat die anderen wenigstens wahrgenommen. Ich hingegen scheine nur Luft für sie zu sein. Dann halt nicht, blöde Kuh, geht es mir durch den Kopf. Nicht mal heute, wo wir uns hoffentlich zum letzten Mal in unserem Leben sehen, kann sie über ihren Schatten springen. Schade.

Aber unser Rektor und Herr Faber, unser lieber, alter Lateinlehrer, strahlen mich an und gratulieren mir herzlich. An Herrn Faber werde ich gerne zurückdenken, er war ein toller Lehrer, hat einen niemals vorgeführt, wenn man mal etwas nicht wusste, oder sonstwie vor der Klasse lächerlich gemacht. Er hatte immer einen Scherz auf Lager und den Unterricht im Sommer auch oft nach draußen verlegt. „An der Luft sind die Gedanken freier", hat er gesagt, und dann sind wir auf den Schulhof gegangen und haben uns unter die Bäume gesetzt. Nicht mal heute hat er seine zotteligen Haare gebändigt bekommen, sie stehen wie bei Einstein lustig in alle Richtungen ab, und genauso werde ich ihn in bester Erinnerung behalten.

Ich gehe zurück zu unserem Tisch und werde von meiner Mutter in die Arme geschlossen, ich glaube, sie hat sich sogar gerade eine kleine Träne weggewischt. Ich muss an meinen Vater denken, ob er heute Abend an mich denkt? Auch Jules Eltern und Jule beglückwünschen mich, dann setze ich mich wieder, deutlich entspannter. Gleich ist Jule dran, sie ist aber noch damit beschäftigt, sich ein Glas Cola einzuschenken. Wie kann sie nur so ruhig sein? Erst als ihr Name vorgelesen wird, schraubt sie die Flasche zu und geht unter auffällig lauterem Beifall nach vorne. Jules Eltern strahlen förmlich um die Wette, und man sieht ihnen an, wie stolz sie auf ihre Tochter sind. Ich wünschte mir, dass mein Vater auch hier gewesen wäre, dass er mich da oben gesehen hätte, und dass es zwischen meinen Eltern so wie früher wäre.

Ich schaue zu meiner Mutter und sehe, wie sie mich anlächelt, und mit einem Mal ist alles gut, genau so, wie es jetzt ist. Wir haben es viele Jahre versucht. Wir haben versucht, es auszuhalten, und wir haben erst aufgegeben, als wir gemerkt haben, dass die Sucht viel stärker ist als wir. Wir hatten ja gar kein normales Leben mehr, es war richtig, dass wir gegangen sind. Wir mussten uns doch selber schützen. Ich erwische mich dabei, dass ich mich für unseren Auszug aus dem gemeinsamen Haus rechtfertige, aber Jule reißt mich aus den Gedanken, als sie plötzlich direkt vor Jasmin, die auch bei ihr keine Miene verzieht, stehen bleibt.

Es dauert bestimmt drei oder vier Sekunden, bis Jasmin ihr, wenn auch nicht ganz freiwillig, höflich zunickt. Das hätte ich mich nie getraut. Jule schon. Ich muss grinsend den Kopf schütteln und höre auch einige andere aus unserer Stufe kichern. Jetzt überreicht unser Rektor Jule das Zeugnis, und sie kommt unter lautem Applaus zurück zu unserem Tisch, wo sie zuerst von ihren Eltern, dann von mir und meiner Mutter in die Arme geschlossen wird. Als Letzte erhält Jasmin ihr Abiturzeugnis, wofür es deutlich weniger Beifall gibt als für die anschließende Eröffnung des Buffets durch Herrn Faber.

Jasmin geht zurück zum Rednerpult und will gerade den Mund aufmachen, um noch etwas zu sagen, da stehen schon die Ersten aus unserer Stufe von ihren Plätzen auf, allen voran Caro. Die Eltern schauen ziemlich verwundert zwischen Jasmin am Rednerpult und der immer länger werdenden Schlange am Buffet hin und her, als könnten sie gar nicht glauben, wie man so unhöflich sein konnte. Das immer lauter werdende Gemurmel im Saal macht aber unmissverständlich klar, dass sich niemand mehr dafür interessiert, was sie noch zu sagen gehabt hätte. Jasmins Blick verfinstert sich, und sie verlässt wütend die Empore.

„Fehlt nur noch, dass sie sich auf den Boden schmeißt und mit den Fäusten trommelt", sagt plötzlich ein Typ aus meinem Englischkurs, der sich im Vorbeigehen kurz zu mir und Jule hinunter beugt. Ich schaue ihm irritiert hinterher. Der hat sich noch nie mit mir unterhalten, aber dadurch, dass Jasmin es geschafft hat, die komplette Stufe, sogar Caro, durch ihre überhebliche Art vor den Kopf zu stoßen, scheint es so, als ob alle anderen plötzlich zu Verbündeten geworden sind. Ihre arrogante Art, gepaart mit Selbstüberschätzung und Unwissenheit, lässt sie ziemlich allein dastehen. Sie tut mir fast schon wieder leid, wie sie da am Bühnenaufgang steht und sich ziemlich verloren umschaut, das hat sie sich bestimmt auch anders vorgestellt.

Plötzlich meldet sich mein Magen mit einem leisen Knurren. Zum Glück habe ich gesehen, dass die Cateringfirma auch zwei große Salatplatten angerichtet hat. Wir stellen uns in der Reihe an, und während ich mir Salat auf den Teller nehme und ein paar Tropfen Balsamicodressing darüber gebe, stellt sich Christin dicht zu mir und sagt leise: „Du, Lea, was ich dir noch sagen wollte. Ich fand Caros Spruch total daneben, den sie dir beim Komiteetreffen bezüglich des Buffets gedrückt hat. Tut mir leid, dass ich nicht direkt was dazu gesagt habe."

Ich lächle sie etwas verlegen an. Mist, ich hatte gehofft, dass die anderen sich nicht mehr daran erinnern würden, und obwohl ich es sehr nett finde, dass Christin sich entschuldigt, bin ich froh, dass ich gerade nur Salat auf meinem Teller habe.

Nur noch den heutigen Abend überstehen, und danach beginnt mein neues Leben, und ich muss hier niemanden mehr wiedersehen. Schon komisch, ausgerechnet heute kommt in mir das erste Mal seit langem das Gefühl hoch, dass es gar nicht so schlimm wäre, noch eine Weile zur Schule zu gehen. Vielleicht sind nicht alle aus der Stufe so übel, vielleicht habe ich mich da in einige Sachen auch nur reingesteigert. Das ist ja wirklich so: Wenn man sich selbst nicht wohlfühlt, sieht man manchmal schon Gespenster und glaubt, dass andere über einen lästern, obwohl die über was völlig anderes gesprochen haben.

Am Buffet ist es schon deutlich leerer, und es wird nicht mehr lange dauern, bis der erste, der offizielle Teil des Abends vorbei ist. Denn nach dem Essen gehen die Eltern und Lehrer nach Hause, und wir feiern noch alleine weiter, ob mit oder ohne DJ wird sich noch zeigen. Im Moment gibt es zum Essen nur leise Tischmusik, und zwar so leise, dass ich schon genau hinhören muss, um überhaupt zu erkennen, welcher Song gerade läuft. Also, wenn das alles ist, was Jasmin als Musik-Verantwortliche für diesen Abend auf die Beine gestellt hat, dann wird das später garantiert noch richtigen Stress geben. Nein, in ihrer Haut möchte ich heute wirklich nicht stecken.

An den anderen Tischen sitzen kaum noch Eltern, und so langsam sind auch wir mit dem Essen fertig. Zum Glück hat niemand etwas dazu gesagt, dass ich nur einen Teller mit Salat gegessen habe, anstatt mich an dem großen kalten und warmen Buffet zu bedienen. Dieser Punkt der abendlichen To-do-Liste wäre also schon mal abgehakt, und wir stoßen noch einmal mit Sekt, die Kalorien müssen einfach mal drin sein, auf unser Abitur an. Jule und ich schütteln uns, auf den Geschmack werden wir wohl nie kommen, und dann bringen wir unsere Eltern zum

Auto. Draußen ist es schon dunkel geworden, und die Gartenfackeln lodern immer noch so hoch, dass man aufpassen muss, nicht zu nah an die Flammen zu kommen. Es riecht herrlich nach Sommer, nach frisch gemähter Wiese und nach den bunten Wildblumen, die entlang der Schulmauer wuchern.

„Ich komme dann morgen gegen Mittag nach Hause", verabschiede ich meine Mutter.

Es sind zwar nur ein paar Minuten bis zu uns, aber da Jule auch was trinken möchte und wir uns ein Taxi kommen lassen werden, ist es günstiger, wenn ich mit zu ihr fahre. Außerdem wollen wir morgen zusammen frühstücken gehen, und nach dem kleinen Happen Salat, der heute das Einzige war, was ich gegessen habe, freue ich mich schon drauf, morgen früh mit Jule so richtig zu schlemmen. Und das habe ich mir als Belohnung auch verdient.

Auf dem Weg zurück sehen wir vor dem Eingang Christin mit einigen aus ihrer Clique stehen und stellen uns dazu. Alle bewundern Jules schönes Abendkleid, und sofort beginnt eine Diskussion, wie schwierig es doch war, das perfekte Abschlussballkleid zu finden. Als Christin dann erzählt, dass sie sonst Kleidergröße 36 trägt, die Größen aber bei Ballkleidern ganz anders ausfallen, ziehe ich mich raus und verschwinde auf die Toilette, die in einem Nebentrakt der Aula ist. Ich werde denen ganz bestimmt nicht erzählen, dass ich meinen Hosenanzug in einem Geschäft für Übergrößen gekauft habe.

HARDER TO BREATHE

Ich schlendere, in der Hoffnung, dass sie, wenn ich wiederkomme, hoffentlich ein anderes Thema haben, ganz langsam den Flur zur Damentoilette entlang und schaue mir die verstaubten Schaukästen an. Es sind uralte Fotos von dem Lehrerkollegium ausgestellt, und einige erkenne ich sogar wieder. Die meisten haben sich echt ganz schön verändert, nur Herr Faber nicht, dem standen die Haare schon damals zu Berge, auch wenn er immer behauptet hat, dass die Frisur erst so wäre, seit er uns unterrichtet.

Ich muss an die Collage mit den alten Joyning-Fotos denken, wie Ben sich vor dem Bilderrahmen aufgebaut hat und versucht hat, die ihm peinlichsten Bilder zu verdecken. Da war noch alles in Ordnung zwischen uns.

Vielleicht ist Ben auch wütend auf mich. Wütend, weil ich nicht, wie verabredet, um kurz vor zwölf an der Suite war, um mit ihm und den anderen auf meinen Geburtstag anzustoßen. Dieser Gedanke lässt mich mit einem Mal richtig unruhig werden. Was ist, wenn er enttäuscht ist und darauf wartet, dass ich mich melde? Er kann ja nicht ahnen, dass ich ihn mit Jasmin und Caro beobachtet habe, wie er die zwei mit aufs Zimmer genommen hat. Hat Tobi ihm vielleicht gar nicht erzählt, dass ich angeblich Schmerzen hatte und deshalb so überstürzt gegangen bin? Dann könnte ich schon verstehen, dass er sauer auf mich ist, denn so einfach abzuhauen ist sonst auch nicht meine Art.

Trotzdem hätte er mal so weit denken können, dass was passiert sein musste, gerade weil er mich immer nur sehr zuverlässig kennt. Und wenn er sich Sorgen gemacht hätte, dann wäre es eine Kleinigkeit gewesen, sich mal kurz zu melden, um nachzufragen, ob was passiert ist. Ich habe also eher einen Grund sauer zu sein als er. Ich atme dreimal tief durch. Ich muss mir wirklich abgewöhnen, diese ganzen Szenarien immer wieder im Kopf durchzuspielen. Ich spinne mir ganze Geschichten zusammen, obwohl es nicht den leisesten Anlass gibt.

Das ist irgendwie so 'ne Macke von mir. Dabei lassen sich viele Dinge gleich aus der Welt schaffen, wenn man einfach drüber spricht, statt sich Horrorszenarien auszumalen. Man steht am Ende nur mit schlechter Laune da, obwohl es vermutlich überhaupt keinen Anlass dafür gibt.

Ich werde Ben morgen eine Mail schreiben und einfach mal nachfragen, ob alles gut ist und mir irgendwas wegen der Homepage aus den Fingern saugen. Irgendeine Frage, damit ich nicht grundlos schreibe, und an seiner Antwort werde ich dann schon sehen, ob alles gut ist, zumindest von seiner Seite aus.

Wenn ich ganz ehrlich zu mir bin, habe ich auch nicht das Recht, sauer zu sein, wenn er sich zwei Groupies mit aufs Zimmer nimmt. Wir sind schließlich kein Paar, und er weiß nicht mal, dass ich in ihn verliebt bin. Was auch gut so ist.

Ich schaue mich um und bin an der Damentoilette vorbeigelaufen, so sehr war ich in Gedanken. Zum Glück bin ich nicht auf dem Männerklo gelandet. Ich gehe zurück, öffne die Tür und starre erschrocken Caro an, die am hintersten Waschbecken steht. Wir scheinen uns beide nicht besonders über dieses Zusammentreffen zu freuen, denn sie zuckt überrascht zusammen, als würde sie sich bei irgendwas ertappt fühlen. „Was guckst du fette Kuh so dämlich?", keift sie mich an und schließt hektisch ihr kleines Handtäschchen. Ich bin so perplex, dass ich am liebsten wieder rückwärts rausgegangen wäre, aber das hätte sie wohl gerne. Heute nicht. Ich schaue Caro direkt in die Augen und versuche leise verächtlich zu schnauben. So, wie man es öfter in Filmen sieht, wenn jemand etwas so lächerlich findet, dass es keinen Wert hat, darauf überhaupt zu antworten.

Das hätte ich mir besser sparen sollen, denn jetzt kommt Caro, bevor ich in der Kabine verschwinden kann, auf mich zu und drückt mich mit ihrer Hand an meiner Kehle gegen die Fliesenwand, so dass mir die Luft wegbleibt. Obwohl ich allein durch meine Masse bestimmt stärker als sie bin, bleibe ich vollkommen geschockt regungslos stehen. Ihr Blick ist so aggressiv, dass ich versuche, ihr nicht in die Augen zu schauen. Ich will sie nicht noch weiter provozieren.

Mit bedrohlich leiser Stimme sagt sie: „Was sollte das eben? Da haste jetzt Schiss, du widerliche Kuh. Was bildest du dir eigentlich ein, hier so rumzustolzieren? Dich will niemand hier haben." Dabei kommt sie mir immer näher, so dass ich ihren Atem auf meinem Gesicht spüre. „Du fettes, hässliches Stück Scheiße!" Sie drückt immer fester meinen Hals zu, und mir wird schwummerig. Ganz langsam verschwimmt Caros Gesicht vor meinen Augen, als sie plötzlich von einer fremden Hand an der Schulter gepackt und von mir weggerissen wird. Jasmin steht hinter ihr und brüllt: „Bist du jetzt total bescheuert?" Caro lässt mich endlich los und stößt Jasmin so wütend zur Seite, dass diese gegen das Waschbecken knallt, dann stürmt sie aus der Toilette.

„Alles okay?", fragt mich Jasmin besorgt, als ich mit den Händen auf die Knie gestützt an der Wand lehne und nach Luft schnappe. Ich hole tief Luft, aber noch bevor ich antworten kann, ändert sich Jasmins Tonfall, und in deutlich bedrohlicherer Stimme fügt sie hinzu: „Ich würde mir an deiner Stelle genau überlegen, was ich heute mache und wem ich traue. Sei vorsichtig, sonst geht der Abend ziemlich übel für dich aus!"

Sie geht ganz langsam rüber zum Waschbecken, und bei jedem einzelnen Schritt auf dem kalten Fliesenboden ist das Knallen ihrer hohen Absätze zu hören. Unsere Blicke treffen sich im Spiegel, als sie mit dunkelrotem Gloss ihre Lippen nachschminkt. Ihr eiskalter Ausdruck lässt mich schlucken, und ich spüre deutlich den Schmerz an meiner Kehle. Dann geht sie, ohne mich eines weiteren Blickes zu würdigen. Ich stehe einfach nur völlig benommen da. Ist das gerade wirklich passiert?

Ich bin nicht in der Lage, einen klaren Gedanken zu fassen, setze mich auf eine Toilette und schließe ab. Am liebsten würde ich hemmungslos losheulen, aber selbst dazu bin ich nicht fähig, ich bin wie gelähmt. Mir ist eiskalt, und ich schlinge fest die Arme um meinen Körper. So sitze ich eine ganze Weile mit geschlossenen Augen da, wiege ganz langsam mit dem Oberkörper vor und zurück und warte. Worauf ich warte, weiß ich nicht, vielleicht darauf, dass ich aus diesem schrecklichen Albtraum aufwache.

Ich höre, wie die Tür aufgeht und einige Mädels aus meiner Stufe hereinkommen. Wie durch eine Dunstglocke nehme ich ihr Kichern und Lachen wahr, als ich plötzlich Christins Stimme höre: „Wieder typisch, wie sich Caro und Jasmin für diese Aktion feiern lassen. Obwohl ich zugeben muss, dass es natürlich schon richtig geil ist. Ich hätte nicht gedacht, dass es an unserem letzten Tag hier noch mal so abgeht!"

Ich halte die Luft an und hoffe, dass sie mich nicht entdecken. Wie kann man andere nur dafür feiern, wenn sie jemanden so fertigmachen? Ich habe denen doch nie etwas getan, warum hassen die mich so? Ich merke, wie der Kloß in meinem Hals immer schwerer wird und spüre, dass eine Träne meine Wange runterkullert. Du musst dich zusammenreißen, du darfst jetzt auf keinen Fall anfangen zu weinen, sage ich mir immer wieder lautlos und bemühe mich, möglichst flach zu atmen. Endlich höre ich, dass die anderen die Toilette wieder verlassen und zurück in die Aula gehen. Als die Tür kurz aufsteht, glaube ich, laute Musik zu hören, zumindest spüre ich den Bass deutlich, dann knallt sie wieder ins Schloss. Jasmin scheint sich also doch um einen DJ gekümmert zu haben.

Ich überlege mir, wie ich am besten zu Jule kommen kann, ohne dabei die anderen sehen zu müssen. Aber was will ich ihr dann sagen? Soll ich ihr erzählen, was passiert ist? Dann stellt sie Caro und Jasmin bestimmt sofort zur Rede, und ich stehe wieder als die feige Petze da. Vielleicht kann ich Jule ja auch so davon überzeugen, dass ich nach Hause möchte, und erst dort erzähle ich ihr den wahren Grund. Ich schaue an mir hinunter und sehe, dass meine Hände vor Aufregung zittern, die Klamotten sehen auch ziemlich zerknuddelt aus. Insgesamt ein jämmerlicher Anblick.

Ich lausche kurz, ob auch wirklich niemand außer mir hier ist, schließe die Kabinentür auf, gehe rüber zum Waschbecken und schaue in den Spiegel. Ich sehe aus, als hätte ich drei Tage durchgeheult, die Wimperntusche ist verwischt, und meine Augen sind gerötet. Mit einem Papierhandtuch gelingt es mir, das Gröbste zumindest so einigermaßen wieder in Ordnung zu bringen. Es muss ja nicht gleich jeder sehen, was hier passiert ist, auch wenn die meisten es ja eh scheinbar schon von Caro und Jasmin gehört haben. Ich kann das alles gar nicht glauben, wie konnte sich dieser Abend nur so schrecklich entwickeln?

Als ich den Flur entlang zurück Aula gehe, höre ich die Musik immer lauter. Auf jeden Fall hat dieser DJ einen guten Musikgeschmack – „Harder to breathe" von Maroon 5. Ich atme tief durch und spüre dabei immer noch deutlich den Schmerz an meinem Hals, Caro hat mit aller Kraft zugedrückt. Sie wollte mich nicht nur einschüchtern, sie meinte das eben verdammt ernst.

Ich weiß nicht, was mich gerade mehr irritiert, dass die Stimme original wie Bens klingt, dass das Song-Orakel mit „Harder to breathe" einen ziemlich schwarzen Humor beweist, oder dass mir jetzt überhaupt solche Gedanken durch den Kopf gehen, trotz allem, was passiert ist.

AYE AYE, SIR!

Ich drücke die Tür zur Aula auf und traue meinen Augen nicht. Der große schwarze Vorhang ist aufgezogen, und da oben auf der Bühne stehen Ben, Tobi und die anderen Jungs. Die Tische und Stühle sind an den Rand der Aula geschoben, so dass vor der Bühne eine große Tanzfläche entstanden ist, auf der wilde Partystimmung herrscht. Während ich noch versuche, meine

Gedanken zu ordnen, um überhaupt zu begreifen, was sich da gerade abspielt, kommt Christin mit zwei Gläsern in der Hand auf mich zu und strahlt mich an.

„Guck mal, hättest du das erwartet? Ich hab ja ehrlich gesagt schon gar nicht mehr daran geglaubt, dass Jasmin überhaupt noch 'nen DJ organisiert bekommt, aber gleich 'ne Live Band? Das ist schon extrem geil. Wo warst du denn so lange? Jule hat dich schon gesucht!"

Verwundert schaue ich sie an, scheinbar drehte sich das Gespräch zwischen den Mädels auf der Toilette gar nicht um mich. Christin drückt mir ein Glas in die Hand und sagt: „Hier, Cola light für dich!" Dann stößt sie mit mir an.

Völlig verdattert trinke ich einen großen Schluck. Der süße Geschmack tut unheimlich gut. Mit jedem Schluck, den ich nehme, fühle ich mich besser, und das, was da gerade auf der Toilette passiert ist, verschwindet hinter einem großen schwarzen Vorhang. „Wo ist denn Jule?", frage ich Christin. Sie zuckt mit den Schultern. Ich beuge mich weiter zu ihr rüber und frage, wo ihr Jule denn gerade die Cola light für mich gegeben hat.

„Nein, die habe ich nicht von Jule, die hat mir Caro eben für dich gegeben! Sie sagte, dass ich sie dir bringen soll."

Diese Antwort zieht mir fast den Boden unter den Füßen weg. Warum sollte ausgerechnet Caro mir etwas zu trinken bringen lassen? Ich schaue mich um und entdecke sie rechts neben der Theke stehen. Sie beobachtet mich genau, hebt ihr Glas und prostet mir zu. Dabei spielt ein so hinterhältiges Lächeln um ihre Mundwinkel, dass mir ganz flau im Magen wird. Ich drücke Christin das leere Glas in die Hand und mache mich auf den Weg zur Bühne, ich muss jetzt ganz schnell Jule finden. Aber je näher ich der Bühne komme, desto mehr vergesse ich, warum ich so aufgebracht bin. Es bringt doch nichts, sich jetzt wegen so einem lächerlichen Vorfall den ganzen Abend zu verderben. Ich bin hier, meine Band ist hier. Gut, Caro ist auch hier, aber was soll's? Ich will jetzt nach vorne zu Jule und mit ihr tanzen, einfach nur tanzen und Spaß haben.

Ich stelle mich auf die Zehenspitzen, aber lange kann ich das Gleichgewicht nicht halten, dafür ist mir echt zu schwummerig. Komisch, ich fühle mich mit einem Mal richtig betrunken, dabei hatte ich vorhin doch nur ein Glas Sekt. Vermutlich habe ich einfach zu wenig gegessen, da wirkt der Alkohol natürlich stärker. Eigentlich ist es ja auch egal, denn es fühlt sich gerade einfach nur gut an. Jetzt ist nicht die Zeit für schlechte Gedanken, jetzt wird gefeiert.

Ich finde Jule an der Bühne, natürlich vor Tobi – wo auch sonst. Als sie mich entdeckt, stürmt sie auf mich zu und fällt mir um den Hals. „Wusstest du davon, hast du das mit den Jungs vorbereitet?" Ich schüttele den Kopf. „Wo warst du denn dann so lange?"

„Ich war auf der Toilette und hab grad was mit Christin getrunken", antworte ich und muss kichern.

„Du scheinst 'ne ganze Menge getrunken zu haben, Maus!", sagt Jule und zieht skeptisch eine Augenbraue nach oben.

Ich tippe mit dem Zeigefinger auf ihre perfekt gezupfte Augenbraue und sage: „Nu guck doch nicht so streng! Wir haben heute Abi-Ball, das müssen wir feiern." Ich muss kurz hicksen, spreche dann aber weiter mit Jules Augenbraue: „Da darf man auch mal ein Glas trinken oder zwei oder drei. Jule sieht das auch so, und der musst du gehorchen, denn die hat dich schließlich gezupft!" Während ich das sage, mache ich mit meinem Daumen und Zeigefinger kleine Zupfbewegungen, und Jule muss lachen.

„Du bist echt niedlich, wenn du betrunken bist, Maus! Aber den Rest des Abends sollten wir uns doch lieber mal 'n Wasser klarmachen." Dann deutet sie lächelnd hinter mich.

Ich drehe mich ziemlich schwungvoll um. Vielleicht etwas zu schwungvoll, denn ich lande direkt in Bens Armen. „Huch, wo kommst du denn auf einmal her?", frage ich ihn immer noch kichernd und schaue verdutzt zwischen seinem Platz auf der Bühne, und ihm, wie er jetzt direkt vor mir steht, hin und her.

„Na, ich muss doch wenigstens die Chance haben, dir richtig zum Abi zu gratulieren und noch nachträglich zu deinem Geburtstag, denn ans Handy bist du ja nicht rangegangen."

„Ach, du warst die unbekannte Nummer, die mich angerufen hat, wenn ich das gewusst hätte!" Über diese Aussage muss ich selber lachen, denn natürlich wäre ich gerade dann nicht drangegangen, da wäre ich ja viel zu aufgeregt gewesen. Es ist schon ganz gut, dass sich unsere Kommunikation auf E-Mail und Facebook beschränkt, so habe ich immer Zeit, mir alles noch einmal - okay, dreimal - durchzulesen, bevor ich auf „Senden" klicke. Schon witzig, dass ich sogar in meinen stummen Selbstgesprächen versuche, mich selbst zu beschwindeln.

Ben küsst mich flüchtig auf den Mundwinkel, und die Umstehenden aus meinem Jahrgang pfeifen und johlen. Dann springt er mit einem Satz zurück auf die Bühne, und ich kann nicht anders, ich muss auf seinen knackigen Hintern gucken, der besonders gut zur Geltung kommt.

„Lea, der nächste Song ist für dich!", höre ich seine Stimme durch die Boxen, und ich sehe aus dem Augenwinkel, wie die anderen aus meiner Stufe die Köpfe zusammenstecken und tuscheln. Mir gefällt das Gefühl, dass uns alle ansehen, als ob der attraktive Sänger und ich ein Paar wären. Ja, darüber dürfen sie gerne tuscheln. Die schönsten Gerüchte stimmen doch selten.

Schon das unverkennbare Gitarrenintro verrät, welcher Song jetzt kommt, und mein Puls wird deutlich schneller. Ben hat ein sexy Grinsen im Gesicht, und sein Blick durchdringt mich, als er die Hände ums Mikrofon legt und leise „Happy Birthday!" flüstert. Ich habe ihm so oft damit in den Ohren gelegen, dass ich mir wünschen würde, diesen Song nur ein einziges Mal von ihm zu hören, jetzt ist es so weit.

Es ist mein absolutes Lieblingslied, „Rebel Yell" von Billy Idol. Ich schließe die Augen und vergesse ab dem Moment, wo das Keyboard einsetzt, jegliche Hemmungen. Der Song geht mir so unter die Haut, dass ich komplett entfesselt tanze und die Arme in die Luft recke, dabei ist mir auch völlig gleich, dass mein Blazer hochrutscht und die Aussicht auf meinen dicken Hintern frei gibt. Jetzt ist es mir egal.

Ich fühle mich so leicht und frei, ich höre nur noch die Musik, ich bin einfach nur glücklich. Es geht so eine Energie, so eine Macht von der Bühne aus, dass der Song wie ein dunkles Versprechen klingt und ich den Jungs völlig ergeben bin. Ich spüre den Bass als erregendes Kribbeln in der Magengegend, und der donnernde Hall des Schlagzeugs durchfährt jede einzelne Faser meines Körpers, ich bin wie elektrisiert. Dann kommt das Gitarrensolo, ich öffne meine Haare und fange an, mit den Händen an die Bühne gestützt, denn sonst würde ich in meinem Zustand vermutlich umfallen, zu headbangen.

Durch meine umherwirbelnden Haare nehme ich Bens Schuhe vor mir wahr und schaue nach oben. Er gibt mit großen Bewegungen den Takt vor und binnen Sekunden sind alle Arme auf der Tanzfläche in der Luft. Das donnernde Klatschen überrollt mich wie eine Lawine, und als ich gerade wieder den Kopf in den Nacken schmeiße, sehe ich, wie er sich zu mir hinunter beugt und halte in meiner Bewegung inne. Er lehnt sich ganz dicht zu mir runter und raunt mit seiner rauchigen Stimme: „I walked the ward, for you, babe – A thousand miles, for you – I dried your tears, of pain, babe – A million times, for you …" Das macht mich so an, dass ich am liebsten auf der Stelle mit ihm schlafen möchte. Meine Hände sehnen sich danach, in seinen zerzausten Haaren zu wühlen, ich will mich ihm entgegenwölben, seinen heißen Atem auf meiner Haut und ihn ganz tief in mir spüren. Bei diesen Gedanken breitet sich in mir ein angenehmes Ziehen und Kribbeln aus, und all meine Muskeln spannen sich an. Ich verzehre mich so sehr danach, seine kraftvollen Bewegungen zu fühlen und mit ihm zu verschmelzen. Ich bin so bereit für ihn.

Er kommt mir jetzt noch näher, sieht mir direkt in die Augen und haucht mit seiner unfassbar sexy Stimme weiter in sein Mikrofon: „I'd sell my soul, for you, babe - For money to burn, for you - I'd give you all, and have none, babe - Just to, just to, just to, just to, to have you here by me!" Dann ertönt wieder der Refrain, und die ganze Partymeute brüllt Ben den Text entgegen, als hinge ihr Leben davon ab. Es ist ein überwältigendes Gefühl, dazwischenzustehen. Die Euphorie ist geradezu greifbar, ich könnte vor Glück zerspringen.

Auch bei den folgenden Songs hat Ben sein Publikum fest im Griff, und teilweise singen wir so laut mit, dass wir sogar die Anlage übertönen. Ich habe das Gefühl für Raum und Zeit vollkommen verloren, aber sie müssen schon eine ganze Weile gespielt haben, denn Ben beendet in diesem Moment das Set, und die Jungs kommen von der Bühne.

„Hier, trink mal einen Schluck!", sagt Jule und hält mir ein Glas Wasser hin.

„Ich habe aber gar keinen Durst! Komm, lass uns weitertanzen!", versuche ich so nüchtern wie möglich zu klingen.

„Doch, Maus, trink jetzt bitte was, du siehst gar nicht gut aus", antwortet sie in einem Ton, der deutlich macht, dass sie es ernst meint. Ich versuche weiter ums Trinken herumzukommen, setze meinen treusten Dackelblick auf und sage kichernd: „Doch, falls es dir noch nicht aufgefallen ist, heute sehe ich wirklich mal gut aus!" Jule muss schmunzeln.

„Du trinkst jetzt was!", höre ich plötzlich Bens Stimme, die keinen Widerspruch duldet, direkt neben meinem Ohr und spüre seine Hand in meinem Nacken. Ich bekomme eine Gänsehaut und winde mich unter seinem festen Griff. Er nimmt das Glas und drückt es mir in die Hand. „Trink!" Ich mache einen Schmollmund, nehme dann aber einen kleinen Schluck. „Austrinken!" folgt es in gefährlich leisem Ton, und seine Augen funkeln. Ich trinke aus.

Die Worte „Braves Mädchen!" und das verführerische Lächeln in seinem Gesicht sind eine sehr erregende Mischung. Aus den Boxen erklingt nun ruhigere Pausenmusik, und auf der Tanzfläche wird es deutlich leerer. Einige holen sich neue Getränke oder gehen raus, um eine zu rauchen, aber die meisten setzten sich an die Tische am Rand und schauen neugierig zu uns herüber. Den Anblick, mich hier mit einem Typen stehen zu sehen, will niemand verpassen. Wir stehen unter Beobachtung, und dieser Gedanke macht mich unfassbar an. Ich muss grinsen, als ich „I will remember you" von Toto höre, einen Song, der eindeutig aus der Pausenwiedergabeliste von Joyning stammt, denn so einen guten Musikgeschmack hat Jasmin garantiert nicht. Das weiß ich sogar in diesem Zustand mit ziemlicher Sicherheit.

Ich sehe Tobi und Jule dabei zu, wie sie schmusend in der Mitte der Aula stehen, umgeben von tausend tanzenden Lichtpunkten, die die Discokugel in den Raum projiziert. Ben nimmt mir das leere Wasserglas ab, stellt es auf die Bühnenkante, ergreift meine Hand und zieht mich schwungvoll auf die Tanzfläche.

Bevor ich weiß, wie mir geschieht, legt er meine Arme um seinen Hals und drückt mich ganz nah an sich. Meine Güte, kann der sich bewegen, genau so habe ich es mir immer vorgestellt. Auch wenn ich eigentlich viel zu betrunken bin, um sicher auf meinen Beinen zu stehen, fühlt es sich mit ihm an, als würde ich schweben. Ich schließe die Augen, lasse mich von ihm führen und genieße es, in seinen Armen zu liegen, seinen Körper zu spüren, ihn zu riechen. In meinem Kopf entsteht ein Meer aus Farben, aus Millionen kleinen schimmernden Punkten, die wie fliegende Fische abtauchen und emporspringen, sich miteinander vermischen und als Feuerwerk hoch über mir explodieren. Die Songs gleiten an mir vorbei, und die Funken bewegen sich im Takt der Musik, ehe sie sich langsam auf mich hinuntersenken, um sich dann mit einem Knistern auf meiner Haut in Luft aufzulösen und nichts zurückzulassen als eine prickelnde Gänsehaut.

„Wir müssen dann wohl mal weitermachen", nehme ich Bens Stimme wie aus weiter Ferne wahr. Ich lehne mich zurück, um ihn anschauen zu können, und spüre seinen festen Griff in meinem Rücken, er scheint mich noch nicht loslassen zu wollen. „Lea? Wo ist Jule? Wir müssen weitermachen, und ich möchte dich in deinem Zustand ungern alleine hier stehen lassen." Diese Worte bringen mich sofort wieder ins Hier und Jetzt. In meinem Zustand? Was denkt der sich denn? Dass ich nicht mehr alleine stehen kann? Mir gefällt nicht, dass er so tut, als wäre ich nicht mehr ganz zurechnungsfähig.

Ich ziehe eine Schnute und sage: „Ich bin schon groß und kann gut auf mich alleine aufpassen." Mist, in meinem Kopf klangen die Worte irgendwie energischer und nicht so wie bei einem trotzigen Kind.

„Da mache ich mir im Normalfall auch keine Sorgen, aber heute bist du irgendwie ..." Er stockt.

„Ich bin was?", frage ich mit gespielter Entrüstung und stemme meine Hände in die Hüfte. Er schmunzelt, legt seinen Arm um meine Schultern und schiebt mich an den Rand der Tanzfläche, wo die Tische stehen, setzt mich auf einen Stuhl und gießt mir schon wieder ein Glas Wasser ein.

„Bitte nicht! Nicht schon wieder Wasser, ich möchte lieber noch einen Sekt!", sage ich schmollend.

„Du bleibst jetzt hier sitzen, trinkst dein Wasser, und ich schicke Jule zu dir, sobald ich sie gefunden habe. Geh nicht von hier weg! Hörst du?"

Ich stehe auf, schlage die Hacken zusammen und salutiere: „Aye, aye, Sir!"

Er schüttelt den Kopf, muss aber lachen. Dann drückt er mich an den Schultern wieder runter, so dass ich zurück auf den Stuhl gleite. „Genau hier sitzen bleiben!"

Als Ben zurück zur Bühne geht, verdrehen sich nach und nach die Mädels aus meiner Stufe die Köpfe nach ihm. Kein Wunder, sein ganzes Auftreten ist einfach nur atemberaubend. Er spricht mit Tobi, bevor es auf der Tanzfläche wieder so voll wird, dass ich ihn aus den Augen verliere. Aber steht da hinten nicht Jule in der Tür nach draußen? Ich will jetzt auf der Stelle weiter mit ihr tanzen, es ist schließlich unser Abi-Ball.

An der Tür ankommen, ist weit und breit nichts mehr von ihr zu sehen, aber die frische Luft wirkt auf mich wie ein Vorschlaghammer. Mir wird mit einem Mal richtig flau im Magen, und ich habe das Gefühl, mich abstützen zu müssen.

Ich spüre plötzlich einen Arm um meine Hüfte, und ein Typ, den ich schon mal irgendwo gesehen habe, schiebt mich aus dem Eingangsbereich. Verdutzt schaue ich ihn an: „Kennen wir uns?"

Er antwortet: „Noch nicht, aber das können wir ja ändern! Komm, lass uns zusammen auf dein Abi anstoßen!" Dabei schwenkt er eine Sektflasche vor meinem Gesicht hin und her.

Wie ferngesteuert lasse ich mich von ihm zu der Bank am Rande des Schulhofs führen, und wir setzen uns. Ja, sitzen ist eindeutig besser in meinem Zustand. Es ist angenehm kühl geworden, und der leichte Sommerwind kitzelt meinen Nacken.

Was mache ich hier eigentlich?, geht es mir durch den Kopf, ich kann mich aber nicht aufraffen, um zu gehen.

Ich spüre plötzlich die Öffnung der Flasche an meinen Lippen und gleich darauf den süßlichen Sektgeschmack in meinem Mund. Ich versuche mich abzuwenden, aber er hält die Flasche und meinen Kopf so fest im Griff, dass ich sie nicht wieder absetzen kann. „Schluck, du kleine Schlampe!", weist er mich in harschem Ton an und hält meine Nase zu.

Reflexartig öffne ich meinen Mund so weit es geht, um nach Luft zu schnappen. Er zwingt die Flasche immer weiter in meinen Rachen, und der abscheulich warme Sekt läuft sprudelnd meine Kehle hinunter, so dass ich mich verschlucke und husten muss. Endlich ist die Flasche leer, und er zieht sie zurück. Ich versuche, den Typen von mir wegzuschieben, aber er kommt mir immer näher. Ich spüre seinen widerwärtigen Atem an meinem Hals. Die Mischung aus seinem stinkenden Parfüm und dem ekligen Mundgeruch jagt mir einen Schauer über den Rücken. Von meinem Kinn tropft der schäumende Sekt hinunter, und er leckt ihn mit seiner gierigen Zunge ab. Ich möchte aufstehen, einfach nur ganz schnell hier weg, aber sein Griff ist so fest, dass ich mich nicht rühren kann.

„Komm schon, Kleine, stell dich nicht so an! Es wird doch mal Zeit, dass es dir jemand richtig besorgt!"

Mir wird speiübel. „Lass mich los!", brülle ich ihn panisch an, als seine Hand die Innenseite meines Oberschenkels hochstreift.

„Na los, hab dich nicht so!", höre ich ihn zwischen seinem hastigen Keuchen hervorpressen, und Tränen steigen mir in die Augen. Ich versuche, die Beine fest zusammenzudrücken, aber er ist viel stärker als ich. „Nein, bitte lass mich!", flehe ich ihn verzweifelt an und merke, wie mir kleine Bröckchen den Hals hochsteigen.

„Bist du taub? Sie hat Nein gesagt!", höre ich plötzlich Bens Stimme, und fast im selben Moment zieht er den Typen von mir runter und verpasst ihm, ohne auch nur einen Moment zu zögern, mit der Faust so einen kräftigen Schlag ins Gesicht, dass er taumelnd zu Boden geht. „Und du packst sofort dein beschissenes Handy weg!", ruft Ben stinksauer in Richtung des Parkplatzes. Ich folge seinem Blick und kann im kalten Licht der Laterne Caro stehen sehen, wie sie die ganze Situation mit ihrem Smartphone filmt.

Jetzt weiß ich auch wieder, woher mir der Kerl so bekannt vorkommt. Caro und Jasmin sind damals im Babylon mit ihm abgezogen. Ich kann mich noch genau an sein widerliches Parfüm erinnern und muss wieder würgen, als ich schon süßlichen Speichel schmecke. Ich presse mir die Hand vor den Mund und versuche noch aufzustehen, aber meine Knie sind so weich, dass ich nicht hochkomme. Ich kann mich nicht mehr beherrschen und übergebe mich - ausgerechnet auf Bens Schuhe. Ich spüre gerade noch, wie jemand meine Haare zusammenhält, dann verschwimmt alles um mich herum.

WO BIN ICH?

Als ich am nächsten Morgen aufwache, habe ich tierische Kopfschmerzen. Durch die nur einen Spalt geöffneten Rollläden dringt kaum Sonnenlicht in das Zimmer. Wo bin ich?

Ich versuche, mich aufzusetzen, aber in meinem Kopf hämmert es so sehr, dass ich zurück aufs Kissen sinke. Die Schmerzen überdecken die Angst, in einer völlig fremden Umgebung zu sein. Ich raffe mich erneut auf, aber meine Augen wollen sich nur langsam an die Dunkelheit gewöhnen. Ich kann kaum etwas erkennen.

Doch - ganz langsam wird mein Blick schärfer. Neben dem mit seidenweißer Bettwäsche bezogenen Doppelbett steht ein Schreibtisch und davor ein Stuhl, auf dem meine ordentlich zusammengefaltete Hose liegt. Über der Lehne hängt mein Blazer, und darunter erkenne ich mein Seidentop. Die Angst kämpft sich zurück in mein Bewusstsein, und ich schrecke hoch, das Bettlaken eng um meinen Körper geschlungen.

In diesem Moment geht die Zimmertür auf, und Ben steht im Türrahmen, seine Silhouette ist unverkennbar. Er trägt nur eine Jeans, die verboten tief auf seinen Lenden sitzt, und sein Oberkörper glänzt feucht.

Ich kann sein Gesicht kaum erkennen, sehe aber, dass er ein Glas in der Hand hält. „Ganz ruhig, Lea, alles ist gut", versucht er mich mit leiser Stimme zu beruhigen und setzt sich vorsichtig zu mir auf die Bettkante. Er nimmt behutsam meine Hand und legt eine kleine Tablette hinein. „Hier, schluck die, dann werden die Kopfschmerzen gleich besser." Er gibt mir das Glas in die Hand und führt sie langsam zum Mund. Da ich die hämmernden Schmerzen in meinem Kopf nicht länger ertragen kann, befolge ich, was er sagt, nehme die Tablette und trinke einen großen Schluck Wasser hinterher, ohne ihn anzuschauen oder nur ein Wort zu sagen.

„Komm, leg dich wieder hin, in einer halben Stunde wird es dir schon besser gehen", höre ich noch seine Worte, ehe er mich langsam zurück aufs Kissen drückt und ich sofort wieder wegdämmere.

Allmählich kommen die Erinnerungen an den gestrigen Abend zurück, und im selben Moment wünsche ich mir, dass das alles nur ein schlimmer Traum ist.

Da war der Angriff von Caro auf der Toilette, das Glas Cola light, das mir Christin gegeben hat, Caros hinterhältiger Blick, mein Geburtstagssong, der Tanz mit Ben im Lichtermeer, der widerliche Typ vom Schulhof und Bens Adidas.

Bens Originals, auf die ich mich übergeben habe. Oh nein, ich habe ihm auf seine Lieblingsschuhe gekotzt!

Mein Puls beginnt zu rasen, und mein Kopf wird ganz heiß. Ich schaue mich erneut im Zimmer um, und während mein Blick wieder an dem Stuhl hängen bleibt, kommt mir jetzt ein Gedanke in den Sinn, der mir noch viel größere Scham bereitet: Wenn meine Klamotten da drüben auf dem Stuhl liegen, was habe ich dann noch an? Habe ich überhaupt etwas an?

Ich taste vorsichtig an meinem Körper entlang und spüre nackte Haut. Sehr viel nackte Haut, meinen BH und den Slip, mehr nicht. Mein Mund ist mit einem Mal ganz trocken, und ich glaube, mein Herz hat aufgehört zu schlagen.

Nein, da pocht es wieder, obwohl mir sterben gerade eindeutig lieber wäre, dann müsste ich diese unfassbar peinliche Situation hier nicht ertragen. Ben hat mich fast nackt gesehen, einen

Anblick, den ich ja schon selbst kaum ertragen kann. Ich erinnere mich, als ich mich das letzte Mal in dem großen Spiegel an meinem Kleiderschrank betrachtet hatte, an den schwabbeligen Bauch, die tieffurchige Orangenhaut und meine hängenden Brüste, da kann auch die beste Shaping-Wäsche nichts kaschieren. Es bleibt einfach ein ekeliger Anblick.

Wie wäre es, wenn ich mich heimlich aus dem Staub mache und dann jeglichen Kontakt zu ihm abbreche? Vielleicht muss ich das auch gar nicht mehr, vielleicht ist er so angewidert von mir, dass er den Kontakt von sich aus abbricht. Eigentlich ist mir völlig egal, wer von uns beiden das zwischen uns beendet. Hauptsache, ich muss ihn nie wieder sehen. Ich atme tief durch und versuche mich zu beruhigen.

Draußen ist es inzwischen heller geworden, und auch hier im Zimmer kann ich etwas mehr erkennen. Es sieht wie ein Hotelzimmer aus, und das Bett neben mir ist ebenfalls zerwühlt. Hat Ben etwa hier bei mir geschlafen? In meinem Kopf herrscht das totale Chaos.

Die Zimmertür öffnet sich einen Spalt, und sofort ziehe ich die Bettdecke über meinen Kopf.

„Geht's dir besser?", fragt Ben vorsichtig.

„Ich bin nicht hier!", antworte ich leise und ziehe zusätzlich meinen Kopf ein und die Schultern hoch.

„Ach so, dann komme ich später wieder." Ich höre deutlich, dass er schmunzelt, während er das sagt und merke im selben Moment, dass die Matratze neben mir etwas nachgibt. Ganz langsam streift er die Bettdecke von meinem Gesicht, und ich verstecke mich hinter meinen Händen. Ich kann ihm nicht in die Augen schauen, dafür schäme ich mich viel zu sehr.

Ich rieche seinen frischen Duft. Er scheint bereits geduscht zu haben, deshalb hat sein traumhaft schöner Körper vorhin auch so geglänzt.

Als eine Weile nichts passiert, spreize ich die Finger doch mal kurz und blinzle hindurch, ob er noch da ist. Er sitzt neben mir, um seine Lippen spielt ein schiefes Grinsen, seine immer noch etwas feuchten Haare fallen ihm ins Gesicht, und er zieht eine Augenbraue hoch. Sofort presse ich wieder meine Finger zusammen und schließe dahinter zusätzlich noch die Augen, sicher ist sicher.

„Lea, es gibt nichts, wofür du dich schämen musst. Du kannst mir glauben, dass ich schon mal eine Frau in Unterwäsche gesehen habe. Das ist zwar schon eine ganze Weile her, aber der Anblick ist nicht neu für mich." Und wieder höre ich diesen leicht amüsierten Tonfall, er scheint die ganze Situation im Gegensatz zu mir tatsächlich lustig zu finden. Kaum hörbar flüstere ich: „Ich habe mich aber noch nie jemandem so gezeigt."

Eine ganze Weile ist es mucksmäuschenstill im Zimmer, nur ganz leise höre ich seinen Atem. „Aber hattest du denn noch nie einen Freund?", höre ich ihn, offensichtlich verwundert. Ich fasse all meinen Mut zusammen, atme tief durch und nehme die Hände vorm Gesicht weg. Ich schaue ihn an und sage mit einem schweren Kloß im Hals: „Wer will mich denn schon?"

Bens Augen verengen sich zu schmalen Schlitzen, aber dann tritt etwas ungewohnt Weiches in seinen Ausdruck.

Ich kann seinen Blick nicht deuten, ihm scheinen die Worte zu fehlen. Er streicht mir eine Haarsträhne aus dem Gesicht, und ich genieße zwar die Berührung seiner Hand an meiner Stirn und wie sie hinter mein Ohr streicht, trotzdem ist es irgendwie anders zwischen uns, jetzt, da er mir so nah ist. Gestern habe ich mir nichts sehnlicher gewünscht, als ihn zu spüren, sogar mit ihm zu schlafen, und jetzt, wo er neben mir auf dem Bett sitzt, nur eine Jeans trägt und mich so zärtlich berührt, spüre ich nichts dergleichen. Kein Kribbeln, kein erregtes Ziehen – ich spüre gar nichts. Irgendwas stimmt doch nicht mit mir.

Ben hebt mein Kinn an. „Was soll das denn heißen? Du bist doch eine tolle Frau, es gibt sicher etliche Typen, die sich dich zur Freundin wünschen." Vorsichtig wischt er eine kleine Träne, die mir aus dem Augenwinkel kullert, weg.

„Ach ja? Die Typen müssen aber blind oder schon ziemlich verzweifelt sein oder beides, und selbst dann würde es nichts bringen." Leise füge ich hinzu: „Ich finde mich ja selber so abstoßend, dass ich mir nicht vorstellen kann, überhaupt jemals jemanden näher an mich heranzulassen. Ich habe mich noch nie verliebt. Nicht mal in dich."

Die Situation scheint ihn zu überfordern, denn er greift sich sichtlich mitgenommen in die zerzausten Haare und schließt nachdenklich seine Augen. Mir ist noch nie aufgefallen, dass er so lange Wimpern hat. Ich betrachte ihn genauer, wie er so dasitzt, im Schein der Morgensonne. Er ist so unglaublich hübsch, sein makelloses Gesicht, das markante Kinn und seine widerspenstigen Haare. Jetzt, da ich es einmal ausgesprochen habe, fühlt es sich an, als wäre mir eine Last von der Seele genommen worden. „Weißt du, solange du oben auf der Bühne stehst und ich in sicherer Entfernung zu dir bin, fühle ich mich zu dir hingezogen. Ich finde dich unglaublich attraktiv, mag deine Art, dein ganzes Wesen, deine Sicht auf die Dinge und habe sogar schon mal von dir geträumt, aber sobald du dann vor mir stehst", ich muss schlucken, „ist dieses Kribbeln, dieses Knistern einfach weg. Ich spüre nichts. Ich bin einfach nicht normal."

Ich sehe, wie er sich die Schläfen massiert, und seine Kiefer mahlen, meine Worte scheinen ihn aufzuwühlen. „Lea, du bist vollkommen normal, du hast einfach nur einen sehr guten Instinkt", seine Stimme klingt rau, und er muss sich räuspern. „Du verliebst dich eben nicht in jemanden, der in den letzten Jahren nur", er macht eine Pause, „Typen hatte. Das ist nichts weiter als ein gesunder Selbstschutz."

Bitte was hat er da gerade gesagt? Habe ich das richtig verstanden? Ben trifft sich mit Männern? Er ist also schwul? Mit offenem Mund starre ich ihn an, völlig unfähig, irgendwas darauf zu sagen. Er steht auf, geht zu dem kleinen Tisch und schenkt sich aus der Karaffe ein Glas Wasser ein.

Wie er so dasteht, im Halbschatten, und die einzelnen Lichtstrahlen seinen makellosen Körper perfekt in Szene setzen, raubt mir den Atem. Wie kann ein Mann nur so schön sein? Jetzt betätigt er den Schalter, der die Jalousie langsam hochfahren lässt, und die Sonne flutet das Hotelzimmer Stück für Stück. Ben – in gleißendes Sonnenlicht getaucht, als wäre er nicht von dieser Welt. Mein Blick wandert seinen Körper hinunter, jeder Muskel ist definiert – er ist das glatte Gegenteil von mir. Obwohl die Sonne so hell ist, dass ich blinzeln muss, verfolge ich jede seiner Bewegungen.

So vieles hat plötzlich Sinn, was mich immer hat stutzen lassen.

Dass er nie weibliche Begleitung bei den Konzerten bei sich hat, dass seine Bandkollegen damals im Babylon gesagt haben, dass es vor der Bühne nicht halb so voll wäre, wenn die Mädels von seinem Geheimnis wüssten, und dass mich Tobi gewarnt hat, mich besser nicht in Ben zu verlieben.

Er trinkt sein Glas aus, stellt es auf dem kleinen Nachttisch ab und schlüpft auf seiner Seite des Bettes unter die Decke. Ich sitze immer noch regungslos da, spüre aber deutlich seinen Blick, der auf mir ruht und eine Reaktion erwartet.

Oh Gott, wie soll ich denn darauf reagieren? Mir gehen tausend Antworten durch den Kopf: Danke, dass du so offen zu mir bist und es mir gesagt hast. – Wie schön, dass es doch nicht nur an mir liegt, dass ich mich nicht in dich verliebt habe. – Hätte ich mir ja denken können, die hübschesten Männer sind doch meistens schwul.

Während ich noch versuche, mich für die beste Antwort zu entscheiden, sprudelt es schon aus mir heraus: „Aber warum hast du dann mit Caro und Jasmin geschlafen?"

Er verschluckt sich und muss husten. „Ich habe bitte was?", fragt er völlig entgeistert.

Ich kaue auf meiner Unterlippe herum und frage vorsichtig: „Hast du nach dem Konzert auf dem Schiff Caro und Jasmin denn nicht mit auf die Suite genommen und dort mit ihnen ...?" Ich stocke und hoffe, dass er mich nicht zwingt, es noch einmal auszusprechen.

Er legt den Kopf schief und beendet meinen Satz: „... und dort mit den beiden 'ne wilde Nummer geschoben?" Dabei muss er sich sichtlich zusammenreißen, um nicht loszulachen. „Lea, wie kommst du denn nur auf so eine verrückte Idee?"

Ich schlucke. „Ich habe euch beobachtet, als du mit den beiden Mädels den Flur entlanggegangen bist und sie dann mit auf die Suite genommen hast. Du hast zu ihnen gesagt, dass du gespannt bist, was die zwei dir zu bieten hätten." Ganz leise füge ich noch hinzu: „Ich habe mich hinter dem Servierwagen in der Nische versteckt, als ich euch gehört habe."

Er bricht in schallendes Gelächter aus. „Lea, die zwei haben uns an dem Abend für euren Abi-Ball gebucht, und ich wollte sie damit aufziehen, da mir ja von vornherein klar war, dass eure Abi-Kasse nicht genug Geld hergibt, um unsere Gage zu zahlen. Wir haben gestern Abend nur für Reisekosten und Hotelpauschale gespielt, um dir und Jule eine Freude zu machen."

Ich verstecke mich wieder unter der Bettdecke. Mann, ist mir das peinlich.

„Lea." Mit einem Mal ist seine Stimme wieder todernst, und ich luge vorsichtig unter der Decke hervor. „Und ich bin heilfroh, dass ich gestern in deiner Nähe gewesen bin, das hätte richtig schlimm ausgehen können. Was da gestern passiert ist, muss Konsequenzen haben. Klassenkameradin hin oder her."

Ich spüre ein unangenehmes Drücken im Magen, denn ich weiß, worauf er hinauswill.

„Jasmin hat erzählt, dass Caro dich auf der Toilette angegriffen hat, und auch, dass sie dir Drogen in die Cola gemischt haben muss. Christin hat bestätigt, dass sie das Glas von Caro mit dem Auftrag bekommen hat, es nur dir zu geben. Das wird sie auch bei der Polizei aussagen, und der Typ, der dich vergewaltigen wollte, darf auch nicht so davonkommen."

Er umfasst mein Kinn und dreht meinen Kopf zu sich, ich senke den Blick. „Schau mich bitte an. Wir werden gleich zur Polizei fahren und die beiden anzeigen. Wir warten nur noch, bis Jule und Tobi hier sind. Jule holt eben noch frische Klamotten von dir zu Hause, denn auf diese da“, er deutet auf den Stuhl mit meinen Sachen, „hast du dich gestern übergeben. Ich hab sie ausgewaschen, aber sie sind noch nicht wieder ganz trocken.“

Oh nein, er hat doch bitte nicht wirklich die Kotze aus meinen Sachen gewaschen? Das ist mir so unangenehm, ich möchte mich am liebsten auf der Stelle in Luft auflösen und sinke ganz tief ins Kissen.

„Die zwei werden bestimmt gleich hier sein. Es war eh schon fast ein Ding der Unmöglichkeit, Jule überhaupt davon zu überzeugen, dass du die Nacht bei mir bleibst. Erst als ihr Tobi bestätigt hat, dass ich während meiner Zivizeit in der Drogenambulanz gearbeitet habe, hat sie eingesehen, dass es so wohl besser ist. Auch wenn sie jede halbe Stunde 'ne SMS geschrieben hat, um zu fragen wie es dir geht. Dass sie hier kein Nachtlager aufgeschlagen hat, war echt alles.“ Er räuspert sich. „Wir haben kurz überlegt, dich ins Krankenhaus zu bringen, aber die hätten dich auch nur deinen Rausch ausschlafen lassen, da hatte ich dich dann doch lieber hier bei mir.“

Ich habe so viele Gedanken in meinem Kopf, dass mir ganz schwummerig wird. Ist das sein Ernst, dass wir gleich zur Polizei fahren? Ich bin mir nicht sicher, ob ich denen das erzählen will, am liebsten würde ich das alles einfach vergessen. Ich drehe mich zu ihm um und versuche seinen Blick zu deuten.

Er hat sich auf die Seite gedreht und schaut mich mit seinen stahlblauen Augen an. Bei diesem Anblick vergesse ich all meine Bedenken und bin einfach nur froh, dass er gerade hier bei mir ist.

„Ich hätte ehrlich gesagt nie damit gerechnet, dass du schwul bist", sage ich so vorsichtig, als könnte ich selbst nicht glauben, dass ich es laut ausspreche.

Ben lacht. „Ich bin nicht schwul. Ich stehe einfach nur auf schnellen, unkomplizierten Sex." Er grinst. „Wir Männer können Liebe und Sex einfach viel klarer trennen, da spart man sich das unnötige Vorspiel. Jemanden zu ficken und jemanden zu lieben sind zwei völlig verschiedene Paar Schuhe. Wir Männer sehen das einfach nüchterner, und mein Frühstück genieße ich lieber allein."

Ich knautsche mein Kopfkissen zusammen und versuche mich so hineinzukuscheln, dass möglichst viel von meinem Gesicht verdeckt ist, denn ich spüre wie meine Wangen schon wieder rot anlaufen. Trotzdem bin ich neugierig und wage mich etwas weiter vor. „Du bist also nicht so der Beziehungstyp, sondern hast eher kurze Affären?"

Seine Augen beginnen zu funkeln. „Ich habe auch keine Affären, Lea. Ich ficke, mehr nicht. Das ist ehrlich und zwanglos. Nichts versprechen, nichts bereuen - das ist ein Motto, mit dem ich immer gut gefahren bin."

Um seine Augen legen sich kleine Lachfältchen, als er meinen erschrockenen Blick sieht. „Da musst du jetzt auch gar nicht rot werden und dich hinter deiner Kissenburg verstecken. Wir beide sprechen doch nur ein bisschen über Sex." Er mustert mich und schmunzelt. „Obwohl, eigentlich bin ich ja ganz froh, dass du nach gestern wieder etwas Farbe im Gesicht hast."

„Dann warst du also auch noch nie verliebt?", frage ich leise.

„Ich glaube nicht mehr an diese Happy Love Stories, wie man sie aus Filmen kennt. Davon hat mich meine Ex gründlich kuriert. Wer liebt, wird verletzt. Warum sollte ich mir das noch einmal antun? Ich glaube nur noch an die Liebe zur Musik." Er sieht jetzt unsagbar traurig aus.

„Deine Bandjungs wissen aber, dass du dich mit Männern triffst?", frage ich schnell, um wieder das Thema zu wechseln.

„Klar, die Jungs wissen, dass ich Männer", er stockt und betont dann auffällig deutlich, aber jetzt zum Glück wieder mit einem schelmischen Grinsen im Gesicht, „dass ich mich mit Männern *treffe*. Aber wir sind uns alle im Klaren, dass die Konzerte nur so gut funktionieren, weil die Mädels auf der Bühne jemanden haben, auf den sie ihre Sehnsüchte projizieren können. Wie ich immer sage, wir sind die Nutten des Musikbusiness." Er zuckt mit den Schultern. „Die Mädels sehen mich da oben auf der Bühne und stellen sich vor, dass ich mit dem Text sie meinen würde, dass diese Liebesschwüre an sie gerichtet wären. Dabei haben sie noch nie ein Wort mit mir gesprochen, geschweige denn habe ich diese Texte geschrieben. Sie kennen nur die Rolle des Musikers, und die macht sie einfach an. Mit mir als Mensch hat das herzlich wenig zu tun. Ich glänze da in einem vollkommen falschen Licht."

Er streicht sich die Haare aus dem Gesicht. „Und glaub mir, sicher wären die meisten schwer entsetzt, was für ein abgefuckter Typ hinter dem lächelnden Frontmann steckt. Wir spielen da oben auf der Bühne doch alle nur eine Rolle, und das ist auch okay so. Das Publikum hat den Eintritt bezahlt, von dem wir unsere Rechnungen begleichen, aber befriedigend ist es nicht.

Das wäre etwas anderes, wenn ich meine eigenen Songs spielen dürfte, dann wäre dort oben wenigsten etwas ehrlich und nicht alles nur eine Maskerade. Für die Chance, bei einem Label unter Vertrag genommen zu werden, würde ich meine Seele verkaufen. Ich würde alles stehen und liegen lassen, meinen Job kündigen und nie wieder zurückschauen. Auch wenn ich alles verliere, das wäre endlich ich." Er senkt den Blick. „Ich habe neulich wieder Demosongs an einige Plattenfirmen geschickt und kann diese in die Antworten reinkopierten Standardfloskeln schon nicht mehr sehen. ‚Wir nehmen die Songs in die nächste Teamsitzung und melden uns dann gegebenenfalls bei Ihnen, bitte sehen Sie von weiteren Kontaktaufnahmen ab.'

Wenn ich das noch einmal lesen muss, muss ich echt kotzen." Sein ganzer Körper ist angespannt und sein Blick voller Zorn.

Ich höre ihn tief durchatmen, dann sinkt er zurück ins Kissen und dreht sich auf den Rücken. Obwohl er zur Decke schaut, sehe ich die Enttäuschung in seinen Augen. Ich erinnere mich an einen Artikel, den ich neulich in so einem Musikmagazin gelesen habe. Dass man heutzutage gar kein Label mehr braucht, um seine Songs zu veröffentlichen. Vielleicht ist das ja die Lösung.

„Kennst du Spinnup?", frage ich ihn und freue mich riesig, dass ich den Bericht nicht einfach überblättert habe. „Da kannst du deine eigenen Songs hochladen, behältst die Rechte, und trotzdem sind sie dann auf allen Downloadportalen. Du zahlst zwar 'ne Grundgebühr, bekommst aber die kompletten Einnahmen." Meine Stimme überschlägt sich fast vor Begeisterung, aber Ben lächelt mich nur müde an.

„Lea, wenn es so einfach klingt, dann gibt es da bestimmt einen Haken." Als er meinen enttäuschten Ausdruck sieht, fügt er hinzu: „Ich kann's mir ja mal anschauen. Zu verlieren habe ich ja eh nichts mehr!" Er holt tief Luft. „Weißt du, diese Ignoranz und Respektlosigkeit der Labels kotzt mich einfach an, aber ich hör jetzt auf, ich will dich nicht noch länger mit meinem Scheiß nerven, du hast ganz andere Dinge im Kopf. Außerdem klingt das so, als hätte ich gar keinen Spaß mehr am Mucken. Das stimmt nicht, ich bin im Moment einfach nur ausgelaugt, und jede Absage, die ich von einem Label bekomme, zieht mich weiter runter. Ich mag mich so im Moment selbst nicht mehr leiden."

Er dreht seinen Kopf zu mir, als die Worte „Ich mag dich leiden, auch wenn du so bist" einfach meinen Mund verlassen.

In seinem Blick liegt plötzlich irgendwas Amüsiertes, und um seine Mundwinkel spielt ein verschmitztes Lächeln. „Ach Lea, aber was ich noch fragen wollte: Wir zwei hatten ja schon so einige sehr ehrliche Momente miteinander. Ich würde also schon sagen, dass du mich ein ganzes Stück weit kennst." Er macht eine künstlerische Pause, hebt den Kopf und stützt sich auf seiner Hand ab. „Und du hast trotzdem von mir geträumt?" Er legt den Kopf schief und beugt ihn so, dass er mich von schräg unten anschauen kann. Jetzt laufe ich wirklich tiefrot an. „Nein, Lea, nicht wieder unter der Bettdecke verstecken. Komm schon, erzähl mir von deinem Traum. Ich will ihn von dir hören, mit allen schmutzigen Einzelheiten."

Zum Glück klopft es in diesem Moment an der Zimmertür. Ben steigt aus dem Bett, zieht sich ein weißes Shirt über, deutet mit Mittel- und Zeigefinger erst auf seine, dann auf meine Augen. „Das Thema ist noch nicht vom Tisch!", sagt er und zwinkert mir grinsend zu. Dann öffnet er die Tür.

Er kann sich gerade noch gegen die Zimmerwand drücken, um nicht von Jule über den Haufen gerannt zu werden. Sie schließt mich ganz feste in die Arme, und ihre Stimme verrät, dass sie eine richtig beschissene Nacht hatte. „Maus, wie fühlst du dich? Ich hatte so eine schreckliche Angst."

TRÄUM WAS SCHÖNES

Als ich am Nachmittag in meinem Zimmer auf dem Bett sitze und mir das Pflaster von der Armbeuge reiße, füllen sich meine Augen mit Tränen. Es ist der erste Moment, den ich seit unserem Abschlussball alleine bin, und gerade kommt alles noch mal hoch. Der Abend war so eine Achterbahnfahrt der Gefühle, und den kompletten Ablauf des Abends noch mal bei der Polizei erzählen zu müssen, hat mir erst richtig bewusst gemacht, was da hätte passieren können.

Die Polizisten haben gesagt, dass jemand, der einem anderen Drogen verabreicht, dessen Tod billigend in Kauf nimmt, da man nie vorhersagen kann, wie der Körper reagiert, ob es zum Beispiel eine allergische Reaktion gibt. Bei diesem Gedanken läuft mir ein eiskalter Schauer über den Rücken. Ich lege mich ins Bett.

Meine Mutter kommt rein und lässt die Rollläden runter, damit die Sommersonne nicht so hell ins Zimmer scheint. Sie setzt sich zu mir und gibt mir meine kuschlige Wärmflasche, die wie ein kleiner Teddybär aussieht. Ich habe sie schon, seit ich ein kleines Kind war, und immer, wenn es mir schlecht ging, hat mich der kleine Teddy, den ich Bruno getauft habe, getröstet.

„Versuch jetzt ein bisschen zu schlafen, und wenn etwas ist, bin ich im Wohnzimmer“, sagt sie leise, ehe sie mir einen Kuss auf die Stirn drückt und vorsichtig die Tür hinter sich schließt. Ich sehe, wie sie die Tür wieder einen kleinen Spalt öffnet, um sie dann doch nur anzulehnen. Auch wenn sie nichts gesagt hat, glaube ich, dass sie enttäuscht ist, dass wir sie gestern nicht sofort angerufen haben, und dass ich nicht zu Hause geschlafen habe. Sie scheint zwar beruhigt zu sein, dass wir bei der Polizei waren, trotzdem tut es mir leid, dass ich mich nicht mal heute früh bei ihr gemeldet habe.

Aber wenn ich ehrlich bin, habe ich es genossen, dass Ben sich um alles gekümmert hat. Es war ein gutes Gefühl, dass er bestimmt hat, was zu tun ist, und dass er an meiner Seite geblieben ist. Ich muss an die nüchterne Reaktion der Beamten denken.

Ich erinnere mich an das, was eine Bekannte meiner Mutter, die schon seit Jahren bei der Mordkommission arbeitet, mal gesagt hat. Dinge, die anderen Tränen in die Augen treiben, wenn man zum Beispiel einen schlimmen Verkehrsunfall beobachtet, würden in ihr gar nichts mehr auslösen. Sie sei nach all den Jahren so abgestumpft, dass es mindestens eine Kinderleiche braucht, damit sie noch emotional angegriffen sei.

Mich hat diese Aussage so sehr geschockt, dass ich ihre Worte noch genau im Ohr habe. Wenn ich mir seitdem Gedanken über mein Leben und meine berufliche Zukunft mache, habe ich nur den Wunsch, niemals so abzustumpfen. Ich möchte nichts, was mir im Leben passiert, als selbstverständlich hinnehmen. So zum Beispiel auch nicht das Verhalten von Jasmin und Christin heute, denn auf der Wache haben wir erfahren, dass die beiden schon lange vor uns dort gewesen sind, um sich als Zeugen zu melden. Ich muss auch an Jasmins Worte auf der Toilette denken, als sie zu mir gesagt hat, dass ich niemandem trauen sollte und auf mich aufpassen müsste. Was ich als einschüchternde Drohung wahrgenommen habe, war als Warnung gemeint. Sie wusste ja, was Caro vorhatte, und hat sich sicher auch deshalb vor dem Ball draußen mit ihr gestritten.

Nachdem wir unsere Aussagen gemacht haben, bin ich dann noch zum Blutabnehmen geschickt worden und habe dort auch eine Urinprobe abgeben müssen. Im Urin können Drogen nämlich wesentlich länger nachgewiesen werden, das wusste ich bis heute auch nicht. Danach durfte ich dann endlich nach Hause. Als Ben mich zur Verabschiedung in die Arme geschlossen hat, hätte ich ihn am liebsten gar nicht mehr losgelassen, meinen Retter.

Ich muss schmunzeln, als mir wieder in den Kopf kommt, wie er sich, schon halb im Weggehen, noch mal zu mir umgedreht und „Schlaf dich aus! – Und, Kleine, träum was Schönes!" gerufen hat. Sein amüsiertes Grinsen hat deutlich verraten, worauf er angespielt hat. Er steht einfach unheimlich drauf, mich in Verlegenheit zu bringen, und ja, mir gefällt dieses Spielchen zwischen uns auch.

Die Wärmflasche tut gut, unter der Bettdecke ist es jetzt muckelig warm. Ich nehme mein iPad und wähle alle Songs zur zufälligen Wiedergabe aus, dann regele ich die Lautstärke noch etwas weiter runter. In diesem Moment leuchtet eine Nachricht von Jule auf: „Ich hoffe, Du kannst schlafen, Maus. Ich denk an Dich, und wenn irgendwas ist, ruf mich einfach an, und ich komm vorbei. Kuss". Ich bin so erledigt, dass ich nicht mal dazu komme, ihr zu antworten, sondern sofort wegdämmere. Nur ganz weit entfernt nehme ich noch Bens Stimme wahr, es ist ein Livemitschnitt von „Every breath you take", ein Song, der im Original von The Police stammt und die Stalkerhymne schlechthin ist.

Jeder, der den Song hört, denkt, dass es ein Liebeslied ist, aber wenn man mal auf den Text achtet, geht es darum, dass er sie auf Schritt und Tritt verfolgt und jede ihrer Bewegungen, ja, jeden Atemzug von ihr überwacht. Der Gedanke, dass da jemand ist, der jeden meiner Schritte mit Argusaugen beschattet, gefällt mir. Ja, der Gedanke gefällt mir sogar ganz besonders, wenn es sich dabei um die durchdringenden Augen von Ben handelt, obwohl es doch schon etwas Unheimliches hat. Oder gerade deshalb?

NEUANFANG

Ich sitze im Audimax meiner Universität, schaue durch die riesige Fensterfront auf den Campus und überlege mir, was ich morgen anziehen kann.

Zum Ende des Jahres werden die Auftritte von Joyning deutlich weniger, so dass wir uns schon seit Wochen auf den Gig freuen. Es ist von einem Tag auf den anderen viel kälter draußen geworden, und obwohl wir erst Oktober haben, riecht es schon jetzt nach Winter. Die Bäume erstrahlen in bunten Farben, und das Licht der Herbstsonne lässt die verschiedenen Gelb- und Rottöne herrlich schimmern. Der Wind rüttelt kräftig an den Bäumen, und das fallende Laub tanzt im Wind. Ich liebe diese Jahreszeit, wenn sich die Natur von dem Alten verabschiedet und zur Ruhe kommt. Nur um im nächsten Jahr mit frischer Kraft neu zu starten.

Ein bisschen fühlt sich auch mein Neuanfang an dieser Uni so an. Mit der Schulzeit habe ich abgeschlossen, und jetzt stehen alle Uhren auf null. Na ja, ich habe leider noch nicht mit allem, was mich belastet, abgeschlossen, denn das Problem mit meinem Gewicht trage ich mehr denn je mit mir herum. Da es aber morgen ein Handwerksmarkt ist und das Konzert draußen stattfindet, kann ich auf jeden Fall wieder meinen Mantel drüberziehen, der kaschiert zum Glück einiges.

Neben mir sitzen Steffi, Sabrina, Jenny und Hanna und vertreiben sich die Zeit mit Klatschmagazinen über Stars und Promis, statt unserem Professor für klinische Psychologie zuzuhören. Ich lese in der neuen SCHALL., meinem Lieblingsmagazin, in dem sich alles um die deutsche Musikszene dreht. Die Mädels sind total nett, und auch wenn ich nie der Cliquentyp gewesen bin, macht es einfach Spaß, hier dazuzugehören. Ich steche zwar auch hier optisch hervor, weil die anderen alle schlank sind oder zumindest normale Figuren haben, aber das ist kein Thema zwischen uns, und auch sonst habe ich an dieser Uni nie das Gefühl, schief angeguckt zu werden. Hier ist jeder mit sich selbst beschäftigt und zieht sein Ding durch, entweder man mag sich und sucht den Kontakt oder eben nicht. Leben und leben lassen ist hier das Motto.

Die Mädels und ich versuchen, seit wir uns bei der Einführungsveranstaltung zufällig nebeneinander gesetzt haben, dieselben Kurse und Seminare zu belegen und treffen uns regelmäßig in der Bibliothek, um gemeinsam zu lernen. Gerade in der aufregenden Anfangszeit war ich heilfroh, dass ich mich nicht ganz alleine durch diese Flut an Informationen im Uni-Dschungel kämpfen musste. Ich hätte alleine auch gar nicht gewusst, wie man sich aus dem dicken Vorlesungsverzeichnis seine Kurse richtig zusammenstellen sollte, das war in der Schule schon einfacher. Wenn man keine Möglichkeit hat, Dinge selbst zu bestimmen, nervt es einen, und man fühlt sich eingeengt, hat man dann die Wahl, wird es einem schnell zu viel, zumindest geht's mir so.

Am Anfang hatte ich ständig Angst, etwas falsch zu machen oder zu verpassen. Den Mädels ging es aber nicht anders, und zusammen haben wir uns dann irgendwie da durchgewuselt. Jetzt, nach über einem Monat, kommen wir schon ganz gut hier klar.

„Wollen wir gleich zusammen in die Mensa?", fragt Sabrina, beißt genüsslich in ihr Sandwich und wischt sich die Krümel aus dem Mundwinkel. Dafür, dass sie so viel essen kann, ohne zuzunehmen, gibt es eine einfache Erklärung: Sie ist ein totaler Sportfreak, spielt in der Uni-Mannschaft Volleyball und geht zweimal die Woche rudern. Dadurch hat sie natürlich einen unheimlich hohen Energiebedarf und ständig irgendwas Essbares in der Hand. Beneidenswert.

Wie schade, dass ich so unsportlich bin. Es wäre schon toll, wenn ich auch so eine Sportskanone wäre und dann, um die verbrauchten Kalorien wieder reinzuholen, hemmungslos schlemmen dürfte. Das wäre ein Traum. Ich kann mich ja aber noch nicht mal dazu aufraffen, eine Runde spazieren zu gehen.

In meiner Freizeit sitze ich nur am Rechner, arbeite für die Band oder lerne für die Uni. Da ist mein Bewegungsradius zwischen Couch, Schreibtisch, Bett und Kühlschrank doch recht eingeschränkt. Ich habe mal probiert, wenigstens eine halbe Stunde am Tag vor die Tür zu gehen und zu laufen. Schon nach wenigen Metern war ich so aus der Puste, dass ich mein Asthmaspray nehmen musste, und die Fußgelenke haben auch erschreckend wehgetan. Außerdem haben mich die Leute, die mir mit ihren Hunden entgegengekommen sind, so mitleidig angesehen, da bin ich dann direkt wieder umgedreht und habe vor lauter Frust erst mal den Kühlschrank geplündert – nicht zielführend, ich weiß.

Ich überlege hin und her, ob ich die anderen in die Mensa begleiten möchte, denn ich habe immer noch ein Problem damit, vor anderen richtige Mahlzeiten zu mir zu nehmen, versuche aber, das in den Griff zu bekommen. Außerdem, was sollte ich sonst in der Zeit machen? Mails von Veranstaltern beantworten? Nein, dafür brauche ich Ruhe, das kann ich nicht zwischen Tür und Angel machen. Ben zurückrufen? Nein, der ist um diese Uhrzeit meist bei irgendwelchen Meetings.

Bei Meetings, die ihn zu Tode langweilen, aber seit er befördert wurde, gehört das nun mal dazu. Es war ihm so wichtig, diesen Posten zu bekommen, damit sich endlich mal was in seinem, wie er sagt, „eingefahrenen Leben" ändert, aber seit er ihn hat, ist er noch unzufriedener als vorher. Die neuen Kollegen kotzen ihn einfach nur an, und ich habe noch genau seine Worte im Ohr:

Dass diese selbstgerechten, blasierten Arschlöcher Frau und Kind zu Hause haben, in der Mittagspause ihre Sekretärin ficken und abends auf heile Familienwelt machen.

Seit unserer gemeinsamen Nacht, nach meinem Absturz auf dem Abi-Ball, gehen wir noch vertrauter miteinander um. So als würden wir uns schon viele Jahre kennen und absolut keine Geheimnisse voreinander haben. Trotzdem bin ich immer noch erschrocken, wenn er solche Dinge sagt, und er ist immer noch amüsiert, dass mir solche Ausdrücke die Sprache verschlagen. Ich glaube, dass er manchmal einfach vergisst, dass ich eine Frau bin.

Wir haben uns jetzt fast einen Monat nicht gesehen, und ich freue mich riesig darauf, die Jungs morgen endlich wieder live auf der Bühne zu erleben, und vor allem freue ich mich darauf, den Abend mit Jule zu verbringen, denn die sehe ich, seit wir beide zur Uni gehen, auch viel zu selten.

Plötzlich meldet sich mein Magen zu Wort, der würde sich auch freuen, wenn er etwas Arbeit bekommt. Ich denke darüber nach, dass ich heute früh wieder nicht gefrühstückt habe. Aber jetzt mit den anderen zusammen was essen?

Warum bin ich nur so schwierig, es geht doch nur darum, was essen zu gehen. Ich mache da immer so einen riesigen Akt draus, nur um dann doch wieder einen kleinen gemischten Salatteller zu essen, vorzugsweise ohne Dressing.

Ich weiß ja selber, dass das nicht schlau ist. Nachmittags, wenn ich nach Hause komme, habe ich immer totalen Heißhunger und hole mir meist schon auf dem Rückweg, beim Umsteigen am Bochumer Hauptbahnhof, etwas zu essen. Mein erster Halt auf dem Heimweg ist dann bei dem Bäcker in der hektischen Bahnhofshalle. Die vielen, ständig wechselnden Verkäuferinnen haben oft nicht mal die Zeit, um hochzuschauen, wenn sie einen neuen Kunden bedienen. Das strahlt, auch wenn es andere sicher als nicht kundenfreundlich bezeichnen würden, für mich eine angenehme Anonymität aus. Dort hole ich mir zwei mit Käse überbackene Laugenbrezeln. Oder drei.

Der zweite Stopp ist die kleine Snackbar, wo ich bei den Schokoriegeln zugreife. Seit der Verkäufer, der leider immer dort ist, einmal scherzhaft gesagt hat, dass es ab vier Riegeln `ne Party ist, tue ich jetzt immer so, als würde ich die Riegel nicht nur für mich allein besorgen.

Ich kaufe immer exakt dieselben Riegel, und er fragt inzwischen nur noch: „Wie immer?" Vermutlich interessiert es ihn auch nicht. Warum sollte es auch? Hauptsache für ihn ist doch nur, dass er Umsatz macht.

Manchmal, wenn es zu knapp werden würde, lasse ich die U-Bahn auch extra wegfahren, denn ich habe mich einmal in dem großen Spiegel, der den langen Weg bis zur U-Bahn verschönern soll, zur Bahn rennend gesehen. Also schön war da nix, alles hat gewackelt und geschwabbelt, ich sah aus wie unförmiger Wackelpudding.

Bei den vielen Treppen machen inzwischen auch meine Beine manchmal schlapp, denn natürlich habe ich in den letzten Wochen durch das fette und vor allem sehr späte warme Essen noch mal erheblich zugenommen.

Denn es ist ja leider nicht so, dass es bei den Brezeln und Schokoriegeln vom Rückweg bleibt, die sind eher als Appetizer zu verstehen. Zu Hause hole ich erst im großen Stil das Mittagessen nach, bevor ich dann, meist gegen acht, noch mal etwas zum Abendbrot esse, was nicht weniger kalorienreich ist. Ich weiß zwar nicht, wie viel ich zugenommen habe, denn auf die Waage bin ich schon lange nicht mehr gegangen, aber ich sehe jedes Mal den geschockten Blick meines Vaters, wenn wir uns etwa einmal im Monat treffen.

Auch wenn er immer noch nichts sagt und versucht, es sich nicht anmerken zu lassen, spüre ich, dass er sich genau solche Sorgen um mich macht wie ich mir um ihn. Da ich mich selber täglich vorm Spiegel sehe, nehme ich die Veränderung nicht so krass wahr. Ich merke es nur daran, dass ich immer größere Klamotten brauche.

Mit der Zeit habe ich völlig verlernt, das Essen zu genießen, selbst wenn ich mit Jule unterwegs bin. Bis zum ersten Bissen habe ich totalen Appetit, aber sobald ich anfange zu essen, ist es eine reine Kalorienaufnahme. Es geht nur noch darum, möglichst viel in mich hineinzustopfen. Ich kann dann einfach nicht aufhören.

Ich weiß, dass mein Verhalten total ungesund ist und ich einfach nur ein normales Maß finden müsste, aber genau das schaffe ich einfach nicht. Ich kann immer nur diese beiden Extreme: entweder fast nichts essen oder reinhauen, bis nichts mehr geht.

„Lea, was ist jetzt mit dir, kommst du auch mit in die Mensa?“, fragt Sabrina erneut, und ich nicke. Auf dem Weg erzählen die Mädels, was sie am Wochenende vorhaben. Da Jenny eine Fernbeziehung hat, Hanna die Wochenenden am liebsten bei ihrer Familie oben an der Nordsee verbringt und auch wir anderen uns ein langes Wochenende gewünscht haben, ist für uns am Donnerstag um 15 Uhr das letzte Seminar vorbei, und wir starten ins Wochenende.

Für mich ist das natürlich der absolute Freizeitluxus, bei Jule sieht es da schon ganz anders aus. Sie hat von montags bis freitags Uni und kommt nicht selten erst nach 20 Uhr heim, und selbst dann muss sie oft noch vor- und nachbereiten. In der Woche können wir uns also gar nicht mehr sehen, aber zumindest freitags konnte sie die Kurse so legen, dass sie schon um 14 Uhr frei hat. Unsere Gig-Wochenenden sind uns einfach absolut heilig.

Praktischerweise ist Sophie, die wir bei Joyning kennengelernt haben und die in Niedersachsen gewohnt hat, jetzt auch in unsere Nähe gezogen, da sie eine Ausbildung zur Grafikdesignerin macht. Sie wohnt nur eine Viertelstunde von mir entfernt, und wir treffen uns jetzt, oft schon vorher, um dann gemeinsam zum Gig zu fahren. So können sich die beiden die langen Fahrtstrecken teilen, denn ich habe mich immer noch nicht überwunden, einen Führerschein zu machen.

„Und du, Lea, geht's am Wochenende wieder zu deiner Band?", fragt mich Jenny, und auch die anderen Mädels unterbrechen ihre Gespräche und schauen mich neugierig an.

Sie wollen mir nicht so recht glauben, dass ich nur zu den Konzerten fahre, um eine schöne Zeit mit meiner besten Freundin bei guter Livemusik zu haben. Sie sind fest davon überzeugt, dass ich etwas mit dem hübschen Sänger, wie sie ihn immer nur nennen, habe. Und je mehr ich es abstreite, desto überzeugter sind sie, recht zu haben. Ehrlich gesagt genieße ich es, dass sie mir so einen heißen Typen wie Ben überhaupt zutrauen, und spiele dieses kleine Spielchen gerne mit.

Ich glaube, wenn sie mich und Ben zusammen erleben würden, würden sie erst recht denken, dass da mehr zwischen uns ist. Die Gewissheit, dass er Männer datet, macht mich ihm gegenüber noch viel ungezwungener. Ich kann mich auf seine kleinen Flirts einlassen, da ich mir absolut sicher bin, dass das zwischen uns Regeln und noch wichtiger Grenzen hat. Ja, mit ihm zu flirten macht mir riesigen Spaß, besonders, wenn er auf der Bühne ist.

Ich habe viel darüber nachgedacht, wie er seine Rolle als Covermusiker beschrieben hat, dass er da oben nur eine Maske trägt, und dass er das alles zwar als gute Zeit mit seinen Jungs sieht, jedoch darin nicht seine Erfüllung findet. Aber wenn er mit mir flirtet, sehe ich, dass das Lächeln auch seine Augen erreicht. Er sagt, dass ich sein kleiner Lichtblick in einem Festzelt voller Bunken und Idioten bin.

Das merke ich in letzter Zeit leider immer deutlicher. Sobald er dem Publikum den Rücken zukehrt, verschwindet unweigerlich das strahlende Lächeln, es ist, als würde er die Maske fallen lassen. Je näher ich ihn kennenlerne, desto mehr verschwindet der Zauber des immer gut gelaunten Frontmanns.

Ich weiß, dass er eigentlich keinen Bock mehr auf die ganzen Coversongs hat, und ich habe ihn schon oft gebeten, dass ich so gerne mal einen seiner eigenen Songs hören würde, aber da bleibt er absolut stur. Er sagt: „Es wird der Tag kommen, dann hörst du meine Lieder im Radio. So lange musst du dich noch gedulden." Und seine Augen strahlen dann so voller Hoffnung, dass ich mich nur allzu gerne davon anstecken lasse und auch daran glaube. Dass er irgendwann entdeckt wird und sein Traum, mit seinen eigenen Songs auf der Bühne zu stehen, wahr wird.

„Ach, lass sie, sie ist beim bloßen Gedanken schon wieder auf Wolke sieben", neckt mich Steffi und stößt mich beim Laufen mit ihrer Hüfte in die Seite. Ich grinse nur. Ich glaube eh, dass mich die Mädels für nicht ganz normal halten. Einer Band quer durchs Land hinterher zu reisen und nach der Uni noch stundenlang vorm Computer zu sitzen, um Videos zu schneiden, Fotos zu bearbeiten, die Homepage zu pflegen und den Veranstaltern zu schreiben. Und das ohne Bezahlung.

Manchmal sitze ich nachts bis ein, zwei Uhr vor dem Rechner. Dann verfalle ich in einen richtig guten Workflow und vergesse vollkommen die Zeit. Als ich einmal völlig übermüdet zur ersten Vorlesung gekommen bin, weil ich nachts wieder kein

Ende gefunden habe, haben mich die Mädels geneckt, ob mein Leben wieder Überstunden geschoben hätte, meine Augenringe wären so verräterisch. Ich habe nur gelacht und gesagt, dass das keine Augenringe, sondern die Schatten großer Taten sind. Der Spruch steht auf einem To-do-Listen-Block, den ich mal von Ben geschenkt bekommen habe. Wenn ich ehrlich bin, habe ich diesen Block noch nie benutzt, er liegt nur auf meinem Schreibtisch, um von mir angelächelt zu werden.

„Vielen Dank für alles. Du bist in meinem Chaos der rote Faden, lass dir nie etwas anderes sagen. Dein Ben

P.S. Träum was Schönes!"

hat Ben in schwungvoller Schrift auf die erste Seite geschrieben, wenn ich das lese, bekomme ich jedes Mal Herzklopfen, denn natürlich weiß ich genau, worauf er anspielt.

Dadurch, dass ich vom wenigen Schlafen so fertig aussehe, passe ich mit meinen müden Augen endlich auch mal optisch zu den anderen Seminarteilnehmerinnen. Einige Kommilitoninnen nutzen die Seminare nur als kleinen Break zwischen den langen Partynächten, und es stimmt schon, so langweilig wie manche Profs ihre Stunden gestalten, ist das wirklich die ideale Möglichkeit, um einen Rausch auszuschlafen.

Vor Alkohol habe ich, seit der Sache auf dem Abi-Ball, einen regelrechten Ekel. Mich hat's die Wochen danach sogar schon geschüttelt, wenn ich nur den Alkohol in meinem Gesichtswasser gerochen habe. Ohnehin möchte ich am liebsten überhaupt nicht mehr an den späteren Teil des Abi-Balls denken, und mir graut es jetzt schon vor der Gerichtsverhandlung, bei der ich noch mal auf Caro treffen werde. Der Typ ist mit einer Bewährungsstrafe und Sozialstunden davongekommen, und das auch nur, weil er schon einiges in seiner Akte stehen hatte. Hätte es nur den Vorfall an dem Abend gegeben, wäre es als minderschwerer Fall eingestellt worden. Ich muss daran denken, wie wütend Ben war, als ich ihm das erzählt habe. Er hat gesagt, wenn er das gewusst hätte, hätte er ihm nicht nur eine verpasst, diesem Scheißkerl.

Ich komme mit den Mädels in der Mensa an, und wir finden zum Glück noch einen freien Tisch am Fenster. Ich mache mir einen großen Salatteller fertig und nehme mir fest vor, auf dem Rückweg ohne Zwischenstopp in die U-Bahn zu steigen und auch heute Abend nichts mehr zu essen. Es wird zwar bis morgen nicht mehr viel bringen, aber vielleicht doch ein klitzekleines bisschen.

Ich lasse mich in den Stuhl sinken und sehe, dass mein Bauch bedrohlich nah an der Tischkante vorbeischrabbt. Schnell setze ich mich wieder gerade hin. Nach diesem Konzertwochenende werde ich mir einen neuen kleinen Taschenkalender besorgen und mal ganz genau auszurechnen, wie viele Kilos ich bis Silvester abnehmen kann.

Ich habe nämlich gestern von Ben die neuen Termine für die Homepage bekommen. Joyning treten zum Jahreswechsel im Babylon auf, und dafür möchte ich mich richtig schick machen. Nur bis der Hosenanzug vom Abi-Ball wieder passt, müssen leider noch so etliche Kilos wieder runter. Mir graut's davor, mich auf die Waage zu stellen, aber ich komme wohl nicht drum herum. Um besser planen und rechnen zu können, muss ich mein exaktes Gewicht kennen, so bitter die Wahrheit auch sein wird.

Am Abend liege ich im Bett und bin stolz auf mich, dass ich seit dem Salat in der Mensa nichts mehr gegessen habe. Ich kuschle mich in das frisch bezogene Bett und lausche der Musik. Zeit für ein kleines Song-Orakel.

„Der nächste Song soll mir sagen, wie es morgen zwischen Ben und mir sein wird." Gespannt lausche ich den letzten Tönen von Imagine Dragons „Radioactive", dann erfüllt Dirty Dancing-Atmosphäre den Raum. „Hungry Eyes" von Eric Carmen.

Der Film lief hier früher fast in Dauerschleife. Ich konnte mich immer so sehr in die unerfahrene Baby hineinversetzen, und bei der Stelle „Mein Baby gehört zu mir" haben sich meine Lippen schon ganz automatisch synchron mitbewegt. In meiner Phantasie stand ich mit Patrick Swayze dort oben, und der letzte Tanz der Saison gehörte uns.

Ich muss an die Situation im Babylon denken, als Ben mich ja praktisch genötigt hat, ihm sein Bier zur Bühne zu bringen und ich mich wie in der Szene fühlte, als Babys erster Satz zu ihrem Schwarm „Ich habe ein Wassermelone getragen" war. Gut, dass ich den Mund gehalten habe, aber so hat alles angefangen – Wahnsinn, was wir in der eigentlich kurzen Zeit schon erlebt haben. Vielleicht sollte ich den Film einfach noch mal mit Jule gucken, auch wenn sie ja mittlerweile überhaupt nicht mehr so unerfahren ist. Genau in dem Moment, als der Refrain „With these hungry eyes – One look at you and I can't disguise" einsetzt, beginnt mein Magen laut zu knurren. „Hungry", da scheint das Song-Orakel ja mal wieder genau ins Schwarze getroffen zu haben. Ich schlafe schmunzelnd ein und träume von stahlblauen Augen und hungrigen Phantasien.

WIE EIN UNMÜNDIGES KIND

Beim Frühstück mit meiner Mutter schneide ich meinen Apfel in ganz viele kleine Stücke, mehr möchte ich vor dem Gig heute Abend nicht im Magen haben, und checke parallel meine ungelesenen Mails.

Es haben sich wieder einige Veranstalter zurückgemeldet, aber leider ist wieder keine Mail aus der näheren Umgebung dabei, da muss ich wohl noch etwas abwarten, bis ich meinem

Vater die Jungs vorstellen kann. Heute kann ich ihm zumindest noch keinen Termin nennen.

Ich glaube aber eh, dass er im Moment andere Dinge im Kopf hat, denn in den Nachrichten haben sie von weiteren betriebsbedingten Kündigungen in seiner Firma gesprochen. Bis jetzt hat er sich auch noch nicht gemeldet, wann wir uns heute treffen wollen, das ist sonst, selbst im größten Stress, nicht seine Art. Zumal er ja weiß, dass ich maximal bis 13 Uhr Zeit habe, bevor wir am frühen Nachmittag zu Joyning fahren.

Als ich erneut das Display von meinem Handy einschalte und wieder keine Nachricht zu sehen ist, bemerkt meine Mutter, ohne von ihrer Zeitung aufzuschauen, mit leicht gereizter Stimme, dass es doch nicht normal sein könnte, dass ich parallel aufs Handy und iPad schaue und fragt ironisch, ob ich nicht vielleicht noch zusätzlich den Fernseher anmachen möchte. Ich motze zurück, dass ich auf eine Nachricht von Ralf warte. Jetzt schaut sie von ihrer Zeitung auf, und vermutlich denken wir beide in diesem Moment dasselbe.

Ich gucke, obwohl ich erst gerade aufs Display geschaut habe, noch einmal auf die Uhr. Das ist wieder so'n Tick von mir, obwohl die Uhr groß im Display steht, achte ich nur darauf, ob neue SMS oder so eingeblendet werden. Wenn ich die Uhrzeit wissen will, muss ich immer noch ein zweites Mal aufs Display gucken.

Ich beschließe, ihn im Büro anzurufen, und bin erschrocken, als seine Kollegin Sonja an seinen Apparat geht. „Lea, gut, dass du anrufst, ich wollte mich auch schon bei dir gemeldet haben, hab aber deine Handynummer verlegt. Weißt du, wo Ralf ist? Wir haben gleich Betriebsratssitzung, und alle warten auf ihn."

Keine zehn Minuten später bin ich auch schon unterwegs, und als ich in unsere alte Einfahrt einbiege, sehe ich das Licht in der Küche und im Wohnzimmer brennen, auch das Auto steht vor dem Haus. Er scheint also da zu sein. Ich atme tief durch, steige die Treppen hoch und klingele. Es rührt sich nichts. Ich klingele energischer. Drei-, viermal hintereinander. Immer noch bewegt sich rein gar nichts. Während ich ums Haus herumgehe, sehe ich unsere Nachbarn von gegenüber, und irgendwie verhalten sich die zwei merkwürdig, so als ob sie den Blickkontakt zu mir meiden würden.

Ich drücke die Türklinke von unserem Gartentor herunter, zum Glück ist es nicht verschlossen. Es ist komisch, wieder hier zu sein. Alles sieht erschreckend ungepflegt aus. Der Gartenteich ist von heruntergefallenem Herbstlaub zugedeckt, und auch die Wiese wurde scheinbar schon ewig nicht mehr gemäht, überall liegen verschimmelte Äpfel und Pflaumen von unseren Obstbäumen, und es riecht unangenehm nach Verdorbenem.

Mir kommt in den Sinn, wie meine Mutter früher immer Blechkuchen mit Streuseln von den süßen Früchten gemacht hat. Da haben wir uns dann sonntags, wenn uns Oma besucht hat, um den großen Küchentisch versammelt und gemeinsam Kuchen gegessen. Die frisch geschlagene Sahne ist auf dem noch heißen Kuchen geschmolzen, und die schwarzen und weißen Schokoraspeln, die wir vom Einkaufen in Holland mitgebracht haben, sind ganz langsam mit der flüssigen Sahne vom krossen Rand heruntergetropft. Im ganzen Haus hat es unheimlich lecker geduftet, und ich mochte den Kuchen auch noch, wenn er einige Tage alt war, dann war der Boden durch die saftigen Früchte immer so schön katschig.

Damals konnte ich das Essen noch genießen und wusste, egal wie gut mir etwas geschmeckt hat, wann Schluss ist. Wenn ich satt war, dann habe ich aufgehört. Heute würde so ein Blech nicht mal einen Tag halten. Heute kann ich mich noch nicht mal mehr daran erinnern, wie es ist, satt zu sein.

Es tut mir weh, mich an früher zu erinnern, und bei dem Blick von der Terrasse in den zugewucherten Garten spüre ich einen dicken Kloß im Hals. Das Schlimmste ist aber meine alte, rote Kinderschaukel, die wir zu meinem sechsten Geburtstag am Ast neben meinem Baumhaus angebracht haben. Trostloser könnte ein Bild nicht aussehen, wie sie vom Wind hin und her gepeitscht wird und nur noch an einem zerfledderten Seil baumelt.

Mein Vater hatte unseren Garten immer so sehr gepflegt, hier war sein Ruhepol, wenn's mal wieder Stress auf der Arbeit gab, und im Sommer, wenn wir Freunde und Nachbarn zum Grillen eingeladen haben, war er immer richtig stolz auf unser gepflegtes Grundstück.

Aus dem Augenwinkel sehe ich, dass sich drinnen etwas bewegt hat, und zucke erschrocken zusammen. Ich gehe ganz dicht an die Scheibe der großen Schiebetür zum Wohnzimmer und halte die Hände schützend um die Augen, um drinnen was erkennen zu können. Mein Vater liegt neben der Couch auf dem Teppichboden, und neben ihm stehen und liegen etliche Weinflaschen. Er ist nur mit einer Unterhose bekleidet, die man kaum sieht, da sein beängstigend dick aufgeblähter Bauch darüber hängt. Was für ein schrecklicher Anblick.

Mit rasendem Herzschlag gehe ich zurück zum Gartentor, hole aus dem kleinen Schuppen den Schlüssel, den wir dort für Notfälle deponiert haben, und schließe die Tür zum kleinen Flur, der zum Wohnzimmer führt, auf. Sofort schlägt mir ein so widerlicher Geruch entgegen, dass ich würgen muss. Ich reiße die große Schiebetür zur Terrasse auf, um frische Luft reinzulassen und ziehe meinen Schal vor den Mund.

Mein Vater scheint mich bemerkt zu haben, lallt irgendwas Unverständliches. Ich glaube, Worte wie „mein Mädchen" zu verstehen, dann versucht er seinen Oberkörper aufzurichten. Immer wieder knallt er zurück auf den Boden, seine Arme finden keine Kraft, um sich abzustützen. Ein unwürdiger Anblick. Ich bin mit der Situation komplett überfordert.

Ihn so hilflos zu sehen, macht mich traurig und unfassbar wütend zugleich. Ich nehme einige Weinflaschen, die neben ihm auf dem Boden stehen, und gehe damit ins Badezimmer. Als ich den Toilettendeckel öffne, um den Wein auszuschütten, packt mich der blanke Ekel. Die Toilette wurde scheinbar schon ewig nicht mehr gereinigt, und der Gestank von Kot und Urin lässt mich erneut würgen. Ich muss hier raus.

Die Flaschen stelle ich auf dem Fliesenboden ab und gehe zurück ins Wohnzimmer. Mein Vater hat sich gegen die Couch gelehnt, sein hochroter Kopf ist aufgequollen, und die Augen sind blutunterlaufen. Er sieht einfach nur elendig aus. Jetzt greift er nach einer der übrigen Weinflaschen und will tatsächlich ansetzen, um daraus zu trinken. Spinnt der?

Ich versuche, ihm die Flasche aus der Hand zu nehmen, aber er hält sie krampfhaft fest. Wir beginnen beide, so sehr daran zu reißen, dass sie ihm aus den Fingern gleitet und sich komplett über seinen dicken, mit tiefen Hautrissen übersäten Bauch, seine im Vergleich dazu dünnen Beine und den hellen Teppichboden ergießt. Die Weinlache sucht sich ihren Weg und taucht alles in ein blutiges Rot.

Mein Vater ist jetzt richtig aggressiv und versucht mich zurechtzuweisen, stammelt aber nur so unverständliches Zeug, dass ich gar nicht weiter darauf eingehe. Ich lasse ihn da sitzen wie ein trotziges Kind und gehe mit den übrigen Flaschen in die Küche.

Hier, in seinem einstigen Lieblingsraum, scheint er schon ewig nicht mehr gewesen zu sein. Die Rollladen sind nur halb geöffnet, so dass kaum Licht ins Zimmer fällt, der Kühlschrank und die Gefriertruhe sind gar nicht mehr an den Strom angeschlossen und auf dem Küchentisch, der früher mal der Mittelpunkt unseres Hauses war, sammeln sich die alten Zeitungen und die leeren Flaschen. Ich erinnere mich daran, wie gerne er früher für uns in seinen guten Töpfen und Pfannen gekocht hat, jetzt steht all das nur noch eingestaubt und nutzlos in den Regalen.

Zurück im Wohnzimmer sehe ich ihn an der Couch lehnen und mit geschlossenen Augen irgendwas brabbeln, dabei läuft ihm Speichel aus den Mundwinkeln.

Mir schießen plötzlich tausend Fragen durch den Kopf. Muss ich einen Krankenwagen rufen? Wo ist Heike? Haben die zwei sich vielleicht getrennt, und er ist deshalb so abgestürzt? Was soll ich Sonja sagen? Auf der Arbeit warten ja alle auf ihn. Soll ich meine Mutter anrufen? Was würde sie in dieser Situation machen?

Aber ich kann hier drin, bei dem widerlichen Gestank und seinem ekelhaften Gelalle, keinen klaren Gedanken fassen. Ich muss raus an die frische Luft und knalle wütend die Tür hinter mir zu. Genauso wie er es früher immer gemacht hat, wenn er aus einer Situation flüchten wollte. Und es fühlt sich gut an, die Wut rauszulassen. Wir sind uns in vielen Punkten so erschreckend ähnlich.

Auf der Terrasse schließe ich die Augen und gehe alle Möglichkeiten im Kopf durch. Ihn alleine da liegen lassen, ihn irgendwie auf die Couch legen, einen Notarzt rufen. Vielleicht hat er eine Alkoholvergiftung? Ja, ich muss einen Notarzt rufen, aber was werden die sich denken, wenn die dieses Chaos hier sehen? Ich wähle die Rufnummer des Rettungsdienstes und schildere der Frau am anderen Ende, wie ich meinen Vater vorgefunden habe. Sie sagt, dass sie ein Team rausschickt, dass es aber eine Weile dauern wird. An ihrem Tonfall höre ich, dass hilflose Betrunkene nicht sonderlich weit oben auf ihrer Prioritätenliste stehen. Als die beiden ziemlich jungen Rettungssanitäter und der große, aber nicht weniger schlaksige Notarzt eintreffen, messen sie seinen Blutdruck, leuchten ihm in die Augen und hören sein Herz ab. Sie versuchen ihn immer wieder anzusprechen und behandeln ihn dabei wie ein unmündiges Kind. Ich bin so fassungslos über diese ganze Situation, dass ich nur wortlos daneben stehe.

Sie sagen, dass nicht nur der Alkoholpegel ein Problem sei, sondern auch der immens hohe Blutdruck. Ich sehe ihre Blicke auf den dicken Bauch meines Vaters und auch ohne, dass sie es aussprechen, verstehe ich, was sie mir sagen wollen. Jemand, der so wenig auf seinen Körper achtet, darf sich nicht wundern, wenn er dann so endet.

Sie sagen, dass sie ihn mit ins Krankenhaus nehmen müssen, um ihn dort zu überwachen, weil er starkes Fieber hat. Sie holen eine faltbare Trage, da sie ihn mit der anderen nicht die Stufen vor unserem Eingangsbereich herunterbekommen würden, legen eine schützende Decke über seinen nackten Körper und zu dritt versuchen sie, meinen Vater hochzustemmen. Nur mit viel Mühe schaffen sie es, ihn aus dem Haus in den Rettungswagen zu wuchten.

Ich schäme mich so sehr für diese Situation und bin so sauer auf meinen Vater, dass er mir das hier gerade antut. Als die Sanitäter fragen, ob ich mit ins Krankenhaus fahren möchte, sage ich ohne nachzudenken nein und bin selber überrascht über diese Antwort. Er hat sich selber so zugesoffen, dann soll er auch damit klarkommen, geht es mir durch den Kopf, und ich bin einfach froh, wenn ich ihn nicht länger so sehen muss.

Der Notarzt schreibt mir noch die Nummer auf, wo ich mich erkundigen kann, wie es meinem Vater geht, dann fahren sie aus unserer Einfahrt, und ich bleibe alleine zurück.

Ich denke darüber nach, ob ich die Wohnung vielleicht putzen sollte, damit er es schön hat, wenn er wieder nach Hause kommt, aber ich möchte, dass er sieht, was hier passiert ist. Auch wenn er sich an diese Situation gerade bestimmt nicht mehr erinnern kann, soll er sehen, in was für einem Chaos ich ihn gefunden habe, und dann soll er sich schämen. Er soll sich so sehr schämen, dass er nie wieder auch nur einen Tropfen Alkohol anrührt. Auf dem Rückweg rufe ich Sonja an und sage ihr, dass mein Vater mit Magen-Darm-Virus im Bett liegt, an ihrem Tonfall höre ich, dass sie mir nicht glaubt, aber das kann ich jetzt nicht ändern. Soll er ihr doch erklären, was wirklich los war. Für mich ist hier Schluss.

Als ich zu Hause ankomme, gehe ich auf direktem Weg ins Badezimmer und stelle mich unter die Dusche. Der warme Dampf und das reinigende Wasser fühlen sich unheimlich gut auf der Haut an. Ich schließe die Augen, lege den Kopf in den Nacken und lasse die feinen Wasserperlen über mein Gesicht laufen. Das Duschgel schäumt wunderbar cremig, und ich beginne, mich einzuseifen. Die Arme, Schultern, die Brust, Bauch und Beine.

Ich spüre die schwabbelige Haut, die unförmigen, schlaffen Hautlappen, reibe immer stärker, immer kräftiger und nehme schließlich die grobe Bürste, um einfach nur noch erbarmungslos zu schrubben. Das Wasser drehe ich immer heißer, bis der beißende Schmerz allmählich jegliche Gedanken verdrängt und ich langsam ruhiger werde. Regungslos bleibe ich stehen und spüre nur noch das brühend heiße Wasser auf meinem brennenden Körper, als ich plötzlich meine Mutter gegen die Tür klopfen höre. „Lea? Was ist denn los? War Ralf da?“

Ach, Mist, sie ist ja auch zu Hause, ich hätte erst zu ihr gehen sollen. Als ich das Wasser ausdrehe, rufe ich: „Ich bin gleich fertig, dann komme ich rüber und erzähle dir alles.“ Ich spüre, dass meine Haut gereizt ist, und schaue an mir herunter. Mein ganzer Körper ist feuerrot. Im Badezimmerschrank finde ich eine After-Sun-Lotion. Was sonnengereizter Haut hilft, kann ja auch bei verbrühter Haut nicht schlecht sein. Als ich mich eincreme, zieht und brennt es so stark, dass es mich zumindest davon abhält, meinen Körper noch weiter zu bemängeln.

Mein Blick fällt auf die Waage, die unter unserem Waschtisch steht. Nein, ich kann mich jetzt nur auf ein Übel konzentrieren, und das sind gerade eindeutig die Schmerzen. Vielleicht nehme ich einfach eine Schmerztablette. Die Lotion ist jetzt angenehm kühl auf der Haut, und der Schmerz lässt langsam nach.

Ich verzichte auf die Schmerztablette, wird schon irgendwie so gehen. Als ich im Wohnzimmer auf der Couch sitze und meiner Mutter erzähle, was passiert ist, klingelt mein Handy.

Sophie ist dran und fragt, ob sie schon etwas eher kommen könnte, da es sich für sie gar nicht mehr lohnen würde, zwischendurch nach Hause zu fahren.

Meine Mutter, die aus dem Kontext schließen kann, worum es geht, nickt mir auffordernd zu und flüstert, dass sie ins Krankenhaus fährt und mir Bescheid gibt, wie es ihm geht. Ich solle mal ruhig zum Konzert fahren.

Ich bin erschrocken, dass ich tatsächlich nicht mal in Erwägung gezogen habe, nicht zum Konzert zu fahren, schiebe das schlechte Gewissen aber beiseite und sage Sophie, dass sie zwar gerne schon etwas eher kommen kann, ich mich aber noch fertig machen muss.

„Erschreck dich nicht. Das alles dort hat nicht mehr viel mit unserem Haus zu tun. Es ist nur noch eine leere Hülle. Genau wie Ralf", sage ich zu meiner Mutter, bevor sie sich auf den Weg macht, um ihm Sachen ins Krankenhaus zu bringen.

Sie sieht traurig aus. Ich glaube, es tut ihr leid, dass ich meinen Vater so gesehen habe, oder ist sie von mir enttäuscht, dass ich ihn alleine gelassen habe, obwohl die Sanitäter mir angeboten haben, mit ins Krankenhaus zu fahren?

Ich nehme mein iPad und gehe zurück ins Badezimmer, setze mich auf den Badewannenrand und habe sofort wieder dieses Bild im Kopf, wie er da völlig mit Wein besudelt auf dem Boden liegt. Plötzlich erfüllt Stings „Fields of Gold" den Raum, was ein großartiger Song. Er versprüht so eine unbekümmerte Leichtigkeit, ja, diese Musik zieht mich in eine völlig andere Welt und zaubert mir ein Lächeln ins Gesicht, sogar jetzt.

Auf meinem Display erscheint eine Nachricht von Jule: „Bis gleich, Maus, ich freu mich auf Dich. Ach ja, Tobi hat gesagt, dass Ben nach dem Gig ein Bandmeeting angesetzt hat, und er würde sich freuen, wenn wir beide auch mit dabei sind. Weißt Du, was da los ist? Kuss".

Hat sie „bis gleich" geschrieben? Ich schaue auf die Uhr. Oh Mann, jeden Moment kann Sophie hier sein, und wir wollen dann ja direkt schon los.

Egal wie dicht ich an den Spiegel gehe, ich sehe keinen größeren Pickel. Klar, die kleineren Unreinheiten sind da, lassen sich aber prima mit einem leichten Make-up verdecken. Ich muss lächeln, doch, das kann heute sogar richtig was werden mit mir und meinem Spiegelbild.

Der nächste Song ist wieder von Sting, ich muss wohl die zufällige Wiedergabeliste ausgestellt haben, was aber nicht schlimm ist. Im Gegenteil, Sting ist einer der wenigen Künstler, von dem ich annähernd jedes Lied mag.

Das erste Mal, dass ich bewusst etwas von Sting gehört habe, war, als ich mit meinem Vater unterwegs war. Wir waren gerade auf dem Weg nach Holland, als mein Vater plötzlich das Radio richtig laut aufgedreht hat. Da lief ein Song von ihm im Radio. „Roxanne".

Ich hab ihn nur total erschrocken angeguckt, weil ich so etwas überhaupt nicht von ihm kannte, aber er hat vollkommen ausgelassen mit seinen Fingern auf dem Lenkrad getrommelt und lautstark mitgesungen. Als er gesehen hat, dass mich sein Verhalten total irritiert, ich war vielleicht zehn oder elf, hat er über die laute Musik hinweg gerufen: „Das ist Sting, der beste Musiker der Welt!" Ich versuche, mir das Bild seiner Finger, wie sie auf das Lenkrad getrommelt haben, in den Kopf zu rufen, aber ich kann mich nicht daran erinnern, ob sie damals auch schon so gelb waren und gezittert haben. Als Kind möchte man so etwas auch gar nicht wahrnehmen, besonders ich nicht, ich habe meinen Vater vergöttert. Ja, damals habe ich ihn wirklich vergöttert.

Während ich mich weiter schminke, denke ich darüber nach, warum ich mich gerade nicht so mies fühle, wie es nach so einem Erlebnis vorhin in unserem alten Haus vermutlich angebracht wäre. Mir ist absolut bewusst, dass ich jetzt im

Krankenhaus bei meinem Vater sein müsste, stattdessen bin ich hier und schminke mich. Bin ich ein schlechter Mensch, dass ich mich hier gerade für einen schönen Abend fertig mache? Ja, natürlich könnte ich jetzt auch zusammen mit meiner Mutter ins Krankenhaus fahren, mich an sein Bett setzen und darauf warten, dass er wach wird.

Aber ich habe einfach Angst, ihn zu sehen – zwischen uns wird es nie wieder so sein, wie es mal war. Ich bin sauer auf ihn, dass er sein Leben nicht mehr im Griff hat, dass er nicht einfach „Stopp" sagen kann, dass er nicht die Notbremse zieht, bevor es bald zu spät ist. Er muss doch merken, dass es ihm nicht guttut, so viel zu essen, das alles immer weiter in sich hineinzustopfen und fetter und fetter zu werden. Es ist doch nur eine Frage der Zeit, bis der Körper das nicht mehr schafft. Meine Gedanken stocken. Moment, habe ich gerade übers Essen nachgedacht? Ich meine doch das Trinken, mein Vater säuft sich schließlich zu Tode.

FANS-ON-TOUR

„Schicke Kopfbedeckung. Ist das jetzt der neuste Trend?", begrüßt mich Sophie lachend und deutet auf meinen Handtuchturban. Sie strahlt so eine Vorfreude auf den Abend aus, dass ich alle Gedanken an meinen Vater beiseiteschiebe.

Sophie trägt eine enge schwarze Stoffhose und ein gelbes Top, auf dem irgendwas in großen, weißen Buchstaben steht. Ich muss schon sehr genau hinschauen, um den Spruch „Das kannste schon so machen, dann isses halt kacke" erkennen zu können, aber was soll das? Sie erklärt mir, dass das eine Arbeit für ihre Ausbildung ist, wo die Aufgabe gestellt wurde, das erworbene Wissen zur Farbenlehre in einem T-Shirt-Design umzusetzen. So hat sie sich dafür entschieden, die für das Auge ungünstigste Farbkombination zu wählen, um dann diesen passenden Spruch zu drucken. Also wenn sie ihren Ausbilder damit nicht überzeugt hat, weiß ich auch nicht weiter. Ich muss an die Story denken, dass jemand angeblich mal bei einer Klassenarbeit auf die Frage „Was ist Risiko?" nur den kurzen Satz „Das ist Risiko!" als Antwort geschrieben und dafür eine Eins kassiert hat, na ja, zumindest angeblich.

Sie folgt mir ins Badezimmer, setzt sich auf den Badewannenrand, und während ich mich weiter fertig schminke und die Haare föhne, schwärmt sie voller Vorfreude auf den Abend in den höchsten Tönen von Ben. Dass sie nur wegen ihm zu den Konzerten fährt und wie sehr sie sich wünschen würde, dass er den ersten Schritt macht.

Ich weiß gar nicht so recht, wie ich auf so viel Offenheit reagieren soll und konzentriere mich weiter auf meine widerspenstigen Locken, irgendwie wollen die heut nicht so richtig. Sie sagt, dass sie, seit sie ihn vor drei Jahren das erste Mal gesehen hat, schon Schmetterlinge im Bauch hat, wenn sie ihn nur anschaut. Ihre Knie würden ganz weich werden, wenn er vor ihr steht, und dass sie ständig von ihm träumt. Sie erzählt von Situationen, als sich ihre Blicke bei den Konzerten getroffen haben und sie das Gefühl hätte, dass er nur für sie singen würde. Ich muss an seine Worte denken, dass das da oben auf der Bühne alles nur Maskerade ist, sage aber nichts. Ich spüre einfach zu sehr, wie viel ihr diese Situationen bedeuten.

„Lea?", fragt sie plötzlich. „Du versprichst mir doch aber, dass du weder Ben noch sonst jemandem davon erzählst, oder?"

Ich drehe mich zu ihr um, hebe feierlich drei Finger und schwöre es, dann widme ich mich weiter meinem Lidstrich. Als sie darauf wie selbstverständlich antwortet, dass sie natürlich auch niemandem erzählen wird, dass ich in Ben verliebt bin, male ich mir vor lauter Schreck einen dicken Eyelinerstrich quer übers Auge und stoße dabei mein Schminktäschchen um, so dass der komplette Inhalt nun im Waschbecken liegt.

Sie kommt lachend zu mir herüber. „Wundert's dich etwa, dass ich das gemerkt habe? Ich find's ja eher komisch, wenn jemand nicht ihn in verknallt ist. Mit denen kann doch was nicht stimmen. Ben ist einfach der absolute Traumtyp." Sie kichert und sagt im lasziven Ton: „Na ja, soll uns egal sein, dann bleibt mehr für uns", aber das bekomme ich nur noch am Rande mit.

Ihre Worte „Mit denen kann doch was nicht stimmen" hallen immer wieder durch meinen Kopf. Ich muss an das Gespräch zwischen Ben und mir im Hotelzimmer denken: „Du hast einfach nur einen guten Instinkt." Was war das eigentlich für ein jämmerlicher Versuch, die ganze Sache schönzureden?

Von wegen Instinkt. Mit meinem ach so guten Instinkt hat das mal so überhaupt rein gar nix zu tun.

Sophie lässt nicht locker und hakt weiter nach: „Aber gelaufen ist noch nichts zwischen euch, oder?"

Bitte was hat sie da gerade gesagt? Etwas gelaufen, zwischen Ben und mir? Ich schaue sie durch den Spiegel an, als ob sie mir gerade eröffnet hätte, dass mein ins Waschbecken ausgekippter Schminktascheninhalt das achte Weltwunder wäre.

„Na, ich meine schon, dass ihr unheimlich vetraut miteinander umgeht. So habe ich ihn noch nie erlebt, und ich kenne ihn ja schon ein paar Jahre. Irgendwas ist doch da zwischen euch."

Ich schlucke, was soll ich darauf nur antworten? Ich drehe mich wieder zu ihr um und sage, dass da nur Freundschaft zwischen uns ist und ich ihn als Musiker unheimlich bewundere, was ja auch beides nicht gelogen ist. Trotzdem gefällt mir, dass sie glaubt, ich sei auch in ihn verliebt und würde es nur noch nicht zugeben wollen. Sie hält mich also für normal. Nur schade, dass ich es besser weiß.

Sie sieht natürlich meine roten Wangen und macht ein Gesicht, als wäre ich ein kleiner, niedlicher Hundewelpe. Ich erzähle ihr, dass alles damit angefangen hat, dass ich ihm gesagt habe, dass ich ihn für einen unfassbar guten Musiker halte. „Vermutlich war er davon einfach geschmeichelt und deshalb nett zu mir, und daraus ist mit der Zeit Freundschaft geworden, mehr aber wirklich nicht."

Sophie macht große Augen. „Echt? Du hast ihm gesagt, dass du ihn toll findest?!" Sie sieht völlig entgeistert aus. „Das würde ich mich ja nicht trauen, dann könnte ich ihm ja nie mehr unter die Augen treten."

In meinem Kopf spulen sich ganz andere Bilder ab, weswegen ich Ben am liebsten nie wieder unter die Augen getreten wäre, und muss grinsen.

„Ich kann echt nicht fassen, dass du ihm das einfach so gesagt hast, ich bekomme ihm gegenüber ja kaum einen Ton raus."

Ein Schmunzeln macht sich auf meinem Gesicht breit, denn ich erinnere mich nur allzu genau daran, was ich am Anfang immer für einen Schiss hatte, mit ihm zu telefonieren. Da habe ich mir, bevor ich ihn angerufen habe, immer die ersten drei Sätze aufgeschrieben, um nicht ganz so hilflos rumzustottern. Irgendwann hat er dann plötzlich todernst zu mir gesagt, dass ich gefälligst den Zettel weglegen solle, er wüsste genau, dass ich ablese. Seitdem zieht er mich manchmal, wenn wir am Telefon schweigen, damit auf und fragt, ob ich meine eigene Schrift nicht mehr lesen könnte.

Genau das ist das Schöne, inzwischen ist sogar ein Schweigen nicht mehr peinlich zwischen uns. Er mag es sogar, wenn ich unsicher bin, und ich muss mich vor ihm nicht verstellen.

Neulich haben wir spätnachts telefoniert, und er hat mir mal wieder von einem Typen erzählt, den er in einem Club abgeschleppt hat. Was das Thema angeht, ist er mir gegenüber echt immer wieder erschreckend offen. Er hat gesagt, dass er schon lange keinen mehr hatte, der so unfassbar gut küssen konnte. Mein Puls war direkt auf 180, und in meinem Kopf hat sich sofort wildes Kopfkino abgespielt. Ich habe geschluckt und ihm gesagt, dass er auf der Stelle aufhören soll, mir davon zu erzählen, da ich sonst nicht schlafen könne.

Das hat ihn natürlich nur noch mehr gereizt. Er hat mich ohne Vorwarnung gefragt, ob ich nicht auch mal Lust hätte, wild rumzuknutschen. Da ich nicht wusste, was ich darauf antworten sollte, habe ich kurzerhand eine Störung in der Leitung imitiert. Wir mussten beide herzhaft loslachen, bis er plötzlich mit seiner sinnlich verführerischen Stimme „Ich wäre sicher ein guter Lehrer" geraunt hat. Dann war es einen Moment ganz ruhig.

„Lea, du bist noch da, ich höre dich atmen. Ich höre dich schwer atmen, der Gedanke, von mir geküsst zu werden, macht dich an." Sein arroganter Tonfall hat mir einen wohligen Schauer über den Rücken gejagt, und betörend langsam hat er mich Stück für Stück weiter in diese Phantasie hineingezogen: „Ich würde deine braunen Locken aus dem Gesicht streichen, mit einer Hand dein Kinn umfassen, es leicht anheben und dir tief in die Augen sehen." Ich konnte hören, wie auch sein Atem schwerer wurde. „Meine Finger sinnlich über deinen Nacken gleiten lassen, dich mit festem Druck näher an mich heranziehen und behutsam deine Unterlippe küssen, an ihr knabbern und vorsichtig saugen. Dann würde ich mich vortasten, quälend langsam, so dass du wahnsinnig wirst vor Lust."

Während ich ihm völlig gebannt zugehört habe, haben sich meine innersten Muskeln aufs Köstlichste angespannt, als mich plötzlich eine regelrechte Panik überkam, wie weit er das Spiel noch treiben würde. Also habe ich ihn mit einem „Ben! Hör sofort auf mit dem Unsinn!" unterbrochen.

„Warum?", kam es vom anderen Ende. „Wirst du gerade wieder so niedlich rot?"

Ich konnte sein selbstgefälliges Grinsen praktisch vor mir sehen, und auch jetzt spüre ich wieder dieses lustvolle Kribbeln an meinem empfindlichsten Punkt.

Als ich wieder die Augen öffne, sehe ich, dass mich Sophie genauestens beobachtet. Sie bemerkt natürlich sofort, dass irgendwas in meinem Kopf vor sich geht, was mit einer Erinnerung an Ben zu tun hat. „Was grinst du denn so?", fragt sie, und in ihren Augen sehe ich, dass sie sich durch mein Verhalten in ihrer Meinung bestätigt fühlt. Gut so.

„Ach nichts, ich musste nur an das letzte Konzert denken, als er diesen neuen Song gesungen hat, da ist mir echt ganz anders geworden!" Wenn ich etwas gut kann, dann ist es von Ben zu schwärmen. Von seiner einzigartigen Stimme, den strahlenden Augen, seinem kleinen Kinngrübchen, den zerzausten Haaren. Ach ja, da fallen mir schon so einige Dinge ein. Und je mehr ich von ihm schwärme, desto mehr freue ich mich darauf, ihn gleich wiederzusehen. Ich bin so gespannt, was er uns nach dem Konzert zu erzählen hat, aber komisch ist es schon, dass er mir noch so rein gar nichts gesagt hat, nicht mal eine kleine Andeutung.

Mit einem Mal habe ich ein richtig ungutes Gefühl im Bauch. Ich muss daran denken, wie er, als wir uns das letzte Mal Backstage unterhalten haben, geflucht hat: „Wir hängen hier den ganzen beschissenen Tag sinnlos rum und warten. Warten auf den Soundcheck, weil die Spacken die Bühne noch nicht fertig haben. Warten aufs Konzert, weil die Idioten die Theken noch nicht mit Personal besetzt haben. Warten aufs Ende, weil das verdammt noch mal der beste Moment des Abends ist. – Das Publikum will eh immer nur denselben, langweiligen Dreck, den wir schon bis zum Erbrechen gespielt haben. Dann müssen wir uns noch vom Veranstalter anscheißen lassen, weil wir nach fünf Stunden Mucke einfach durch sind und nicht noch eine verfickte Zugabe spielen, weil wir ja eh schon drei fest im Programm haben. Am liebsten würde ich alles hinschmeißen und nach Hause fahren. Zu Hause sieht es aber aus wie Sau, weil ich zu nichts mehr komme. Ich hab echt keinen Bock mehr."

Er war so gereizt, dass es mir richtig Angst gemacht hat. Auch wenn sich seine Laune deutlich gebessert hatte, nachdem er mit Tobi eine Runde ums Festzelt gegangen war, habe ich ihn noch nie so erlebt. Vielleicht hat er ja den Entschluss gefasst, alles hinzuwerfen, und will deshalb mit uns sprechen, dass sich die Band einen neuen Sänger suchen soll.

Mein Puls rast, und ich merke, wie ich innerlich anfange zu zittern. Wenn Ben die Band verlassen würde, wäre das das Schlimmste für mich. Nein, das würde er nicht tun, beruhige ich mich. Doch mein Verstand fährt Achterbahn, und tausend Überlegungen gehen mir durch den Kopf, als Sophie auf einmal neben mir steht. Sie deutet auf das Chaos vor mir im Waschbecken und fragt, ob sie meine Schminke mitbenutzen kann. Ich schaue sie an, als könnte diese Frage bitte nicht ihr Ernst sein, und schon stehen wir beide nebeneinander vorm Spiegel und machen uns für denselben Mann hübsch. Für den Mann, der uns irgendwie beide um den Verstand bringt. So oder so.

Wie macht sie das nur? Obwohl ich genau weiß, dass sie in der Uni echt viel zu tun hat und abends immer völlig erschöpft ins Bett fällt, sieht Jule aus, als wäre sie gerade gut erholt aus dem Urlaub gekommen.

Sie trägt eine verwaschene Bluejeans, einen grauen Rollkragenpulli aus sehr grobem Strick, der weiße Ledereinsätze an den Ellenbogen hat, und dazu graue Chucks. Die Haare hat sie locker zusammengenommen, und einige schön definierte Locken fallen ihr ins Gesicht. „Ich kann mich gar nicht an dir sattsehen, du siehst einfach toll aus!", begrüße ich sie und drücke sie ganz fest.

„Jetzt übertreib mal nicht. Ich bin vollkommen durch, und das sieht man mir auch an", kommt es von Jule in einem skeptischen Ton. Sophie und ich gucken uns an und zucken beide mit den Schultern.

„Tja, so ist das. Liebe macht einfach schön!", sagt Sophie, während sie Jule zur Begrüßung überschwänglich um den Hals fällt.

„Na, du freust dich aber auf heute Abend", schmunzelt Jule, und Sophie macht ein ertapptes Gesicht.

„Ist das so offensichtlich?"

Jule und ich gucken uns an und sagen wie aus einem Mund: „Nein, überhaupt nicht!"

Sophie hat es sich bereits auf der Rückbank bequem gemacht.

„Bereit, Mädels?", fragt Jule.

„Bereit!", rufen Sophie und ich lautstark, manchmal komme ich mir schon ein bisschen vor wie auf einem Kindergeburtstag, dann geht es los. Wir haben fast drei Stunden Fahrt vor uns, und obwohl auf der CD hauptsächlich neue Songs sind, die aktuell im Radio laufen, sind natürlich auch unsere Lieblingssongs mit dabei. „Summer of '69", „Narcotic" und „So lonely". Während wir gerade diese Lieder lautstark mitsingen, kommen mir Bens Worte in den Sinn, dass ihm ganz besonders diese Songs einfach nur noch zum Hals raushängen. Ich kann das nicht verstehen, bei diesen Liedern herrscht immer so eine gute Stimmung im Publikum, das macht es doch auch für ihn einfacher.

„Ah, wie geil, guckt mal da - guckt mal, da neben uns!", ruft Sophie plötzlich und zeigt auf einen Truck, auf dessen Seite riesig groß das grüne Logo des Radiosenders N-Joy zu sehen ist. „Fahr langsamer, fahr langsamer, ich muss davon ein Foto machen!" Und schon hat Sophie ihr Handy in der Hand und hängt sich halb aus dem offenen Fenster. Jule und ich schauen uns mit aufgerissenen Augen an, wollen aber natürlich trotzdem auch dieses Bild haben, damit uns jedes Mal das Wort „Joy" entgegenspringt, wenn wir aufs Handy schauen. Oh Mann, wenn die Jungs das sehen, denken die doch erst recht, dass wir gehörig einen an der Klatsche haben. Aber was soll's, wir haben Spaß, und Fans sind nun mal so, damit müssen sie halt klarkommen. Kurz tanken, weiter geht's.

Die zweite Hälfte der Strecke fährt jetzt Sophie, und ich gehe nach hinten. Schon merkwürdig, obwohl ich direkt hinter den beiden sitze, komme ich mir jetzt irgendwie ein bisschen ausgeschlossen vor. Ich verstehe kaum ein Wort von dem, was die beiden reden.

Sophie hat das Radio eingeschaltet – natürlich hören wir N-Joy – und sagt: „Der nächste Song ist meiner."

Seit ich ihr vom Song-Orakeln erzählt habe, gibt es kaum noch ein Lied, von dem sie nicht eine bedeutsame Prophezeiung erwartet. Jule muss grinsen, denn eigentlich findet sie Horoskope, Tarotkarten und was sonst noch so in diese Richtung geht, total albern, musste aber neulich doch zugegeben, dass sie es nun auch spielt.

„Und wofür?", frage ich.

Sophie lacht. „Na, ich brauche doch einen Song für heute Abend! Der nächste Song sagt mir, ob Ben sich heute freut, mich zu sehen."

Jule sucht meinen Blick im Rückspiegel.

„Na, dir kann ich es ja auch verraten, aber bitte nicht Tobi erzählen!", sagt Sophie nun zu Jule gewandt, macht eine Pause, holt tief Luft, um dann mit festlicher Stimme zu sagen: „Ich bin in Ben verknallt, und das schon seit Jahren!" Sophie schaut Jule erwartungsvoll an, als hätte sie ihr gerade ein streng gehütetes Geheimnis anvertraut.

„Aha, da wäre ich ja von alleine nie drauf gekommen. Gut, dass du's mir gesagt hast", betont Jule auffällig ironisch und muss sich zusammenreißen, um nicht zu lachen.

„Schon gut, schon gut, ich konnte es noch nie gut verbergen, aber jetzt, wo wir so oft zusammen unterwegs sind, dachte ich, ich sag's noch mal ganz offiziell." Sophie holt Luft und fährt fort: „Ist halt nur blöd für dich, jetzt hast du zwei Mädels im Auto, die in Ben verknallt sind."

Ruckartig dreht sich Jule zu mir um, und dieser Blick sagt mir, dass sie gleich ein Hühnchen mit mir zu rupfen hat.

Oh, oh, dabei wollte ich Sophie doch einfach nur nicht erzählen, dass ich ziemlich gestört bin und mich nicht verlieben kann. Jetzt hab ich den Salat. Ich signalisiere Jule mit den Augen, dass ich ihr die ganze Sache gleich sofort erkläre, und sie beendet unser stummes Augengespräch mit einem „Das will ich dir aber auch geraten haben!", dann dreht sie sich wieder nach vorne.

Ich lehne mich zurück und lasse mich tief in den Sitz sinken, als Sophies Song beginnt, „Grenade" von Bruno Mars. Ich habe zuvor noch nie so genau auf den Text geachtet, aber das klingt nicht unbedingt nach einer schönen Vorhersage. Im Rückspiegel treffen sich unsere Blicke, und ich hätte nicht gedacht, dass Sophie so etwas echt die gute Laune verderben kann.

„Ach komm schon, das ist doch nur ein Song!", versuche ich sie aufzumuntern.

„Ja, sicher, nur ein Song, aber er hat ja recht", antwortet sie nachdenklich und seufzt: „Na wenigstens weiß ich, wie man liebt. Viel schlimmer, als unglücklich verliebt zu sein, ist doch, das Lieben verlernt zu haben. Ben hatte ja schon ewig keine Freundin mehr, der weiß doch gar nicht mehr, was Liebe ist."

Als Sophie das sagt, möchte ich sofort nachfragen, ob sie ihn denn mal mit einer Freundin gesehen hat, über die würde ich schon gern mehr erfahren.

Sophie dreht das Radio jetzt wieder lauter und sagt zu Jule: „Der nächste Song ist deiner. Für dich und Tobi!" Es ertönt „Wenn jetzt Sommer wär" von Pohlmann, und ich muss schmunzeln, da Tobi ja tatsächlich eine gewisse Ähnlichkeit mit Pohlmann hat. Außerdem habe ich zufällig mal gehört, dass Tobi Jule, als er dachte, dass ihn niemand hört, seine kleine Sommerbrise genannt hat. Ich lehne mich nach vorne und streichle ihr über den Arm. Da sie ihre Hand auf meine legt und vorsichtig drückt, bin ich beruhigt, dass sie nicht so sauer auf mich ist, wie sie mich gerade noch angeschaut hat. Das wäre doch aber auch totaler Quatsch, und das weiß Jule natürlich auch. Als ob ich Sophie so etwas vor Jule erzählen würde.

Ich denke darüber nach, was Sophie gesagt hat, lieber unglücklich als gar nicht verliebt. Als ich auf dem Schiff dachte, dass Ben was mit Caro und Jasmin hätte, hat mich die Eifersucht fast zerfressen. Ich habe mich noch nie so traurig und leer wie in diesem Moment gefühlt, das brauche ich echt nie wieder. Es gibt klassische Win-win-Situationen, aber das, was ich da hatte, war eine ausgewachsene Loose-loose-Situation. Nicht verliebt und trotzdem eifersüchtig. Was ein Gedankenchaos! Vielleicht sollte ich einfach mal aufhören, mir ständig über dieses Thema den Kopf zu zerbrechen, das kostet so viel Zeit und bereitet nur Kopfschmerzen. Für manche Beziehungen wurde das passende Wort einfach noch nicht erfunden. So wie es ist, ist doch alles gut. Und die blöde Eifersucht war ja auch total unbegründet.

Es gibt niemanden, der mir einen Mann streitig machen könnte, den ich gar nicht haben will. Ja, genau das ist das Gefühl. Ich möchte ihn zwar nicht, aber trotzdem möchte ich auch nicht, dass ihn eine andere hat.

Was mit Männern ist, ist mir egal, die laufen außer Konkurrenz. Ben ist also der perfekte Mann für mich, um nicht verliebt zu sein. Wie kann ein Satz so wenig und so viel Sinn zugleich machen?

Vom vielen Grübeln ist mir schon ganz schwindelig, oder liegt es daran, dass wir seit fünf Minuten einer kurvigen Landstraße folgen. Mir ist das alles zu kompliziert mit der Liebe oder eben auch mit der Nicht-Liebe. Ich höre jetzt sofort auf, mir den Kopf zu zerbrechen. Genau. Ich mache mir heute einfach nur einen schönen Abend, feiere mit meinen Freunden und höre mir nachher an, was Ben uns nach dem Konzert so Spannendes zu erzählen hat. Morgen ist meine Mutter den ganzen Tag bei ihrer Schwester, und ich kann mich vollkommen unbeobachtet auf die Couch packen und noch mal richtig zuschlagen, bevor ich Pizza, Schokolade, Eis und Chips endgültig vom Speiseplan verbanne. Anschließend werde ich mir einen Abnehm-Countdown bis Silvester erstellen, und dann wird's durchgezogen. Ja, da freue ich mich schon drauf. Montag ist ein guter Tag, um mit einer Diät anzufangen.

„Der nächste Song ist deiner!", ruft Sophie nach hinten, und bevor sie noch sagen kann, wofür der Song genau ist, geht's los.

Ich spitze die Ohren. „Feeling good“ von Michael Bublé. Das muss ein Bild für die Götter sein. Wir drei im Auto, Sophie fährt im Schwung der Musik auf der breiten Landstraße Schlangenlinien, und wir singen aus Leibeskräften: „It's a new dawn, it's a new day, it's a new life, for me, and I'm feeling good“. Dazu schmeißen wir die Köpfe hin und her, als würden wir headbangen. Das Song-Orakel hat mal wieder recht, ich fühle mich gerade einfach nur toll. Okay, es ist nicht alles toll, denn so langsam wird mir bei dem ganzen Rumgeeiere hier hinten echt übel. Zum Glück rettet mich das Navi mit „Biegen Sie in 500 Metern rechts ab“, und auf dem Display wird schon das wehende Zielfähnchen angezeigt.

Wir finden einen Parkplatz am Rathaus, und von hier aus kann es auch gar nicht mehr so weit zur Bühne sein, denn in der Magengegend ist das vertraute Basswummern schon zu spüren. Ich gucke aufs Handy. Bis jetzt keine Nachricht von meiner Mutter.

DER PERFEKTE DEAL

Als ich aussteige, strömt mir der intensive Duft von Gewürzen und Tee in die Nase. Ich atme ganz tief ein und schließe die Augen. Wirklich herausdeuten kann ich nicht, was sich da alles vermischt, aber Anis und Fenchel sind auf jeden Fall dabei. Als ich die Augen wieder öffne, sehe ich Jule genauso dastehen, mit geschlossenen Augen und einem breiten Lächeln im Gesicht. Sicher erinnert sie sich auch gerade an die Anis-Fenchel-Bonbons, die wir früher immer von ihrer Oma bekommen haben.

„Ihr guckt, als ob ihr high wärt“, lacht Sophie und trommelt mit den Fingern nervös auf der Motorhaube.

„Wir wollten dir nur schon mal deinen Blick demonstrieren, wenn du gleich vor der Bühne stehst", sagt Jule und knufft Sophie in die Seite, bevor sie sich bei ihr unterhakt. Sophie grinst, und wenn ich das richtig sehe, wird sie sogar ein klein wenig rot, es geht also auch anderen so.

Als wir um das Rathaus herumgehen, können wir schon die Bühne auf einem etwas kleineren Platz am anderen Ende einer ziemlich schmalen Gasse sehen. Die Seiten sind mit allerlei kleinen Ausstellungsständen gesäumt, und immer wieder stehen große, mit bunten Wimpeln geschmückte Heuballen dazwischen. An den Ständen herrscht reges Gedränge, und obwohl einige wirklich interessant aussehen, machen wir uns auf direktem Weg zur Bühne. Wir wollen ja nicht noch mehr verpassen, denn die Jungs haben heute echt verdammt früh angefangen. Wir haben nicht mal halb acht.

Es herrscht so ein Gewusel, dass Jule vorweggeht und wir ihr im Entenmarsch folgen. Plötzlich bleibt sie abrupt stehen, so dass ich fast in sie reinlaufe. „Guck mal da!" Ich folge ihrem Blick und kann gar nicht so schnell gucken, wie Jule zu dem kleinen, mit Heu ausgelegten und von einem niedrigen Holzzaun umgebenen Auslauf geht, wo ein noch ziemlich junger Esel seinen Kopf neugierig in ihre Richtung streckt.

„Da kannste nix machen, das sind ihre Lieblingstiere", sage ich zu Sophie und zucke mit den Schultern.

„Ist der nicht total niedlich?", ruft Jule und strahlt, als hätte sie gerade das tollste Geschenk unterm Weihnachtsbaum gefunden. Der junge Mann, der einen Stand neben dem Esel betreut, gibt Jule eine Mohrrübe. Ich frage mich, ob er mir auch eine gegeben hätte oder ob er das nur macht, weil er Jule offensichtlich äußerst attraktiv findet. Er kann gar nicht seine Augen von ihr lassen, aber Jule ist das, wie immer, herzlich egal, sie hat nur Augen für den Esel.

Ich glaube, ihr Highlight des heutigen Abends hat Jule bereits gefunden, Sophies und mein Highlight steht keine hundert

Meter von uns entfernt auf der Bühne und singt in diesem Moment „Spinner" von Revolverheld.

„Ist ja schon gut, wir können ja sofort weiter", sagt Jule und zieht einen Schmollmund, ehe sie sich von dem kleinen Esel verabschiedet und wir weitergehen. Je näher ich der Bühne komme und je deutlicher ich seine Stimme höre, desto mehr habe ich wieder dieses angenehme Kribbeln im Bauch, und ich merke, dass sich meine Schrittgeschwindigkeit erhöht. Vielleicht sollte ich in Zukunft die letzten Kilometer zum Gig laufen, da würde ich bei dem Tempo einige Kalorien verbrauchen. Weder meine Gelenke noch mein Asthma melden sich. Es kommt eben immer nur darauf an, welches Ziel man vor Augen hat, und mein Ziel ist das hübsche da vorne mit den strahlend blauen Augen.

Vor der Bühne ist es zum Glück nicht ganz so voll, so dass wir uns fast problemlos in die erste Reihe mogeln können. Okay, Jule und Sophie noch etwas problemloser als ich, aber das ändert sich ja ab übermorgen, deshalb steh' ich da heute einfach mal ganz locker drüber.

Montag ist wirklich ein guter Tag, um mit einer Diät anzufangen, da ist viel in der Uni los, was mich davon abhält, ständig ans Essen zu denken. Apropos Gedanken, wie kann ich mir jetzt Gedanken übers Essen machen, wenn da oben Ben vor mir steht? Ich blicke zu ihm hoch und sehe, dass er mich schon entdeckt hat.

Er lächelt mich kurz an, zieht dann aber vorwurfsvoll eine Augenbraue nach oben. Was meint er? Als ich verständnislos meine Stirn in Falten lege, deutet er auf seine Uhr, und ich muss schmunzeln. Aha, es ärgert ihn also, dass wir zu spät gekommen sind, so so.

Die zwei Mädchen, die rechts von mir stehen, beide vielleicht so um die sechzehn Jahre und definitiv etwas zu stark geschminkt für ihr Alter, mustern mich abschätzig, was auch Ben nicht entgeht, und er zwinkert mir zu. Recht hat er, einfach locker sehen. Ich lächle die zwei an, und sofort gucken sie erschrocken in die entgegengesetzte Richtung.

„Na, suchste wieder Streit?", stupst mich Jule in die Seite und gibt mir einen Kuss auf die Wange. Ich schaue zu Tobi herüber, und auch er begrüßt mich freundlich, ist aber nur einen flüchtigen Moment mit den Augen bei mir, dann ist er sofort wieder schwer damit beschäftigt, Jule anzuschmachten.

Auch Jules Blick spricht Bände. Wie kann man nur so glückselig aussehen? Ich flüstere ihr kichernd „Mann, muss Liebe schön sein!" ins Ohr, und mein Atem scheint sie so zu kitzeln, da sie ihre Schultern hochzieht.

Von jetzt auf gleich lässt sie die Schultern aber wieder fallen, dreht mir zackig ihren Kopf zu, und ihr Blick sieht irgendwie gar nicht mehr so glückselig aus. „Apropos", flüstert sie mir ins Ohr, „wie war das vorhin? Ich hätte zwei im Auto sitzen, die in Ben verliebt sind ...?"

Ich seufze. Wie soll ich ihr das denn in wenigen Sätzen und dazu noch bei dieser Lautstärke erklären? Ich suche noch nach den richtigen Worten, als Jule sich zu mir hinüberbeugt. „Es war also einfacher, vor Sophie die Verliebte zu spielen, als ihr zu erklären, dass du zwar gerne jemanden aus der Ferne vergötterst, aber nie jemanden so nah an dich ranlässt, dass du dich tatsächlich mal verlieben könntest. Dafür suchst du die Fehler lieber bei dir, statt einfach darauf zu vertrauen, dass der Richtige schon noch kommen wird. Und das alles passt ganz gut mit unserem hübschen Charmingboy hier oben zusammen, der sich nur allzu gerne von dir vergöttern lässt und praktischerweise auch kein weiteres Interesse hat, den nächsten Schritt zu gehen. Das aber aus Gründen, die nur den wenigsten hier unten bekannt sind. Dieses stillschweigende Abkommen passt euch beiden ganz gut in den Kram, weil ihr euch beide feige dahinter verstecken könnt. Es ist der perfekte Deal. Soweit korrekt?"

Sie liest in mir wie in einem offenen Buch. Ich schlucke, senke den Kopf und sage leise: „Ja, Frau Staatsanwältin." An ihrem

Ton merke ich deutlich, dass sie diese für Ben und mich wirklich sehr angenehme Lösung alles andere als gut findet, trotzdem muss sie über mein „Frau Staatsanwältin" schmunzeln. Ich glaube, sie hat einfach Angst, dass ich mich doch in ihn verliebe und dann enttäuscht werde.

Der Song ist zu Ende, und Ben leitet zum nächsten über: „So und damit das Getuschel in den ersten Reihen mal langsam aufhört", er macht eine Pause und wartet, bis wir beide ihn anschauen, „gibt es jetzt die neue Nummer von Bruno Mars auf die Ohren. Viel Spaß mit ‚Treasure'."

Ich mache ein Gesicht wie ein unartiges Schulmädchen und bemerke das Funkeln in seinen Augen. Dieses leicht Devote scheint ihn irgendwie zu reizen, das ist mir auch schon bei unseren Telefonaten aufgefallen.

„Treasure" ist eine lockere, fröhliche Nummer, irgendwie ein bisschen funky, und Ben scheint echt Spaß an dem Song zu haben. Sein ganzer Körper groovt geschmeidig im Takt, seine Bewegungen sind so fließend, so sinnlich, dass ich an unseren Tanz auf meinem Abi-Ball denken muss. Ich war wie Wachs in seinen Händen und kann immer noch seine Berührungen fühlen, als er mich mit festem Druck über die Tanzfläche geführt hat. Ich konnte seinen durchtrainierten Körper spüren und wie sich seine Muskeln bei jeder einzelnen Bewegung angespannt haben.

Sein verführerischer Duft kommt mir wieder in den Sinn, diesen Geruch werde ich nie vergessen. In diesem Moment war es mir auch egal, dass nicht nur ich seinen Körper, sondern er auch meinen spüren konnte. Ja, es hat mir nichts ausgemacht. Wir waren uns auf der Tanzfläche so nah, und es hat sich gut angefühlt, und ich glaube nicht, dass das nur an den Drogen gelegen hat. Unsere Blicke treffen sich, als Ben „I know that you don't know it, but you're fine, so fine" singt.

Mist, wenn ich nicht gerade mal wieder so tief in meinem kleinen Tagtraum versunken gewesen wäre, hätte ich vielleicht auch einen Plan, um was es in dem Song genau geht. Neben mir tanzen Jule und Sophie ausgelassen.

Die nächsten Songs gehören zwar eigentlich zu Bens Oh-nein-bitte-nicht-schon-wieder-Kategorie, aber irgendwie ist er wie ausgewechselt. Er scheint die Nummern heute echt zu feiern, und ich kann noch so genau hinschauen, in seinen Augen sehe ich keinen Schimmer, dass es nur Show ist. Sonst sehe ich das inzwischen sofort, aber heute wirkt es so, als würde er Spaß haben. Ich freu mich natürlich drüber, aber trotzdem ist die Situation schon irgendwie merkwürdig.

Er wirkt richtig losgelöst, als er sein Mikrofon in die „Summer of '69" grölende Menge hält. Als ich sehe, wie nah Ben vorne am Bühnenrand steht, bekomme ich schon etwas Angst, dass er das Gleichgewicht verlieren und von der Bühne stürzen könnte. So unvorsichtig ist er doch sonst nicht. Er erinnert mich ein bisschen an mich selbst auf dem Abi-Ball. Er wird doch wohl nichts genommen haben und deswegen so euphorisch sein?

Nein, nicht Ben. Wir haben uns sehr lange und intensiv über Drogen unterhalten. Er hat so eine tiefe Abscheu, er würde niemals was nehmen, auf gar keinen Fall. Schon gar nicht, nur um einen Gig durchzustehen, dann würde er ihn eher absagen. Während seiner Zivizeit hat er Nächte in der Drogenambulanz verbracht, wo er hautnah miterleben musste, was Drogen aus Menschen machen. Er sagte, er hätte sogar schon Jugendliche an dem Scheiß krepieren sehen. Nein, hinter seiner guten Laune muss irgendwas anderes stecken. Er wird einfach nur einen richtig guten Tag haben, und vielleicht hat es ja auch was damit zu tun, wovon er uns später erzählen will.

Die beiden Girlies neben uns sind immer noch da und ziehen mittlerweile alle Register. Ich find's ja trotz Mantel schon nicht gerade warm, aber die zwei haben ihre Jacken ausgezogen, über die Barriers gelegt und stehen jetzt nur noch in knappen Tops da. Und ich meine wirklich knapp.

Das können sie sich aber bei diesen Topfiguren auch durchaus leisten, das muss ich zugeben. Je deutlicher sie spüren, dass Ben ihnen keine Aufmerksamkeit schenkt, desto mehr legen sie sich ins Zeug.

Dass das Publikum bei der nächsten Nummer richtig abgeht, wundert mich nicht, aber Ben hängt Westernhagens „Sexy" schon so aus dem Hals, dass er es bei den letzten Gigs, trotz Wünschen aus dem Publikum, nicht gesungen hat. Doch jetzt steht er da oben und tut so, als wäre der Song seine absolute Lieblingsnummer.

Ich hole mein Handy raus, denn obwohl ich bei den letzten Konzerten schon wieder sehr viel gefilmt habe, muss ich diese Stimmung für den nächsten Trailer unbedingt einfangen. Ich filme auch die zwei Girlies. Sexy Mädels kommen immer gut und machen den Veranstaltern Lust, ob auf die Band oder die hübschen Fans ist ja erst mal egal. Hauptsache, Joyning wird gebucht, da darf man schon mal zu so kleinen Tricks greifen.

Die zwei nutzen die erotische Stimmung des Liedes und beginnen, sich gegenseitig verführerisch anzutanzen, lustvoll durch die vom Wind zerwühlten Haare zu streichen und deuten dabei einen Kuss an, der sicher viele Männerherzen höher schlagen lassen würde. Immer wieder kommen sich ihre leicht geöffneten Lippen ganz nah, nur um sich kurz vorher, wenn sie aus dem Augenwinkel beobachten, dass Ben wieder nicht in ihre Richtung schaut, doch wieder voneinander zu entfernen. Wenn Joyning jetzt noch „You can leave your hat on" spielen, legen die zwei garantiert noch einen Striptease hin, das wär doch was für den nächsten Trailer. Ich würde wetten, dass das einige Klicks bei YouTube bringt, aber Ben kündigt jetzt die zweite Pause an, und die Jungs verlassen die Bühne.

Moment, schon die zweite Pause? Jule und ich gucken uns mit großen Augen an. Wir dachten, dass wir vielleicht einen, maximal zwei Songs verpasst haben, aber ein ganzes Set? Ben zieht sich seine schwarze Lederjacke über und kommt am rechten Bühnenabgang herunter. „Fünf Euro, dass er es nicht bis zu uns schafft", sagt Jule, kurz bevor die zwei Girlies ihn tatsächlich ansprechen. Er hebt freundlich lächelnd, aber dennoch abwehrend die Hände, dreht sich beim Vorbeilaufen einmal um die eigene Achse und steht keine zehn Sekunden später bei uns, legt seinen Arm um meine Schulter, gibt mir einen Kuss auf den Scheitel und strahlt uns mit einem bestens gelaunten „Na, Mädels, habt ihr den Weg auch endlich gefunden?" an.

„Na, du bist aber gut drauf." Ich muss ziemlich erstaunt klingen, denn er antwortet mit einem schelmischen Grinsen: „Noch ein bisschen Geduld, es gibt großartige Neuigkeiten." Dann klingelt sein Handy, und er lässt uns, und das nun ziemlich ratlos, zurück und verschwindet hinter der Bühne. Wir drei blicken ihm verwirrt nach.

„Was hat unsere Primaballerina denn gestochen?", kommt es ziemlich trocken von Jule, und ich stoße ihr mit der Hüfte leicht in die Seite. Sie flüstert mir „Was denn? Hab ich ihm etwa das Ballettröckchen angezogen und gesagt, dass er hier seine Pirouetten drehen soll?" ins Ohr, und ich muss schmunzeln.

Sophie hat der kurze Gastauftritt von Ben die Sprache verschlagen, aber ihr glückliches Lächeln ist nicht zu übersehen. Während wir rüber zum Getränkewagen gehen, kann sich Jule ein neckisches „Sophie, du siehst plötzlich so high aus!" nicht verkneifen und legt ihr den Arm um die Schulter, wie es Ben eben bei mir gemacht hat. „Sehe ich gar nicht", sagt sie empört, windet sich aus Jules Umarmung und stemmt die Hände in die Hüfte. „Na ja, vielleicht schon ein kleines bisschen!", gibt sie dann doch zu.

Jule bestellt zwei Cola und eine Cola light für mich. Ich kann Sophie so gut verstehen, Ben ist aber auch einfach nur umwerfend mit seinem trainierten Körper, den lässigen Klamotten und seinem selbstbewussten Auftreten. Bei dem Gedanken, wie er gerade den Arm um mich gelegt hat, merke ich wieder dieses Kribbeln. Ja, das hat sich wirklich gut angefühlt. Besonders, weil die beiden Girlies es auch gesehen haben. Und ihren entgeisterten Blicken nach zu urteilen, verstehen die zwei gerade die Welt nicht mehr. Ich kann förmlich die Rauchwolken über ihren Köpfen sehen. Wie kann bitteschön so eine wie ich so einen Typen wie Ben davon abhalten, sich mit Mädels wie ihnen zu unterhalten?

Ich ertappe mich dabei, wie ich den Backstagebereich im Auge behalte und hoffe, dass Ben noch mal zu uns herauskommt. Ich wüsste zu gerne, wer da gerade so Wichtiges angerufen hat, dass er direkt nach hinten verschwunden ist. Da bewegt sich was, und schnell gucke ich wieder weg. Aus dem Augenwinkel erkenne ich Tobi, der sich suchend umschaut. Ich winke ihm zu, denn bestimmt sucht er seine Jule.

Tobi sieht heute verdammt gut aus. Er hat jetzt einen ähnlich grob gestrickten Pulli wie Jule übergezogen und trägt dazu ebenfalls eine blaue Jeans. Zuerst nimmt er mich und dann Sophie zur Begrüßung in den Arm, bevor er Jule mit einem „Und das Beste kommt zum Schluss!" hochhebt, dass sie ihre Beine um seine Hüfte schlingt und beide in einem innigen Kuss versinken.

Eigentlich stehe ich ja nicht so auf Partnerlooks, aber die beiden sehen schon verdammt sexy zusammen aus. Jule, die zierliche, schicke Lady und er, der stylische Rocker mit seinem gepflegten Dreitagebart und den fast schulterlangen blonden Locken. „Die sind schon süß zusammen", höre ich Sophie sagen, und ihr verträumter Tonfall verrät, dass sie mit den Gedanken natürlich wieder bei Ben ist. Sicher stellt sie sich gerade vor, wie sie und Ben wohl in dieser Situation zusammen aussehen würden. Bei ihr hätte er bestimmt auch keine Probleme, sie so hochzuheben, bei mir sähe das schon anders aus, da hätte eher ich Ben auf dem Arm. Oh Gott, dieses Kopfkino muss echt aufhören.

„Warum habt ihr euch denn selber was zu trinken bestellt?", fragt Tobi, als die junge Bedienung unsere Gläser auf den Tresen stellt. Jule hat als Erste ihr Portemonnaie aus der Tasche gekramt, aber Tobi beugt sich zu der jungen Frau und sagt: „Die Ladies gehören zur Band, die Getränke gehen auf uns.“ Sie nickt und antwortet frech: „Aber nur, wenn ich einen Musikwunsch erfüllt bekomme.“ Tobi muss lachen, als sie sich „Angels“ von Robbie Williams wünscht, denn er weiß, wie sehr sich Ben immer dagegen sträubt, diesen Song überhaupt ins Set aufzunehmen. Dann antwortet er aber: „Heute könntest du mit dem Song sogar Glück haben“, und sagt zu uns gewandt: „Heute würde Ben vermutlich jeden Song singen. Und ich ahne auch, warum.“

„Ach ja?“, kommt es gleichzeitig von Jule und mir, aber Tobi schüttelt den Kopf. „Nein, nein, es ist nur eine Vermutung, ich will nichts Falsches verbreiten. Er wird's uns ja nachher sagen.“ Dann drückt er Jule einen kurzen Kuss auf den Mund und möchte wieder Richtung Backstage gehen, aber sie zieht ihn zu sich zurück und küsst ihn, jetzt aber richtig.

Wie gebannt klebt mein Blick an den beiden. Als Tobi das bemerkt, hält er seine Hand so vor ihre Gesichter, dass ich ihr Geknutsche nicht mehr sehen kann. Ich schaue etwas verlegen zur Seite. Auch Sophie wendet ihren Blick ab und beginnt die Melodie des Countdowns aus Jeopardy zu pfeifen, ich muss lachen.

Die anderen Jungs betreten wieder die Bühne, und Ben spricht durchs Mikro: „Eins, zwei – Test, Test. Der Gitarrist bitte zu seinem Instrument, der knutschende Gitarrist, bitte.“

„Ich sag doch, der ist heute nicht ganz frisch.“ Tobi schüttelt den Kopf und verschwindet zur Bühne. Ich bin echt froh, dass sein Verhalten also nicht nur mir komisch vorkommt, und wir machen uns auch wieder auf den Weg nach vorne.

Hier haben sich die Reihen jetzt deutlich gelichtet, und als die Jungs mit „Sweet Home Alabama“ von Lynard Skynard das Set starten, verstehe ich auch, warum. Direkt neben uns steht ein älterer, schon ziemlich angetrunkener Mann. Er trägt eine enge Lederhose, dazu eine Jeansweste und eine Cappy, die über und über mit Buttons und verschiedensten Pins zugepflastert ist. Er scheint total harmlos zu sein, außer dass er eine extreme Alkoholfahne und einen ebenso extremen Tanzstil hat.

Er macht, völlig entgegengesetzt zum Takt, so ausladend große Bewegungen, dass es kein Wunder ist, dass niemand in seiner Nähe stehen möchte. Man muss ja Angst haben, entweder eine mitzubekommen oder, was noch schlimmer wäre, zum Tanzen aufgefordert zu werden, und genau das tut er jetzt auch. Wir drei schütteln die Köpfe und gehen auch einige Meter zurück. So weit, bis wir nicht länger in seinem Einzugsbereich stehen. Jetzt hat er seine eigene Tanzfläche, und mit jedem Schritt, den er auf uns Umstehende zumacht, wird sie größer. Immer wieder geht er in die Hocke, um dann mit hochgereckten Armen in die Luft zu springen und dabei wie wild zu zappeln. Ich habe echt noch nie jemanden so exzentrisch tanzen gesehen, außer vielleicht bei DSDS.

Jetzt macht er Kniebeugen, so dass ich schon vom Zuschauen außer Atem komme, und dazu bewegt er seine Arme, als wäre er eine Haremsdame, die zu orientalischen Klängen tanzt. Ich muss schmunzeln, denn das, was er da abzieht, passt überhaupt nicht zur Musik. Zumindest bis eben, denn die Jungs verpassen dem Song gerade musikalisch einen leicht orientalischen Touch, so dass er nun doch zu seinem Tanzstil passt. Ich schaue mich um, und es geht nicht nur mir so, auch die Umstehenden können sich ein Lachen nur schwer verkneifen.

Ich wundere mich, dass Ben bei dem Anblick überhaupt noch weiter singen kann. Wir haben zwar bei den ganzen Konzerten schon so einige Regentänze bewundern dürfen, aber der Typ schießt echt den Vogel ab. Als das Lied zu Ende ist, geht Ben in die Hocke und fragt den Traumtänzer, ob er denn einen Musikwunsch hätte. Dieser ist aber scheinbar nicht mehr in der Lage zu sprechen, stattdessen hebt er die Hand für ein High-Five, nur um, nachdem Ben eingeschlagen hat, mit ausgebreiteten Armen über den Platz zu fliegen.

„Du bist also wunschlos glücklich, mein Freund? Wunderbar, dann haben wir hier noch einen für dich!" Wieder geht der Mann mit torkelnden Ausfallschritten Richtung Bühne, diesmal, um Ben die Hand zu reichen. Der schüttelt sie erst freundlich nickend, dann geht er rüber zu Patrick an den Drums. Es sieht so aus, als würden sie irgendwas im Set umstellen. Patrick zählt leise ein, die ersten Töne kommen vom Keyboard, dann setzen die Drums und alle Jungs mit einem Chorgesang ein. Ich erkenne den Song sofort.

„Kings & Queens" von 30 Seconds to Mars. Die Stimmen hören sich absolut unglaublich zusammen an. Ich habe die Jungs noch nie so sehr wie jetzt als Gesamtheit, als Band, wahrgenommen. Klar, als einzelne Musiker, die ihr Instrument beherrschen, natürlich immer. Na ja, zumindest so gut ich das als Laie beurteilen konnte, aber jetzt ist da noch etwas anderes.

Dieser Moment fühlt sich gerade einfach perfekt an, als ob alles genau so sein sollte. Vielleicht liegt es einfach daran, dass Ben heute zum ersten Mal seit langem wieder richtig Spaß auf der Bühne hat. Er hat sich mit seinem Mikro etwas weiter zurückgenommen, so dass er auf einer Höhe mit Tobi und Timm steht. Immer wieder tauschen sie Blicke aus, und ich weiß nicht, worüber sie schmunzeln, aber sie scheinen da irgendeinen Insider zu haben, den sie gerade tierisch feiern.

Es ist Wahnsinn, die Jungs so zusammen zu erleben. Am liebsten würde ich mich sofort an meinen Schreibtisch setzen, um alles dafür zu tun, dass es immer so ist. Eine Band bekanntzumachen kann doch nicht so schwierig sein. Die Homepage eindrucksvoller gestalten, einflussreichere Veranstalter ausfindig machen und, wenn nötig, mit kleinen Tricks, davon überzeugen, Joyning für größere Auftritte zu buchen. Irgendwann sind sie dann so gefragt, dass die Veranstalter sich um sie reißen und ihnen nicht mehr vorschreiben können, welche Songs sie spielen müssen, dann spielen sie nur noch die Songs, die ihnen gefallen, und Ben hätte immer so viel Spaß wie jetzt.

Mir gehen tausend Ideen durch den Kopf, und doch kann ich gerade einfach nur mit leicht geöffnetem Mund dastehen und meine Jungs bewundern. Ich stelle sie mir vor, wie sie auf einer riesigen Bühne in einem Meer von ekstatisch jubelnden Menschen spielen und gefeiert werden. Aus den Boxen würde keine Covermucke dröhnen, sondern Bens Lieder würden glasklar die Halle erfüllen und jeden Einzelnen im Publikum begeistern. Jeder um mich herum würde seine Lieder kennen, seine Texte singen, und er würde einfach nur dastehen, gerührt, überwältigt und mit Tränen in den Augen.

Moment, warum hat Ben vor meinem inneren Auge auf einmal so erstaunliche Ähnlichkeit mit Robbie Williams? Ich muss schmunzeln, denn ich habe erst neulich eine Live-DVD von Mr. Williams geguckt, vermutlich liegt es daran. Aber genau so ein Konzert meine ich, ein Konzert, bei dem die Leute wegen der Band kommen und nicht, weil es gerade mal wieder das einzige Schützenfest in der Gegend ist, wo es Flatratesaufen gibt. Ich kann verstehen, warum Ben von etwas anderem träumt, und ich teile seinen Traum, ich wünsche mir genau diesen Erfolg für ihn. In meinem Gesicht macht sich ein ganz großes Honigkuchengrinsen breit, und mir ist vor Glück ganz schwindelig. In solchen Momenten wünscht man sich Unendlichkeit.

Ich muss plötzlich an meinen Vater denken, wie hilflos er heute Morgen dagelegen hat, völlig betrunken. Das alles kommt mir so weit weg vor, als wäre das bereits vor Wochen passiert, dabei ist es gerade ein paar Stunden her. Ob er meine Jungs jemals live erleben wird? Ob er jemals dieses Gefühl mit mir teilen kann, oder ob der heutige Tag immer zwischen uns stehen wird als der Tag, an dem ich meinen größten Held am Boden gesehen habe?

Ich spüre das Handy in meiner Tasche vibrieren, und mir wird mit einem mal ganz flau im Magen. Die ganze Zeit vor der Bühne habe ich nicht an meinen Vater gedacht, nicht mal eine Sekunde, ich habe es einfach beiseitegeschoben.

Ich atme tief ein und lese die Nachricht: „Hallo Lea, komme gerade aus dem Krankenhaus. Ralf hat durch eine Entzündung im Knie eine schwere Blutvergiftung. Um den Schmerz zu betäuben, hat er viel zu viele Tabletten genommen und dazu den Alkohol, das verstärkt die Wirkung. Deshalb war er auch so apathisch. Er liegt zur Beobachtung auf der Intensivstation. Mach Dir nicht allzu große Sorgen, es besteht keine Lebensgefahr mehr, sie bekommen das Fieber in den Griff. Morgen wird er vermutlich schon ansprechbar sein. Fahrt vorsichtig!"

Ich fühle mich, als müsste ich zugleich lachen und weinen. Lachen, weil ich unbeschreiblich froh bin, dass nicht allein der Alkohol schuld war und es ihm bereits besser geht, und weinen, weil ich mich so schäme. Ich habe nicht mal in Erwägung gezogen, dass es an etwas anderem als am Alkohol liegen könnte. Ich lese die SMS noch einmal, schließe die Augen und atme tief durch. Ich bin so unfassbar erleichtert. Erleichtert, dass ich einen Krankenwagen gerufen habe. Was hätte sonst alles passieren können? Ich mag gar nicht daran denken. Ich spüre, wie mir Tränen in die Augen steigen, ich habe das Gefühl, völlig neben mir zu stehen.

Nur wie durch eine Dunstglocke nehme ich wahr, dass die Menschen um mich herum stiller werden. Die Jungs beginnen mit „Every breath you take". Ich muss lächeln, denn mir kommen die Worte meines Vaters in den Sinn, als er zu mir gesagt hat: „Sting ist der beste Musiker der Welt." Ich verliere mich in dem Song, der Melodie, dem Text. Ja, das stimmt, wer so einen Song geschrieben hat, gehört ohne Zweifel zu den besten Musikern der Welt.

Als ich die Augen wieder öffne, sehe ich, dass Ben mich genau im Blick hat. Er steht am vorderen Bühnenrand, hält das Mikrofon mit beiden Händen eng umschlossen, und obwohl seine Augen nur einen Spalt geöffnet sind, beobachtet er mich genau. Dieses Gefühl, dass seine Augen nur auf mir ruhen, ist unglaublich tröstlich. Es fühlt sich gut an, dass er, obwohl er sich gerade auf ganz andere Dinge konzentrieren müsste, mit seinen Gedanken bei mir ist. Ja, es fühlt sich gut an, in diesem Moment sein Mittelpunkt zu sein. Ich lächle ihn an und schüttele ganz leicht den Kopf, um ihm anzudeuten, dass er sich keine Sorgen um mich zu machen braucht, und doch ertappe ich mich dabei, wie ich mir wünsche, dass er sich weiter Gedanken um mich macht. Ich möchte ihn weiter beschäftigen.

Ich genieße das Lied, seine rauchige, warme Stimme, seinen Blick, der zwischendurch immer wieder bei mir landet, und wünsche mir, dass der Gig jetzt noch nicht vorbei wäre, denn dann kommen die Gedanken zurück. Gedanken, die ich haben sollte, von denen ich aber nicht weiß, ob ich sie ertragen kann.

Auf Konzerten kann man alles um sich herum vergessen. All die Sorgen und Ängste, die einen die ganze Woche begleiten, sind vor der Bühne wie ausgelöscht. Während sich Jule dicht neben mich stellt, ihren Kopf leicht schief legt und mich fragend anschaut, verabschiedet Ben noch das Publikum: „So, Freunde, vielen Dank für diesen schönen Abend. Feiert noch fleißig, trinkt was zusammen, und wir sehen uns sicher bald wieder! Macht's gut!"

Ich flüstere Jule ins Ohr, dass es meinem Vater nicht gutgeht und er mit einer Blutvergiftung im Krankenhaus liegt. „Wollen wir nach Hause fahren?", fragt sie sofort und hebt schon ihre Tasche vom Boden auf. Aber ich schüttele den Kopf und rechtfertige meine Entscheidung vor ihr – oder vielleicht auch vor mir – damit, dass er jetzt erst mal nur Ruhe braucht und dass ich ihn morgen besuche.

Sie nickt und nimmt mich in die Arme. „Das wird schon, Maus, und vielleicht rüttelt ihn das auch endlich mal wach. Seinen Körper muss man gut behandeln, und so ein Schuss vor den Bug kann ein guter Auslöser sein, um sich genau das mal wieder bewusst zu machen!"

Damit hat sie recht, und irgendwie fühle ich mich durch ihre Worte auch angesprochen. Ich bewundere Jule, dass sie es schafft, selbst in so einer Situation eine Chance zu sehen. Sie bekommt Ralfs Sucht und wie sehr mich das seit Jahren beschäftigt, natürlich auch mit, und vielleicht trinken wir beide auch deshalb so wenig.

Die Jungs verlassen ihre Instrumente, stellen sich zusammen und verbeugen sich unter dem lauten Jubeln und Klatschen des Publikums.

„Zugabe! Zugabe!“ und „Einer geht noch, einer geht noch rein!“ hallt es ihnen jetzt entgegen, und natürlich haben sie damit gerechnet, auch wenn sie gerade furchtbar überrascht tun. Ben flüstert mit seiner rauchigen Stimme „Angels“ ins Mikrofon und stellt seinen Mikrofonständer an die Seite, dann setzt er sich genau in der Mitte der Bühne auf den vorderen Bühnenrand, so dass seine Beine hinunter baumeln und nickt Lars am Keyboard zu, der zu spielen beginnt. Bens Blick streift durchs Publikum, bleibt zwischendurch vereinzelt an Zuschauern hängen, er genießt das letzte Lied des Abends in vollen Zügen. Bei der Stelle „And when love is dead – I'm loving angels instead“ schaut er mich an, und seine Augen werden mit einem Mal ganz weich. Mit der Hand am Bühnenrand abgestützt, drückt er sich schwungvoll hoch, so dass er wieder auf der Bühne steht. Ich spüre, wie sich mein Kopf unweigerlich ein Stück mit ihm nach oben bewegt. Allen um uns herum geht es genauso, unsere Blicke ruhen allein auf ihm. Ben beginnt einen ausgestreckten Arm im Takt der Musik von links nach rechts zu schwenken, und es dauert keine drei Sekunden, ehe alle Arme im Publikum auch in der Luft sind und sich von links nach rechts bewegen. Als ich mich umdrehe, um dieses wunderschöne Bild mit meinem Handy zu filmen, sehe ich ein Meer von Armen und glücklichen Gesichtern.

Nach scheinbar nicht enden wollenden Jubelstürmen gehen die Jungs von der Bühne ab und verschwinden im Backstagebereich. Das Publikum verteilt sich allmählich auf die verschiedenen Fressbuden und Bierwagen, und nur vereinzelt bleiben kleine Grüppchen auf dem Platz stehen, natürlich auch die zwei Girlies. Ihre Jacken haben sie sich jetzt aber schon wieder angezogen, war wohl doch etwas zu frisch.

Ich erschrecke mich, als mir jemand die Augen von hinten zuhält. Ben? Nein, dafür sind die Finger zu zierlich. Ich drehe mich um, und hinter uns stehen Sarah, Mia und einige andere Mädels aus dem Fanclub.

„Wo wart ihr denn die ganze Zeit?", frage ich verdutzt.

„Wir haben etwas weiter hinten gestanden, weil es Sarah nicht so gut geht, ihr wird andauernd übel!"

Besorgt drehen sich alle Köpfe zu Sarah, aber die winkt nur lachend ab. „Keine Sorge, keine Sorge. Alles gut, vermutlich bin ich nur schwanger!" Während ich denke, dass das nur ein Scherz ist, weil ich sie noch nie mit einem Typen gesehen habe, schiebt sie glücklich lächelnd hinterher: „Wir versuchen schon seit Monaten, ein Kind zu bekommen, vielleicht hat es ja geklappt. Ich werde mir am Montag mal einen Test besorgen!"

Krass, damit hätte ich nie gerechnet, ich dachte, sie hätte auch nur die Band als Freizeitvergnügen, dass sie einen Partner hat, schockt mich gerade irgendwie ein bisschen. „Darauf müssen wir drüben im Hans im Glück anstoßen", freut sich Mia und ergänzt dann, zu Sarah gewandt: „Also du natürlich vorsorglich nur mit Wasser", und alle lachen. Sie hakt sich bei Sarah unter, und die Truppe bewegt sich Richtung Burgergrill. „Wir kommen später nach, wir müssen noch was mit den Jungs besprechen", ruft Jule hinterher, und die anderen nicken, bevor sie zusammen mit Sophie laut lachend und kichernd über den mittlerweile fast leeren Platz gehen.

„Schwanger, das hätte ich ja nie gedacht", sagt Jule kopfschüttelnd, als wir an den beiden Girlies vorbei rüber zum Backstageeingang gehen. Wir gucken vorsichtig um die Ecke, und Tobi winkt uns zu sich an den Stehtisch. „Wollt ihr beiden was trinken?", ist die Frage, die ich mir selber zusammensetze, denn so ganz genau verstehe ich ihn nicht, da ihm Jule einen Kuss auf den Mund drückt, den er nur allzu gerne erwidert.

„Immer dieses ekelhafte Rumgesabbere!", höre ich plötzlich Bens ironische Stimme neben mir. „Das kann doch keinen Spaß machen!"

Ich spüre, wie er gegen die empfindliche Stelle unter meinem Ohr haucht und ich eine Gänsehaut bekomme, als mir im selben Moment die Beine wegknicken und ich mich erschrocken an seinen ausgestreckten Armen festkralle.

Er hatte sich dicht hinter mich gestellt und seine Knie so in meine Kniekehlen gedrückt, dass meine Beine in sich zusammengesackt sind. Wenn ich jetzt leicht wie eine Feder wäre, wäre es mir sicher auch gar nicht so unangenehm, in seinen Armen zu liegen. Ben scheint sich aber zum Glück keinen Bruch gehoben zu haben, er lacht nur und fragt: „Na Mädels, kommt ihr drei mit rüber in den Container?"

Tobis Augen wenden sich in Bens Richtung, und er löst sich von Jule. Blitzschnell hat er Ben lachend im Schwitzkasten. „Ich geb dir gleich, Mädels!", und die beiden fangen an, sich wie kleine Jungs zu raufen. Jule sieht von diesem Anblick genauso irritiert aus wie ich. Wenn ich so drüber nachdenke, haben wir die zwei noch nie so ausgelassen zusammen gesehen, und in diesem Moment haben wir beide auch etwas Angst, dass sie sich was tun. Ganz so harmlos sieht es, obwohl beide lachen, nämlich nicht aus. Nach kurzer Zeit sind sie zum Glück so aus der Puste, dass sie von einander ablassen und nun Arm in Arm rüber zu den anderen gehen. Jule flüstert: „Sind halt auch nicht mehr die Jüngsten." Und wir gehen schmunzelnd hinterher.

Hier im Baucontainer, der von außen ziemlich gewöhnlich aussieht, ist es gar nicht so eng, wie ich gedacht habe. Eigentlich ist hier drin überhabt nichts so, wie ich gedacht hatte. An den beiden längeren Seiten steht jeweils eine Dreier-Couch und dazwischen, unter dem kleinen Fenster, ein etwas breiterer Sessel. In der Mitte dieser Sitzgruppe ist ein niedriger Tisch, auf dem Getränke, Gläser und eine Weingummibox stehen, aus der sich Patrick grad alle roten raussucht. Er fühlt sich von uns ertappt und erklärt mit vollem Mund, dass die roten die leckersten seien. Im selben Moment nimmt ihm Ben diese aus der Hand und schmeißt sie sich mit einem amüsierten „Stimmt!" in den Mund. Patrick lässt sich motzend auf die Couch fallen: „Nicht alles, was du haben willst, gehört automatisch dir!", was Ben nur mit einem verächtlichen Schnauben beantwortet. Jetzt fläzen sich auch die anderen Jungs mit auf die Couch, und Tobi zieht Jule so ruckartig auf seinen Schoß, dass sie vor Schreck aufquietscht.

Nur ich stehe da wie bestellt und nicht abgeholt. Es wäre zwar noch etwas Platz neben Patrick und Lars, aber ich sitze einfach nicht so gerne Bein an Bein, dichtgedrängt auf einer engen Couch. Ich habe ja schon im Bus bei völlig Fremden ein Problem damit, mich neben jemanden zu setzen. Auf so einem Doppelsitz haben nämlich gerade mal zwei Platz, meine linke Pobacke und meine rechte. Und mich neben Leute zu quetschen, die mich kennen, ist mir da noch viel unangenehmer.

Ben sieht meinen unbeholfenen Blick und deutet hinter mich. Da steht zum Glück neben der Tür ein Schreibtisch mit einem einfachen Drehstuhl, den ziehe ich mir heran, so dass ich Ben nun gegenübersitze. Aber irgendwas stimmt mit der Perspektive nicht. Der Stuhl ist so eingestellt, dass mein Kopf höher ist als der aller anderen, also drücke ich auf den Hebel unter der Sitzfläche, und ganz langsam gleitet der Stuhl nach unten, bis er abrupt stoppt und ich zusammenzucke. Ben verfolgt mein Treiben genau, und ich sehe deutlich die Belustigung in seinen Augen.

Alle Blicke sind auf Ben gerichtet, und endlich rückt er mit der Sprache raus. Er macht es sogar richtig feierlich: „Danke, dass ihr euch noch kurz die Zeit genommen habt." Er grinst mich an, und mein Puls fängt an zu rasen. „Denn im Grunde bist du, Lea, der Grund, dass ich kurz davor bin, meinen Traum leben zu dürfen." Alles in mir fängt an zu kribbeln, und ich hänge an seinen Lippen. „Ihr wisst ja, dass ich meine Songs immer wieder an verschiedene Plattenfirmen geschickt habe", fährt er fort, „und bis jetzt immer nur höfliche oder weniger höfliche Absagen kassiert habe. Nun habe ich sie bei Spinnup eingestellt", Ben lächelt mich an, „und einer von deren Scouts ist auf mich aufmerksam geworden. Das sind absolute Musiknerds, aber eben mit den richtigen Kontakten und Ideen. Die quatschen nicht nur, die machen dann auch. Der hat mir noch einige Tipps gegeben und meine Songs direkt einem A&R vorgestellt." Ich gucke etwas verloren in die Runde. Ben deutet meinen Blick richtig und erklärt: „A&R bedeutet Artist & Repertoire, das sind die coolen Jungs in einer Plattenfirma, die neue Künstler signen, also unter Vertrag nehmen." Ich nicke. „Genau so einer hat sich meine Songs angehört, sich im Netz umgesehen, die Videos angeschaut und Kontakt zu mir aufgenommen. Ich bin ja jetzt auch schon Ende zwanzig, und wenn ich noch mal was reißen will, dann muss das jetzt passieren."

„Alter, du bist nicht Ende zwanzig, du bist Anfang dreißig, und jetzt komm mal aufn Punkt, denn jünger werden wir alle nicht!", fällt ihm Tobi ins Wort, und alle lachen.

„Okay, okay!", sagt Ben und hebt beschwichtigend die Hände. „Ich kann es selber noch gar nicht fassen, aber ..." Er macht eine Pause und guckt in die Runde, bevor er mit strahlenden Augen sagt: „Ich habe einen Majordeal unterschrieben und werde nun endlich mein eigenes Zeug machen. Leute, versteht ihr, was das für mich bedeutet?"

Er schaut sich um, aber seine Jungs starren ihn nur regungslos an. Seine Stimme klingt unheimlich euphorisch: „In der kommenden Woche geht's schon ins Studio, dann gibt's 'nen Videodreh für die erste Single, und danach geht's auf große Tour, und zwar nicht nur in Deutschland, sondern weltweit!" Er wartet gespannt auf eine Reaktion von uns, aber im Raum ist es so still, dass ich kaum zu atmen wage. Niemand rührt sich, jedes Augenpaar im Raum ist auf Ben gerichtet, als er grinsend die Stille unterbricht: „Jungs, ihr seid natürlich dabei! Ich gehe doch nicht ohne meine Band!"

Jetzt springen alle auf und fallen sich jubelnd in die Arme. Die Jungs führen sich auf, als hätten sie eben den Sechser im Lotto mit Zusatzzahl geknackt und springen laut grölend auf den Sofas und dem Tisch herum. Ich kann einfach nur dasitzen, ich kann ihn einfach nur vollkommen regungslos anstarren. Ihn, wie er jetzt mit seinen Jungs diesen Erfolg feiert.

Plötzlich bricht der Tisch unter Tobi zusammen, und ich springe erschrocken auf, aber er ruft nur lachend: „Feiern wie die Rockstars können wir schon mal!" Die Jungs sind so übermütig, dass sie Bierflaschen aus dem Kühlschrank nehmen, sie schütteln und alles nassspritzen, was ihnen in die Quere kommt.

Am liebsten würde ich in Deckung gehen, aber jetzt kommt Ben in meine Richtung. Wie können so wenige Schritte nur so unfassbar sexy sein? Oh Gott, was tut er denn jetzt? Er kommt näher und näher, legt eine Hand in meinen Nacken und zieht meinen Kopf an sich heran, dass mir ein Schauer über den Rücken läuft. So stehen wir da, dass sich fast unsere Nasenspitzen berühren, als er mir tief in die Augen sieht und mit einem schiefen Grinsen „Keine Angst, das würde ich nicht hier vor den anderen machen" flüstert. Meine Knie werden butterweich, und ich kann seinen Atem auf meinem Gesicht, auf meinen Lippen spüren. Mir fällt der angenehm süße Geschmack in meinem Mund auf, dabei habe ich doch gar nichts gegessen. Ich schmecke rote Gummibärchen, ich schmecke Ben. Was für ein aufregender Gedanke.

Er fährt fort: „Hättest du mir nicht den Tipp mit Spinnup gegeben, wäre ich nie auf die Idee gekommen, es auf diesem Weg zu versuchen." Er macht eine kurze Pause, drückt mich ein kleines Stück von sich weg, schaut mir tief in die Augen und flüstert mit rauer Stimme: „Du bist die Beste, Lea!"

Ich schaue verlegen auf den Boden, aber er legt seinen Zeigefinger unter mein Kinn und hebt meinen Kopf, dass ich ihm direkt in die Augen schaue. „Doch Lea, genau so wie du bist, bist du unvergleichlich." Dann drückt er mir einen sanften Kuss auf die Stirn, seine Lippen fühlen sich warm und weich an, und wieder bekomme ich eine Gänsehaut.

Ich kann darauf gar nichts antworten, aber was soll man darauf auch erwidern? Vielleicht „Dankeschön"? Außerdem bin ich immer noch völlig benommen. Der Typ macht mich mit seinen Flirtereien noch ganz wahnsinnig.

„Lea, mein größter Traum geht in Erfüllung. Das ist alles, was ich mir immer gewünscht habe."

Timm kommt zu uns. „Was genau ist das denn für ein Vertrag, hast du den vorher mal einem Anwalt gezeigt?" Ben schüttelt den Kopf. „Ich hab mir den durchgelesen und gut. So 'n Majorlabel lasse ich doch nicht warten. Entweder du willst, oder du willst nicht. Ich will. Die haben genug, die sich darum reißen, so einen Deal zu bekommen. So eine Chance hat man nur einmal im Leben, die konnte ich nicht verschenken."

Timm sieht skeptisch aus. „Ich mach mir halt Gedanken. Nicht dass du da irgendeinen Scheiß unterschrieben hast und nun völlig in deren Hand bist. Du hättest den Vertrag echt mal von 'nem Anwalt gegenchecken lassen sollen, und zwar, bevor du ihn unterschreibst!"

Ben sieht genervt aus, dass Timm die Sache so hinterfragt, und auch die anderen gucken jetzt kritischer. Tobi verteilt, um die Stimmung wieder etwas zu heben, noch eine Runde gekühltes Bier an die Jungs, Wasser an Jule und mich und spricht einen Toast aus: „Auf dass wir berühmte Rockstars werden und die Welt erobern!“ Die Glasflaschen klirren aneinander, und die anderen Jungs lassen sich wieder auf die Couch fallen.

Ich höre Wortfetzen, aus denen deutlich hervorgeht, dass sie mit den Gedanken schon auf den größten Bühnen der Welt unterwegs sind. Deren Zweifel scheinen also ziemlich schnell wieder verflogen zu sein, nur Timm steht immer noch bei Ben und mir, holt Luft, und man sieht ihm an, dass er noch mal etwas fragen möchte. „Na, spuck's schon aus“, fordert Ben und haut ihm für mein Gefühl etwas zu fest auf die Schulter.

„Ben, du hast gerade gesagt, dass es auf Tour geht, und zwar weltweit. Wie soll das denn zeitlich gehen? Wir haben doch alle feste Jobs.“

Jetzt verstummen auch die Gespräche der anderen, und sie schauen Ben an. „Ach, da müssen wir uns mal mit denen zusammensetzen und einfach besprechen, wie wir das jetzt am besten angehen. Noch ist ja alles ganz frisch. In dem Vertrag standen ja auch noch keine Tourdaten, erst mal muss das Album aufgenommen und das Video gedreht werden. Dafür werdet ihr euch ja wohl freischaufeln können.“ Bens ganze Körperhaltung ist extrem angespannt, und fast wütend schiebt er hinterher: „Mensch, Jungs, wir wollten immer, dass das mal was Großes wird, und jetzt habt ihr Schiss oder was?“

„Recht hat er, Chancen muss man nutzen!“, unterstützt ihn Tobi, macht eine kurze Pause und fügt dann prustend hinzu: „Besonders mit Ende zwanzig!“

Zwar lachen auch die anderen, aber trotzdem ist der Tonfall der Gespräche im Raum deutlich verhaltener. Man höre ja so einiges von den großen Plattenfirmen, dass die Künstler verheizen und für eine gute Presseschlagzeile im wahrsten Sinne über Leichen gehen.

So ist das vermutlich immer, man träumt so lange davon, dass man eine ganz bestimmte Chance im Leben erhält, und wenn die Chance dann da ist, bekommt man doch ein bisschen kalte Füße.

Timm hält Ben eine weitere Bierflasche hin. „Auf die Zukunft, mein Freund!", und die beiden stoßen an. Ich bin froh, dass sie jetzt erst mal zusammen feiern, die Gedanken kann man sich noch früh genug machen, und unterschrieben hat Ben ja eh.

Ich schaue Ben, der schon leicht angeheitert wirkt, skeptisch an. „Du fährst heute aber kein Auto mehr, oder?"

Er schaut auf seine Uhr. „Nein, heute nicht mehr!", und grinst schief.

„Ben, ich meine das ernst, du hast getrunken, so kannst du kein Auto mehr fahren!", sage ich.

Er geht um mich herum, kramt in seiner Tasche, legt von hinten einen Arm um mich und lässt seinen Hotelzimmerschlüssel vor meiner Nase hin und her baumeln. Dazu fragt er provozierend: „Na, wie wär's heut Nacht mit uns beiden, Baby?"

Als ich ihm sachte einen Ellenbogen in den Bauch stoße, hält er sich mit einem schmerzverzerrten Gesicht die Rippen, kann sich aber das Lachen kaum verkneifen. „Dann bin ich mal froh, dass du Rockstar und nicht Schauspieler werden willst!", sage ich mit gespielt mitleidigem Gesichtsausdruck und bin selber verwundert, wie schlagfertig ich sein kann. Vielleicht liegt es daran, dass Ben betrunken ist, das lässt mich meine Hemmungen irgendwie ein bisschen überwinden.

Jule kommt dazu und sagt, dass wir langsam auch mal wieder losmüssen. Da der Auftritt heute nicht ganz so spät zu Ende war, wollen wir noch nach Hause fahren, und Sophie könnten wir auch nicht länger warten lassen. Ich schaue auf mein Handy. Mist, Sophie hat schon zweimal angerufen, hoffentlich sitzt sie jetzt nicht alleine im Hans im Glück und langweilt sich. Wir verabschieden uns, und als wir den Baucontainer verlassen, ruft Jule den Jungs noch ein „Macht's gut, ihr Rockstars!" zu, was mit einem lauten Jubeln und Grölen beantwortet wird.

Auf dem Weg rüber zum Hans sind wir beide erstaunlich still, dann frage ich Jule leise: „Glaubst du, dass das jetzt die große Chance für die Jungs ist, auf die sie immer gewartet haben?"

Sie bleibt stehen. „Ich weiß nicht. Man muss sich doch mal ein paar Nächte Zeit nehmen, um sich über so einen großen Schritt Gedanken zu machen. Auf der anderen Seite hat er sich genau darüber ja schon sein halbes Leben Gedanken gemacht, er weiß, dass das sein Weg ist. Ich weiß nur nicht, ob das auch der Weg von Tobi und den anderen ist. Ich hoffe einfach nur, dass sie uns noch 'ne Weile als Joyning erhalten bleiben." Sie schaut durchs Fenster ins Restaurant. „Lass uns den anderen mal nix davon erzählen, das Ganze ist ja noch nicht spruchreif."

Ich stimme ihr zu, und als wir reingehen, sehen wir schon Sophie und die anderen an einem langen Tisch sitzen. Es ist angenehm warm, auf den Tischen stehen Kerzen, und von überall her hört man Gemurmel und Gerede. Unsere Leute haben sich bereits was zu essen bestellt, und die großen Teller werden gerade gebracht.

Sophie winkt uns zu sich herüber. „Ich wusste nicht, ob ihr auch was essen wollt, Mädels, aber weil die Küche vor zehn Minuten geschlossen hat, hab ich mal 'ne große Portion Pommes und 'nen großen Salat bestellt. Ihr könnt bei mir mitessen!" Die anderen rutschen mit ihren Tellern und Gläsern auf der langen Bank zwei Plätze weiter, und Jule und ich setzen uns dazu. Während ich mit der Gabel nach und nach Sophies halben Salat aufesse, schaue ich mich um.

An einem kleinen Tisch uns gegenüber sitzen die zwei Girlies und beobachten uns. Scheinbar haben sie in dem Moment, als Jule und ich das Lokal betreten haben, die Rechnung kommen lassen, denn jetzt ziehen sie ihre Jacken an und machen sich bereit zum Aufbruch. Ich lehne mich auf der Bank zurück, stupse Jule an und deute mit dem Kopf in deren Richtung. Jule grinst, denn natürlich kann sie sich auch denken, dass die zwei jetzt erneut ihr Glück bei Ben versuchen wollen. Sollen sie doch, ich widme mich absolut tiefenentspannt und voller Hingabe weiter Sophies Salat.

Aus dem Tischgespräch halte ich mich raus, mein Kopf hat heute Nacht eh schon so viel zu verarbeiten, da kann ich mich jetzt nicht auch noch aktiv an einer Diskussion über die besten Backbleche für Weihnachtsplätzchen beteiligen. Weihnachtsplätzchen. Es ist so gemein, in der Vorweihnachtszeit abnehmen zu müssen, wenn alles so lecker nach frisch gebackenen Keksen duftet und in den Supermärkten an jeder Ecke die tollsten Leckereien stehen. Da nützen mir auch die süßigkeitenfreien Kassen nichts. Ich bräuchte da schon einen süßigkeitenfreien Supermarkt. Aber damit wäre es ja auch gar nicht getan. Weihnachtsmärkte sind noch viel schlimmer, wenn es überall nach Crêpes mit Zimt und Zucker duftet, daneben die gebrannten Mandeln, und was am schlimmsten ist: die Maronen. Ich kann an keinem Maronenstand vorbeigehen, ich liebe diese gerösteten Esskastanien, da könnte ich mich reinlegen. Oder Maronensoße zu Klößen und Rotkohl, ein Traum.

„Lea, möchtest du noch Pommes?", fragt mich Sophie und schaut dabei auf meine Gabel, mit der ich im leeren Salatteller rumstochere.

Ich schüttele verlegen grinsend den Kopf. „Nein danke, ich bin bestens bedient, sorry, dass ich dir den Salat weggegessen habe, ich bezahl den natürlich!"

Sie winkt ab. „Ach, kein Ding!", und zwinkert mir zu. „Ich lad euch ein. So jung komm wa' nich' mehr zusammen!"

Ich muss an Ben denken, wie er sich mal eben schnell auf Ende zwanzig geschummelt hat. Er scheint ein kleines Problem mit seinem Alter zu haben. Dabei kann ich mir schon vorstellen, dass Ben so ein Typ Mann ist, der, je älter er wird, nur umso attraktiver wird. Ich ertappe mich dabei, wie ich mit der Gabel ganz vorsichtig über meine Unterlippe kratze. Das kühle Metall fühlt sich angenehm auf der sensiblen Haut an. Wie es sich wohl angefühlt hätte, wenn Ben mich genau dorthin geküsst hätte, genau so, wie er es mir neulich nachts am Telefon beschrieben hat?

Nein, ich weiß, dass er mich nur necken wollte, dieses kleine Spielchen zwischen uns macht ihm einfach Spaß. Und eins ist ihm mit diesem nächtlichen Dirty Talk definitiv gelungen: Jedes Mal, wenn ich ihn sehe, muss ich daran denken. An seinen sinnlichen Mund, sein schiefes Grinsen und seine weichen Lippen, wie sie mich küssen. Er genießt es, dass ich ihn so vergöttere, da hat Jule vollkommen recht, und er tut alles dafür, dass meine Phantasie einiges zu tun hat. Ich muss lächeln, wir haben wirklich einen idealen Deal, der für uns beide ungefährlich ist. Unser sinnliches Spiel hat Grenzen. Vielleicht kribbelt es deshalb jetzt auch noch, wenn er nah bei mir ist.

Plötzlich bemerke ich die Unruhe um mich herum, Jule steht schon abfahrtsbereit hinter mir und legt mir ihre Hände auf die Schultern. „Möchtest du noch hier bleiben, oder begleitest du uns nach Hause?"

Ich lege den Kopf in den Nacken und lehne mich an ihrem Bauch an. Meine Güte ist der flach und irgendwie so fest, wenn ich da an meinen denke. Nein, das tue ich jetzt lieber nicht, und ab übermorgen wird eh alles anders. Sie streicht mir die Haare aus dem Gesicht, beugt sich zu mir herunter und gibt mir einen Kuss auf die Stirn. „Du sollst nicht immer so viel grübeln, Maus, alles wird gut! Komm, Sophie hat schon bezahlt."

Ich muss schmunzeln, denn sie hat mich genau auf dieselbe Stelle wie Ben geküsst.

„Alles wird gut", das sagt sich so leicht, was genau wird gut? Werden die Jungs gemeinsam als Band durchstarten? Wird es meinem Vater bald besser gehen? Hat er die Warnung seines Körpers verstanden? Halte ich dieses Mal die Diät durch und nehme auch etwas mehr Rücksicht auf meine Gesundheit? Mir kommen Jules Worte in den Sinn, dass sie hofft, dass es Joyning noch eine Weile geben wird. Warum sollte das nicht so sein?

Ganz schön viele offene Baustellen in meinem Kopf. Ich wäre schon froh, wenn ich wenigstens hinter einen dieser Punkte einen Haken setzen könnte. Ich muss an die To-do-Liste auf meinem Schreibtisch denken, da habe ich ja auch keine Probleme, die Stück für Stück abzuarbeiten. Aufgabe aufschreiben, in Angriff nehmen, dranbleiben, durchhalten, Haken dahinter – fertig.

Vielleicht sollte ich mir mal eine To-do-Liste für die wirklich großen Aufgaben in meinem Leben machen. Manchmal werden Dinge ja einfacher, wenn man sie einmal formuliert hat. Das größte Problem ist ja nur, dass man sich immer so verzettelt. Ich darf mich nur auf genau eine einzige Aufgabe konzentrieren, und die muss ich dann bis zum Ende durchziehen, bevor ich mich auf die nächste stürze. So mache ich das ja auch, wenn ich für die Uni lerne: Handy aus, Musik aus, Facebook und das Mailprogramm schließen, damit die Gedanken gar keine Chance haben, abzuschweifen. Ich räume auch vor jeder größeren Lernsession erst mal komplett mein Zimmer auf, so dass mich nichts in meiner Umgebung von der eigentlichen Aufgabe ablenken kann. Genauso muss ich das auch für mein Leben machen: Mich auf das Wesentliche konzentrieren.

Ich spüre Jules Hand in meinem Rücken, sie schiebt mich grinsend zur Tür. Ich konnte mich ja schon immer gut in Gedanken verlieren, aber im Moment ist es extrem.

In meiner Tasche vibriert es. Hoffentlich ist nichts mit meinem Vater, schießt es mir sofort durch den Kopf, als ich auf mein Handy schaue. Nein, es ist eine SMS von Ben: „Hey Kleine, wollte nicht vor den anderen fragen, aber was war vorhin eigentlich los? Sahst so traurig aus. Alles gut?"

Als wir am Auto ankommen, setze ich mich unaufgefordert auf die Rückbank und nehme einen großen Schluck von der Cola light, die mir Sophie nach hinten reicht. Hat es mich auf dem Hinweg noch gestört, bin ich jetzt ganz froh, etwas außen vor zu sein. Jule, die die erste Hälfte des Heimwegs fährt, richtet sich den Rückspiegel so ein, dass sie mich sehen kann, und wirft mir einen besorgten Blick zu. In ihren Augen sehe ich, wie es gerade tatsächlich in mir aussieht und was ich den ganzen Abend über so wunderbar vergessen konnte. Sie ist wie ein Spiegel meiner Seele, und wenn sie mich noch länger so anschaut, muss ich bestimmt noch anfangen zu weinen.

Die Innenbeleuchtung geht langsam aus, als wir vom Parkplatz biegen. „Soll ich etwas Musik anmachen?", fragt sie mich und sieht gerade noch, dass ich nicke, bevor es dunkel wird. Zum Glück. Sie stellt das Radio leise ein, und es läuft irgendein Lied, das ich nicht kenne. Die Stimme des Sängers ist so schlecht gemischt, dass ich kein Wort verstehe. Ich könnte nicht mal sagen, welche Sprache das sein soll. Vielleicht ist aber auch ganz gut so, sonst würde ich vermutlich wieder irgendwas reininterpretieren, wo es überhaupt nichts zu interpretieren gibt.

All die Gedanken und Ängste, die ich das Konzert über so leicht verdrängen konnte, brechen nun über mich hinein. Ich fühle mich bis obenhin mit Gedanken angefüllt und zugleich doch vollkommen leer und ausgelaugt. Mir wird das alles zu viel. Die Sache mit meinem Vater, wie es jetzt mit Joyning weitergeht, die anstehende Gerichtsverhandlung wegen der Sache mit Caro auf dem Abi-Ball. Jetzt kommt alles wieder hoch.

Da sind so viele Bilder vor meinem inneren Auge, dass ich mir vorkomme, als würde ich durchs Fernsehprogramm zappen. Ich habe das Gefühl, dass in meinem Kopf so viele verschiedene Dinge nach Beachtung schreien, dass mich der Lärm überwältigt. Es war so schön, einfach mal an nichts zu denken, einfach abzuschalten, loszulassen und den Kopf frei zu haben, aber jetzt bekomme ich die Quittung.

Als wir wieder über die Landstraße fahren, lasse ich mich noch tiefer in den Sitz sinken und schaue aus dem Fenster. Draußen ist es schon stockdunkel. Um uns herum sind gespenstische Felder, von denen langsam der Nebel aufsteigt und nur ganz vereinzelt sieht man kleine Häuser mit erleuchteten Fenstern in weiter Entfernung stehen. Ganz schön unheimlich.

Ich lese mir Bens SMS noch mal durch. Und noch mal und noch mal. Was soll ich darauf antworten? Dass mir gerade einfach viel zu viele Sachen im Kopf rumspuken, die ich ihm aber nicht per SMS erzählen kann oder will? Nein, sein großer Traum einer Musikkarriere wird endlich Wirklichkeit, da soll er jetzt mit seinen Jungs anstoßen und sich nicht um mich sorgen. Aber ich gebe zu, dass es ein ziemlich schönes Gefühl ist, zu wissen, dass er es würde.

Und wieder bin ich mit meinen Gedanken bei Ben, aber die Gedanken an ihn tun mir unheimlich gut, egal wie Jule das findet. Wenn ich an ihn denke, habe ich das Gefühl, dass sich der Wirrwarr in meinem Kopf zumindest für einen Moment entschleunigt. Mit ihm ist alles, was zwischen uns ist, ganz klar definiert. Das macht es so berechenbar und gibt mir die Sicherheit, wenigstens hier die Kontrolle zu haben, wenn sie mir schon an allen anderen Ecken und Enden entgleitet.

Ich schreibe eine SMS: „Hallo Großer, mach Dir keine Sorgen. Ich war nur etwas angespannt, weil mein Vater im Krankenhaus liegt, aber es geht ihm zum Glück schon besser. Das Konzert hat mich wunderbar abgelenkt – danke! Ich freue mich übrigens sehr für Dich, einen Fan hast Du schon mal!" Und drücke auf „Senden". Ich muss schmunzeln, denn es ist noch gar nicht so lang her, da habe ich jede Nachricht an ihn noch dreimal durchgelesen und geändert, bevor ich sie abgeschickt habe.

Ich spüre ein unangenehmes Grummeln in meinem Magen. Seit ich den Salat gegessen habe, zwickt und zwackt es in meinem Bauch. Der ist wohl doch nicht so froh, dass er endlich mal wieder was zu tun bekommen hat. Ich drücke mit den Händen kräftig in die Seite und versuche so, den Schmerz zu unterdrücken, als sich ein Gedanke unaufhaltsam in den Vordergrund drängt. Morgen bin ich den ganzen Tag allein zu Hause.

Ich muss nichts für die Uni machen und habe auch kaum Videos, die ich schneiden kann, ich habe morgen Zeit. Richtig viel Zeit. Zeit, um zu essen. Während ich mich schön auf der Couch liegen und nach Herzenslust in Kalorien schwelgen sehe, kommt mir in den Sinn, dass ja morgen Sonntag ist. Mist, da haben die Geschäfte zu, und zu Hause haben wir kaum noch Lebensmittel, zumindest keine, die ich mir für so einen Tag vorstelle. Meine Mutter kauft in letzter Zeit immer besonders viel Obst und Gemüse ein und diese ekeligen Light-Produkte.

Wenn die wüsste, was für Verpackungen in den blickdichten Tüten sind, die ich immer in der Restmülltonne verschwinden lasse. Daran darf ich gar nicht denken, sie wäre sicher maßlos enttäuscht.

Ich google, ob es bei uns in der Gegend einen Supermarkt gibt, der auch sonntags geöffnet hat, und tatsächlich, am Bahnhof gibt es einen 7Days-Shop. Aus dem Radio höre ich die Stimme des Moderators einen Kulthit ansagen, und meist handelt es sich dabei um einen Song, den auch Joyning im Programm haben, deshalb dreht Jule das Radio schon ganz automatisch wieder etwas lauter.

Ich denke noch schnell: Der nächste Song ist meiner, und brauche nicht mal eine Frage zu stellen. Fury in the Slaughterhouse erfüllen mit „Time to wonder“ das Auto, und das Lied passt mal wieder so haargenau, dass es schon fast erschreckend ist. Sophie dreht noch ein bisschen lauter, und im Kopf übersetze ich mir Zeile für Zeile. „Das ist nicht die Zeit, um sich Fragen zu stellen, das ist nicht die richtige Zeit, um zu weinen." Bei der Stelle „Es ist nicht so, wie wir es gerne hätten. Es ist, wie es sein muss" überlege ich, ob es vielleicht stimmt. Vielleicht hat alles, genauso wie es passiert, einen Sinn.

Neben mir blinkt mein Handy auf, eine Nachricht von Ben: „Tut mir leid, das zu lesen. Ich hoffe, dass er schnell wieder fit wird. Nach feiern ist mir nicht mehr zumute. Die Jungs malen alles schwarz/weiß, sehen nur den zeitlichen Aufwand, nicht die Chance. Aber gut zu wissen, dass ich schon mal einen Fan habe, wenn auch keine Band ;)"

Ich antworte: „Warte mal ab, die müssen erst mal eine Nacht drüber schlafen. Du beschäftigst dich schon so lange mit dem Thema. In Dir ist die Entscheidung, dass Du so eine Chance ergreifen würdest, schon vor Jahren gefallen. Die Jungs wurden damit heute das erste Mal konfrontiert, gib ihnen etwas Zeit."

Seine Antwort dauert keine Minute: „Frau Psychologin, Frau Psychologin, Ihr Verständnis für die Befindlichkeiten der werten Herren Musiker möchte ich haben ;)"

Ich überlege, ihm darauf zu antworten, aber ich möchte nicht immer die Letzte sein, die schreibt. Frau Psychologin hat er mich genannt, irgendwie klingt das sehr sexy, das kann man ruhig mal so als Statement stehen lassen. Wieder leuchtet mein Handy auf, na, hat er noch was hinzuzufügen? Nein, die SMS ist von Sophie. „Was ist denn das da hinten auf der Rückbank für ein nerviges Geblinke?" In dem Moment, als ich die SMS lese, dreht sie sich zu mir um und strahlt mich an. An ihrem Blick sehe ich genau, dass sie natürlich weiß, wem ich schreibe, sie ist ja nicht blöd, trotzdem scheint sie nicht böse auf mich zu sein, was vermutlich daran liegt, dass sie in mir einfach keine Konkurrenz sieht.

Demonstrativ lege ich das Handy zur Seite, lehne den Kopf an die Kopfstütze und schließe die Augen. Als sie sich wieder nach vorne dreht, schielen meine Augen doch mal auf den Sitz neben mir, aber er hat nicht mehr geschrieben.

Als wir auf dem Rastplatz halten, überlege ich einen Moment, ob ich mir Süßigkeiten kaufen soll, aber da Jule und Sophie, ohne auch nur einen Blick in den Shop zu werfen, wieder zurück zum Auto gehen, möchte ich nicht diejenige sein, die damit anfängt. Außerdem würde mir eine Tafel Schokolade eh nichts bringen, und morgen habe ich einen ganzen Tag nur für mich, da werde ich das richtig zelebrieren und mir noch ein letztes Mal alles kaufen, worauf ich Lust habe.

Es ist ein schönes Gefühl, hier hinten zu sitzen, die leise Musik im Hintergrund, und immer wieder verstehe ich Wortfetzen von Jules und Sophies Gespräch. Sie unterhalten sich über das Konzert, die leicht bekleideten Girlies, und immer wieder schafft es Sophie, das Gespräch geschickt auf Ben zu lenken. Mit halbem Ohr bekomme ich noch mit, dass Sophie versucht, durch Jule etwas mehr über mich und Ben herauszubekommen. So ganz scheint sie mich also doch nicht als Konkurrenz auszuschließen, das freut mich. Ich kuschle mich in meinen Mantel und döse ein.

Kurz bevor wir bei mir vor der Haustür halten, werde ich langsam wieder wach. Die hellen Straßenlaternen lassen mich blinzeln, und ich wundere mich, dass wir schon da sind. Ich drücke die beiden zur Verabschiedung und erinnere Jule daran, dass sie mir bitte noch kurz eine Nachricht schicken soll, wenn sie auch angekommen ist. Das machen wir immer so, erst dann kann ich beruhigt einschlafen. Die zwei warten noch, bis ich in der Haustür verschwunden bin, dann fahren sie weiter.

Ich lege meine Tasche in mein Zimmer und gehe ins Bad, um mich abzuschminken und fürs Bett fertig zu machen. Als ich in mein Bett krabbele, ist es angenehm warm, meine Mutter hat mir meine Schmusewärmflasche unter die Decke gelegt.

Plötzlich schrecke ich hoch und greife nach meinem Handy. Ich habe es noch gar nicht klingeln hören, und Jule müsste doch längst zu Hause sein. Ein Glück, doch, Jule hat geschrieben. Und da ist noch eine zweite Nachricht, sie ist von Ben: „Schlaf gut, Kleine, ich liege nun auch im HOTELbett. :)"

Mir fallen schon fast die Augen zu, als ich Jule ein Kuss-Smiley als Antwort schicke. Im selben Moment, als ich auf „Senden" drücke, reiße ich die Augen auf. Mist, der Smiley ist an Ben gegangen. Schnell schicke ich ihm ein „Ups, der war eigentlich für Jule" hinterher. Noch während ich das Handy wieder auf meinen Nachttisch legen will, sehe ich Bens Antwort: „Schade ;)". Der Typ kann es einfach nicht lassen.

Ich ziehe die Bettdecke bis zur Nasenspitze und kuschle meine Füße an Bruno. Sicher hat ihn meine Mutter zu mir ins Bett gelegt, falls ich nach den Erlebnissen heute Morgen in unserem alten Haus etwas Trost brauche.

Nach heute habe ich auch genug Kraft, um Ralf morgen früh im Krankenhaus zu besuchen. Mit diesem Gedanken schlafe ich ein, und ich habe keine Angst mehr davor, ihn zu sehen. Ich freue mich, mich selbst davon zu überzeugen, dass es ihm schon wieder besser geht. Auch wenn ich meinen Helden am Boden gesehen habe, ändert das nichts daran, dass er für immer mein Held bleibt. Auch Helden dürfen mal stolpern und fallen. Die Hauptsache ist, sie stehen wieder auf.

ICH HASSE KRANKENHÄUSER

„The moment I wake up - before I put on my make up - I say a little prayer for you" weckt mich meine Guten-Morgen-Hymne, und ich strecke mich erst mal ausgiebig, bevor mir nach und nach der gestrige Tag zurück ins Bewusstsein dringt.

Ich reibe mir die Augen, ziehe die Rollläden hoch und blinzle gegen die aufgehende Herbstsonne. Was für ein wunderschöner Tag, der Himmel ist blutrot, und die bunten, mit Tau bedeckten

Bäume glänzen im Sonnenlicht. Die letzten Töne des Songs warte ich noch ab, stelle den Wecker aus, gehe rüber ins Badezimmer und stelle mich unter die Dusche.

Mann, tut das gut, ich strecke meinen Kopf der Duschbrause entgegen und genieße die Wasserperlen auf meinem Körper. Während ich mich einseife, muss ich daran denken, wie Ben neulich Jule und mich scherzhaft als Synchronschwimmerinnen bezeichnet hat. Wir haben, wie immer und ohne weiter drüber nachzudenken, die Sätze des anderen beendet, und auch unsere Bewegungen seien exakt parallel gewesen, als wir uns was zu trinken eingeschenkt haben. Er fand es absolut beeindruckend, dass zwei völlig verschiedene Menschen so gleich ticken können. Aber Synchronschwimmerinnen? Ich schäume das lecker riechende Duschgel in meinen Händen auf, schaue an mir herunter und frage mich, ob es auch Shaping-Badeanzüge gibt, die das alles so wie bei der Unterwäsche in die richtige Form pressen. Nur was wäre dann mit den Beinen und Armen, die würden trotzdem weiter munter in der Gegend rumschwabbeln. Na ja, ist ja auch egal, ich habe eh nicht vor, in nächster Zeit ins Schwimmbad zu gehen, und wenn ich dann doch irgendwann mal gehen sollte, dann ganz bestimmt nicht mit Jule. Neben ihr sehe ich ja aus wie ein gestrandeter Wal. Das ist das Gemeine: Wenn man so eine schlanke beste Freundin hat, wirkt man neben ihr immer noch ein bisschen dicker. Egal, das wird sich ja ab Montag ändern, aber heute werden keine Kalorien gezählt, heute wird geschlemmt.

Ich steige aus der Dusche, husche an dem großen Standspiegel vorbei, gehe noch mal einen Schritt zurück und bin mal wieder geschockt. Wer noch einen weiteren Beweis für die Erdanziehungskraft sucht, hier ist er. Ich ziehe mit aller Kraft den Bauch ein und mache die Schultern gerade. Man sieht kaum einen Unterschied. Ich drehe mich ins Profil und wiederhole das Spiel. Doch, so sieht man eine Veränderung. Als würde es tatsächlich was bringen, drücke ich auch noch die Zunge gegen den Gaumen und so bleibe ich eine Weile stehen. Wenn ich wenigstens schon wieder so aussehen würde, wäre das doch schon mal ein klitzekleiner Anfang, und das muss doch auch irgendwie zu schaffen sein.

Aber darüber mache ich mir Gedanken, wenn ich pappsatt auf der Couch liege und alle Packungen um mich herum leer sind. Man soll nicht mit leerem Magen einkaufen gehen, und man soll nicht mit leerem Magen Diätpläne erstellen.

Länger kann ich die Luft aber auch nicht mehr anhalten, und bevor das alles hier wieder den grausamen Gesetzen der Schwerkraft folgt, mache mir einen Handtuchturban und ziehe meinen Bademantel über.

In der Küche sitzt meine Mutter schon beim Frühstück und begrüßt mich mit einem vorsichtigen Lächeln. „Guten Morgen. Na, wie geht's dir?"

„Ganz gut", antworte ich, „wir hatten einen tollen Abend, und Ben hat einen Plattenvertrag bei dem größten Musiklabel unterschrieben."

„Oh, und was bedeutet das jetzt für eure Band?"

Ich denke kurz nach und sage dann ehrlich: „Das weiß ich nicht, ich glaube nicht, dass sich groß was ändert. Vielleicht wird es schwierig, die Termine zu koordinieren, aber die werden sich da bestimmt auch ein bisschen nach ihm richten. Erst mal abwarten. Im Moment freut er sich einfach nur, und ich freue mich mit ihm."

Ich mache eine kurze Pause und bin erschrocken, dass ich diese Frage nicht als Allererstes gestellt habe. „Wie war's gestern bei Ralf, warst du bei ihm drin?"

Meine Mutter lächelt. „Nein, ich habe ihn nur durch die Scheibe gesehen. Er hat friedlich geschlafen, da wollte ich nicht stören, aber die Ärzte sagen, dass es ihm schon wieder besser geht. Das Fieber haben sie ziemlich schnell in den Griff bekommen, und gegen die Entzündung bekommt er jetzt Kortison. Es kann gut sein, dass er heute schon wieder auf der normalen Station liegt." Dann schaut sie auf die Uhr. „Was? Schon fast zehn? Dann muss ich jetzt los, wir wollen doch nach Münster zum verkaufsoffenen Sonntag. Vielleicht finde ich eine schöne Tasche, meine alte ist ja schon so schäbig!" Ich stibitze ihr das halbe Brötchen mit Nutella vom Teller und sage mit vollem Mund und unschuldigem Blick: „Du musst los und hast eh keine Zeit mehr, es zu essen."

Während sie ihre Jacke anzieht und sich auf den Weg macht, gebe ich mich einer absoluten Geschmacksexplosion hin. Das ist ja unglaublich, ich habe den Schokogeschmack von Nutella noch nie so intensiv wahrgenommen. Klar, Nutella war schon immer lecker, aber das hier ist ja der absolute Wahnsinn. Als ich unsere Wohnungstür ins Schloss fallen höre und aus dem Fenster beobachte, wie meine Mutter losfährt, gehe ich an die Besteckschublade, hole mir einen langen Eislöffel, dann das Nutellaglas aus dem Kühlschrank und gehe rüber ins Wohnzimmer.

Ein bisschen gekühlt schmeckt Nutella am besten. Ich setze mich im Schneidersitz auf die Couch, das war auch schon mal einfacher, und schalte den Fernseher an. Es läuft irgendeine Serie, wo man auch noch bei der 100. Folge einsteigen kann, bereits nach fünf Minuten komplett Bescheid weiß und die Sätze beenden kann, aber egal, Hauptsache irgendwas läuft.

Je mehr Nutella ich vom Löffel lecke, desto unspektakulärer wird der Geschmack. Vielleicht lag es nur daran, dass meine Geschmacksnerven schon eine Weile nichts so Süßes mehr bekommen haben, da reagiert man vielleicht empfindlicher. Egal, jetzt habe ich einmal angefangen, jetzt kratze ich das Glas auch aus. Ich muss nur nachher daran denken, ein neues zu kaufen. Wie viel war denn da schon raus? Na, so ganz genau wird sie nicht darauf geachtet haben.

Während ich rüber in mein Zimmer gehe, um mich anzuziehen, plane ich meinen Tag. Erst in unser altes Haus, dort ein bisschen Klarschiff machen, rüber ins Krankenhaus, und von da ist es auch gar nicht weit bis zum 7Days. Schnell einkaufen und dann auf die Couch und „Dirty Dancing“ gucken, darauf freue ich mich jetzt schon, und ich ertappe mich dabei, wie ich „Mein Baby gehört zu mir“ murmle.

Auf dem Weg zu unserem alten Haus stelle ich die Musik auf meinem Handy auf zufällige Wiedergabe und befrage mal wieder das Song-Orakel: „War es die richtige Entscheidung, dass Ben diesen Plattenvertrag unterschrieben hat?“

Ich lächle, als ich die Gitarrenklänge von „Won't forget these days“ von Fury in the Slaughterhouse höre. Ich erinnere mich genau daran, wie überwältigt ich war, als ich den Song mal live von Ben gehört habe. Er hat einfach die perfekte Stimme für das Lied.

Bei der Stelle „We've sacrificed our future for a heart of Rock'n'Roll“ höre ich genauer hin. Ja, er opfert seine Zukunft für ein Leben voller Musik, aber genau das ist es ja, was er will, dann ist es doch eigentlich kein richtiges Opfer. Er möchte nichts mehr, als mit seinen eigenen Songs auf der Bühne stehen. Wenn ich darüber nachdenke, wie er in letzter Zeit immer über seinen Job geflucht hat, verstehe ich, dass er die Chance sofort ergriffen hat.

Trotzdem klingt der Song irgendwie nach Sehnsucht. Sehnsucht danach, wie es früher war. Aber er muss sein altes Leben ja auch gar nicht komplett aufgeben, er hat ja immer die Chance zurückzugehen, wenn ihm das alles doch nicht die Erfüllung bringt, die er sich gerade erhofft. Vielleicht soll das Lied auch einfach bedeuten, dass er jetzt eine Zeit erleben wird, an die er später gerne zurückdenkt.

Ich stehe, noch immer in Gedanken, vor unserer alten Haustür und drehe ganz automatisch, als würde ich hier noch jeden Tag ein- und ausgehen, den Schlüssel herum. Plötzlich schlägt mir wieder dieser widerliche Geruch entgegen, den hatte ich verdrängt. Ich reiße alle Fenster und die große Schiebetür zum

Garten auf. Das ist zwar kalt, aber immer noch besser, als hier drin zu ersticken. Komisch, hier zu sein.

Ich schaue auf den großen Rotweinfleck vor der Couch und sehe wieder meinen Vater. Wie er da gelegen hat, wie er gelallt hat und sich kaum aufrichten konnte. Ich habe wirklich gedacht, dass es nur am Alkohol gelegen hat. Kein Wunder, da standen ja genug Flaschen rum. Die nehme ich jetzt auch als Allererstes in Angriff.

Ich gehe in die Küche und suche nach einem großen Müllsack, sammle alle leeren und halbleeren Flaschen ein, schütte die teilweise schon verschimmelten Reste in den Küchenabfluss und lasse die Flaschen in dem großen Sack verschwinden. Ich wusste gar nicht, dass Wein so sauer riechen kann, und ich will gar nicht wissen, wie lange die Reste hier schon rumstehen. Mir kommt das Bild in den Kopf, wie mein Vater sich eine von diesen Flaschen an den Mund gesetzt hat und daraus trinken wollte, und ich muss mich schütteln.

Der Ekel wird bei dem, was jetzt kommt, nicht weniger werden. Meinen Schal, der zum Glück etwas nach Parfüm riecht, vor den Mund gezogen, wage ich mich mit Toilettenreiniger bewaffnet ins Badezimmer. Erst mal alles dick einsprühen und einwirken lassen, ganz lange einwirken lassen.

In der Zeit nehme ich schon mal die Wäsche aus der überquellenden Wäschetrommel und schmeiße zumindest eine Maschine an. Widerlich, wie unangenehm Wäsche stinkt, wenn sie zu lange gelegen hat, das muss er doch gerochen haben. Solange die durchläuft, kümmere ich mich schon mal um die Küche, hier ist ja eigentlich nur Staub zu putzen. Ich streiche mit dem Zeigefinger über die Arbeitsplatte, die Staubschicht ist so dick, dass man darin schreiben könnte. Kochen hat ihm doch immer so viel Freude bereitet. Wie kann er etwas, dass er so liebt, aufgeben?

Wenn hier alles ordentlich und auch die Jalousie wieder oben ist, so dass Licht ins Zimmer fällt, hat er bestimmt auch wieder Lust zu kochen.

Als ich wieder im Wohnzimmer stehe, überlege ich, was ich mit dem großen Fleck im Teppich anstelle. Ich entscheide mich dafür, ihn einfach um neunzig Grad zu drehen. Da er quadratisch ist, geht das problemlos, und so kann ich den Fleck unter dem Sessel verstecken, auf dem ich früher immer gesessen habe, wenn wir abends zusammen ferngesehen haben.

Ich sinke in meinen alten Sessel und bin erschrocken, wie vertraut es sich immer noch anfühlt. Nur mein Hintern ist deutlich breiter geworden, er passt nicht mehr in meine Sitzkuhle, die sich in all den Jahren passformgenau ins Polster gewölbt hat.

Ich streiche mit den Händen über das raue, abgewetzte Leder. Wenn es nicht mein alter Platz wäre, würde ich mich auf so einen heruntergekommen Sessel niemals freiwillig setzen. Der ist eigentlich nur noch Sperrmüll. Ich schaue mich um, die Möbel sind alle noch die alten. Seit wir ausgezogen sind, hat sich nichts verändert, sogar die Bücher in der Regalwand stehen noch genau an ihrem Platz. Es ist, als würde die Zeit hier stillstehen.

Früher hatte dieses Haus mal so viel Charme, so viel Seele, jeder war hier gern zu Besuch. Jetzt wirkt es nur noch kalt und verloren, verloren wie mein Vater. Ich hätte nicht gedacht, dass es so bedrückend ist, hier zu sein, und das liegt nicht nur an den Ereignissen von gestern Morgen. Wenn ich Abstand habe, zu Hause in meinem Bett liege, kommen mir so viele schöne Erinnerungen an meinen Vater in den Kopf. Jetzt, wo ich hier bin, sind es nur die Erinnerungen, die mich dazu bringen, das alles hier vergessen zu wollen. Ich möchte auch nicht mehr länger bleiben als nötig.

Nachdem ich alles zumindest oberflächlich in Ordnung gebracht habe, die Decken auf der Couch zusammengelegt sind, das Bett neu bezogen und die Wäsche aufgehangen ist, wage ich mich zurück ins Badezimmer. Ich muss an die Klofrauen im Babylon denken. Ich finde es so abartig, wie manche Frauen öffentliche Toiletten verlassen. Eine Klobürste ist kein Dekoartikel, vielleicht sollte das mal jemand dran schreiben.

Als ich die Haustür hinter mir abschließe, bin ich zwar zufrieden, dass ich etwas aufgeräumt habe, aber ebenso froh, das hier hinter mir gelassen zu haben.

Ich hasse Krankenhäuser. Alles riecht so fies nach Desinfektionsmittel, und dieses kalte Licht der Neonbeleuchtung macht's nicht unbedingt angenehmer. Kein Wunder, dass hier alle krank sind. Es gibt so viele Studien, wie wichtig und gesundheitsfördernd die richtige Beleuchtung ist, und gerade in einem Krankenhaus nehmen sie darauf null Rücksicht.

„Zimmer 432 im 4. Obergeschoss", ist die Auskunft, die ich von der Dame am Empfang bekomme.

Mit jedem Schritt auf dem frisch gewischten PVC-Boden wird das mulmige Gefühl in meinem Magen schlimmer. Vor Zimmer 432 bleibe ich stehen und würde am liebsten gleich wieder umkehren.

Ich weiß gar nicht, wie ich ihm jetzt gegenübertreten soll. Es muss ihm doch total unangenehm sein, dass ich ihn so gefunden habe, und mir ist es peinlich, dass es ihm peinlich ist.

Eine Frauenstimme ruft „Herein!", als ich klopfe, und ich bin so unfassbar erleichtert, Heike neben dem Bett sitzen zu sehen. Ich hatte wirklich Angst, dass sie sich getrennt haben. Als sie mich hereinkommen sieht, strahlt sie mich an und kommt mir mit geöffneten Armen entgegen. „Deinen Papa kann man auch kein Wochenende alleine lassen. Ich werde nie wieder wegfahren", scherzt sie. „Ich bin so froh, dass du da warst. Nicht auszudenken, was hätte passieren können." Während sie mich immer noch umarmt hält, sehe ich über ihre Schulter hinweg meinen Vater an.

Ich kann seinen Blick nicht richtig deuten. Es ist eine Mischung aus Freude, mich zu sehen, und Scham über das, was passiert ist, aber da liegt noch etwas in seinen Augen. Heike entlässt mich aus ihrer Umarmung und schiebt mich hinüber an sein Bett. Auch wenn ich erst zögere, umarme ich ihn doch, ich bin zu froh, dass es ihm wieder besser geht.

Er duftet gut, frisch geduscht, aber ich rieche da noch etwas anderes. Pfefferminz. Er hat tatsächlich wieder ein Pfefferminz im Mund. Das bedeutet, er hat getrunken. Mein Puls fängt an zu rasen, und meine Gedanken überschlagen sich. Von wem hat er hier im Krankenhaus Alkohol bekommen? Von Heike? Nein, das glaube ich nicht, das will ich nicht glauben. Merken das denn die Ärzte nicht? Merkt er nicht, dass andere es merken, oder ist es ihm so egal?

„Dieses schlimme Knie", sagt Heike, „ich habe ihm so oft gesagt, dass er damit dringend zum Arzt muss. Das hätte ihn fast das Leben gekostet, wenn du ihn nicht gefunden hättest." Ich schaue erst meinen Vater und dann Heike an und würde den beiden am liebsten ins Gesicht sagen, dass ihn eher der Cocktail aus Alkohol und Tabletten fast das Leben gekostet hätte, halte aber den Mund.

Sie bietet mir ihren Stuhl an, und ich setze mich. Mein Vater und ich schauen uns in die Augen, sagen aber beide kein Wort. Ich fühle mich nicht wohl. Heike bemerkt die angespannte Stimmung zwischen uns und verlässt das Zimmer unter dem Vorwand, etwas zu trinken zu holen. Beide warten wir, bis sie die Tür hinter sich geschlossen hat.

„Warum tust du mir das an? Du hast mir einen wahnsinnigen Schrecken eingejagt!", fauche ich ihn an und boxe ihm leicht gegen die Schulter. Erschrocken sehe ich, wie ihm Tränen in die Augen steigen. Als ich seine raue und zittrige Hand in meine nehme, kullern mir Tränen die Wangen hinunter.

Er schaut mir unsicher in die Augen, bleibt aber immer noch stumm. Hat er mir denn gar nichts zu sagen? Ich senke den

Blick und atme tief durch. Ich bin unheimlich enttäuscht, dass er einfach nur schweigend daliegt. Aber was erwarte ich, von ihm zu hören? Eine Entschuldigung? Ein Geständnis? Ich weiß es nicht, aber dieses Schweigen halte ich definitiv nicht länger aus.

Als ich gerade aufstehen möchte, um zu gehen, hält er meine Hand fest und sagt mit gebrochener Stimme: „Mein Mädchen." Ich lasse mich zurück auf den Stuhl sinken und schaue ihn an. „Ich kriege das in den Griff, versprochen!", flüstert er fast tonlos.

Es ist nur eine Vermutung, aber ich öffne die Klappe seines Nachttisches, und ich hatte recht. In Zeitung eingeschlagen liegt dort irgendein billiger Fusel. Ich drücke ihm die halbleere Flasche auf die Brust und sage resigniert: „Du bekommst das nicht in den Griff – du brauchst Hilfe."

Während ich mir eine Träne aus dem Augenwinkel wische, nickt er fast bewegungslos, und ich sehe, dass er mit den Tränen kämpft. In dem Moment geht die Zimmertür auf, und Heike kommt zurück. „Bleibst du nicht noch etwas? Ich könnte uns einen Kaffee und Kuchen holen", fragt sie verwundert, als ich aufstehe und wortlos an ihr vorbei gehe. Erst als ich schon in der Tür stehe, drehe ich mich noch einmal um. „Mach dir keine Mühe, ich bin mir sicher, mein Vater zieht diese Flasche", ich deute auf den Flachmann in seiner Hand, „einem Kaffee vor."

Draußen auf dem Flur ist niemand zu sehen, ich lehne mich mit dem Rücken gegen die Wand und rutsche ganz langsam daran hinunter in die Hocke, schlage die Hände vors Gesicht und erwarte, in Tränen auszubrechen, aber es kommt nichts, ich bin einfach nur völlig leer. Eine Schwester bleibt vor mir stehen und fragt, ob sie mir helfen könne. Ich schüttele den Kopf, stehe auf und gehe den Gang entlang zu den Aufzügen.

Seit wann hat sich das alles in eine so falsche Richtung entwickelt? Wann ist mir das alles so entglitten?

Das Aufschnellen der Fahrstuhltür reißt mich aus meinen Gedanken, und ich gehe mit zügigen Schritten zum Ausgang.

Ich brauche jetzt frische Luft. Im Foyerbereich des Krankenhauses kommt mir ein kleiner Junge mit einem Schokoriegel in der Hand entgegen, sein Mund ist komplett verschmiert, und er strahlt glücklich bis über beide Ohren.

Ich habe schon gar nicht mehr daran gedacht, aber es stimmt, ich wollte ja heute noch ein letztes Mal richtig schlemmen, auch wenn mir gerade irgendwie so gar nicht danach zumute ist. Trotzdem, ich brauche so ein Abschiedsritual, um danach endgültig alle Süßigkeiten zu verbannen. Ich habe also keine Wahl.

Mir kommen klebrig süße Schaumküsse in den Sinn, sahniges Vanilleeis mit dickflüssiger Karamellsoße, in der diese kleinen Stückchen sind. Hoffentlich haben sie diese Soße im 7Days, die habe ich bis jetzt nur in gut sortierten Geschäften gesehen. Für meine Chips brauche ich auch noch Curryketchup und Fritessaus, außerdem habe ich schon ewig nicht mehr diese kleinen Erdnussriegel gegessen, die Jule und ich ganz früher immer am Schulkiosk gekauft haben, und ich werde mir Weingummi mitnehmen, die roten sollen ja besonders gut schmecken.

Ich merke, dass mir das Wasser im Mund zusammenläuft. Je mehr ich darüber nachdenke, desto größer wird mein Appetit.

DER PRODUKTMANAGER

Je näher ich dem 7Days komme, desto nervöser werde ich. Habe ich mich gerade noch auf all die Leckereien gefreut, ist es nun schon wieder so ein hastiges Getriebensein, so eine Gier, die nicht mehr sonderlich viel mit Genuss zu tun hat. Ich bin jetzt aber schon so lange hierher unterwegs, dass ich das durchziehen muss, es ist ja das letzte Mal. Wieder mal das letzte Mal, kommt es mir in den Sinn, aber ab Montag wird alles anders, ganz bestimmt.

Wie oft ich das schon gedacht habe, aber mein kleiner Taschenkalender liegt schon auf dem Schreibtisch, bereit für den Abnehmcountdown, und Silvester setzt mich ja wirklich unter Druck. Vielleicht ist es genau dieser Druck, der dieses Mal den Erfolg bringt.

Als ich am 7Days ankomme, sehe ich schon durch die Scheibe, dass kaum Kunden im Laden sind und hinter der Kasse eine ziemlich dicke, ältere Frau sitzt. Ihre schon leicht ergrauten Haare hat sie zu einem Zopf gebunden, und ihr Gesichtsausdruck verrät, dass sie jetzt an jedem anderen Ort lieber wäre als hier. Ich bin aber ehrlich gesagt sehr froh, dass gerade genau sie an der Kasse sitzt, sie ist zwar nicht ganz so dick wie ich, aber vor ihr brauche ich mich zumindest nicht für meinen definitiv mehr als ungesunden Einkauf zu schämen.

Und so ist es auch. Als ich meine Einkäufe, die leckere Karamellsoße hatten sie leider nicht, aufs Band lege und ihre Mimik beobachte, ist dort kein abschätziger Blick.

In meiner Tasche vibriert es, und während ich bezahle, versuche ich das Handy herauszukramen. Jule ruft an. Mist, ich wollte ihr doch Bescheid geben, wie es meinem Vater geht, das habe ich total vergessen. Ich lasse das Handy wieder in die Tasche gleiten, packe das ganze Zeug in die Tüte und mache mich auf den Weg zur Bushaltestelle.

Anders als sonst, wenn ich ganz gezielt für so eine Orgie einkaufe, habe ich jetzt, bei dem bloßen Anblick der prallgefüllten Tüte, schon gar keine Lust mehr darauf, und auch mein Gang ist alles andere als hastig. Ich habe keine Eile, nach Hause zu kommen, und auch kein Verlangen, mir all das reinzustopfen.

Ich glaube, es hat mit dem Besuch im Krankenhaus zu tun. Zu erleben, dass mein Vater selbst in der Situation so getrieben ist, endlich wieder etwas zu trinken, macht mir Angst. Süchtig zu sein ist eine ständige Fremdbestimmung. Man ist nur noch eine Marionette der Sucht. Vielleicht will ich mir gerade beweisen, dass ich nicht süchtig bin, dass ich Nein sagen kann, obwohl das Essen praktisch vor mir liegt. Was sollte ich dann aber mit dem ganzen Süßkram machen? Vielleicht Tag für Tag immer ein bisschen naschen?

Der Bus kommt pünktlich, und als ich sitze, überlege ich, ob ich Jule eben schnell anrufe oder doch lieber eine SMS schreiben soll. Ich wiege das Handy nachdenklich in der Hand und frage mich, warum ich jetzt so ein Ding draus mache, mich bei ihr zu melden, als es aufblinkt und groß das Foto von Ben auf dem Display erscheint.

Vor lauter Schreck lasse ich das Handy fallen, und es rutscht unter dem Sitz hindurch, zwischen die Beine der Frau vor mir. Beim Versuch mich danach zu bücken, stoße ich gegen die Tüte, und einige Schokoladen und die Familienpackung Eis fallen heraus. Na super.

Sie hebt das Handy und die Schokolade, die daneben gelandet ist, auf und dreht sich zu mir um. Eine makellose Haut, ein sehr schlankes Gesicht, dezent geschminkt, aber trotzdem finde ich sie nicht hübsch. Das liegt vermutlich an ihrem herablassenden Blick, der von Bens Bild auf dem Display, zur Schokolade in ihrer Hand und schließlich zu mir wandert. „Hübscher Typ!“, sagt sie, und ihr Tonfall macht auch kein Geheimnis aus ihrer Verwunderung.

Hastig stopfe ich alles wieder in die Einkaufstüte und ärgere mich über mich selbst, dass ich so ungeschickt war.

Auch wenn man mal für einen kurzen Moment vergessen hat, dass man nicht der Norm entspricht, so ein Gesichtsausdruck erinnert einen daran. Ich ziehe meine Jacke, die ich leider nicht mehr ganz zubekomme, enger um meinen Körper und verschränke die Arme vor meiner Brust. Am liebsten würde ich alles, was ich eingekauft habe, einfach hier im Bus stehen lassen.

Wieder vibriert es in meiner Tasche. Ben ruft zum zweiten Mal an. Eigentlich hätte ich ihn zwar lieber von zu Hause aus ganz in Ruhe zurückgerufen, aber wenn er zweimal in so kurzer Zeit anruft, scheint es dringend zu sein. Ich gehe mit einem leicht ironischen, aber gutgelaunten „Na, hast du Sehnsucht?" ran, dass es die Frau vor mir auch auf jeden Fall mitbekommt. Aber an seiner Stimme höre ich schon bei „Hallo", dass irgendwas nicht in Ordnung ist.

„Ich bin unterwegs und komme hier im Zug nicht an das Passwort, um mich in den Adminbereich unserer Bandpage einzuloggen." Er klingt unglaublich angespannt.

„Ist bei dir alles in Ordnung? Du hörst dich nicht so an", unterbreche ich ihn.

Einen kurzen Moment herrscht Stille, bevor er tief Luft holt und leise „Nein, hier ist gar nichts in Ordnung" sagt. Dann fasst er sich, und seine Stimme wird deutlich fester: „Wir müssen dafür sorgen, dass ich sofort von der Bandpage verschwinde. Die wollen das richtig groß aufziehen, da darf mein Gesicht nicht bei 'ner x-beliebigen Coverband auf der Startseite erscheinen." Dann ist es wieder still.

„Können sie dir das denn so einfach verbieten?", frage ich entgeistert.

„Lea, das sind hier keine Spielchen, und die müssen mir gar nichts verbieten. Das sagt einem doch schon der gesunde Menschenverstand, wenn du als Musiker ernstgenommen werden willst, darfst du dich nicht als Sänger einer x-beliebigen Coverband zeigen, das ist doch ganz logisch. Die wollen mich ganz groß rausbringen, mein Produktmanager hat bald echt 'ne Menge zu tun. Dafür muss man halt Opfer bringen." Er atmet schwer. „Ich will hier einfach alles richtig machen."

Hat er gerade x-beliebige Coverband gesagt? Obwohl ich mich fühle, als würde mir der Boden unter den Füßen weggerissen, versuche ich, es mir nicht anmerken zu lassen „Ben, ich bin in weniger als zehn Minuten zu Hause, dann nehme ich die Seite erst mal offline. Okay?"

Mit einem hastigen „Danke dir, wir hören uns" legt er auf und lässt mich zurück. Er wirkt so kalt, so distanziert, so kenne ich ihn gar nicht. Als wäre ihm völlig egal, was aus Joyning wird. Mein Puls rast, und ich spüre kalten Schweiß auf der Haut.

Ich kann noch gar nicht ganz begreifen, was er mir da gerade erzählt hat. Nur das Wort „Produktmanager" hallt immer wieder durch meine Gedanken. Die Vorstellung, dass Ben von diesem komischen Majorlabel nur als Produkt gesehen wird und ihn das nicht mal zu stören scheint, macht mich fassungslos.

Das soll also sein wahr gewordener Traum sein? Wohl kaum. Und was wird jetzt aus Joyning? Wohin sollen Jule und ich denn jetzt an den Wochenenden gehen, wenn es unsere Band nicht mehr gibt? Was passiert mit den ganzen Videos und Fotos, die ich nächtelang bearbeitet habe, war all die Mühe jetzt umsonst? Und wie kann ihn das alles nur so kaltlassen, es geht hier doch auch um seine Freunde? Er kann doch seine Jungs nicht so hängen lassen.

Ich senke den Blick, und er fällt erneut auf die bis obenhin vollgestopfte Einkaufstüte. Genau das werde ich gleich auch machen, mich einfach vollstopfen, am besten bis zur Besinnungslosigkeit.

Wieder vibriert mein Handy, und ich bin erleichtert, dass es Jule ist. „Hallo Maus, ich wollte fragen, wie es deinem Vater geht", höre ich ihre sanfte Stimme und muss schlucken. „Lea? Geht es ihm wieder schlechter? Was ist los? Wo bist du?", fragt sie erschrocken, als ich keinen Ton rausbringe.

„Nein, meinem Vater geht es besser, zumindest was die Blutvergiftung angeht", beruhige ich sie, „aber hast du schon das von Ben gehört?"

Ich höre Jule seufzen. „Oh Mann, hat er dich also doch angerufen? Tobi hat ihm extra gesagt, dass er dich heute mit seinem Scheiß in Ruhe lassen soll." Sie ist stocksauer.

„Er wollte nicht weiter stören, sondern nur das Passwort haben", versuche ich Ben in Schutz zu nehmen.

Plötzlich höre ich Tobis Stimme: „Kann ich mal kurz mit ihr sprechen?", und Jule gibt den Hörer weiter. „Lea, tu mir einen Gefallen, lass dich von dem Typen nicht immer so einspannen. Der denkt nur an sich selbst. Was aus uns wird, ist ihm scheißegal, und das darf uns auch gar nicht wundern. Er hat immer gesagt, dass er für so eine Chance über Leichen gehen würde."

Ich bin erschrocken, Tobi so wütend zu hören, und versuche ihn zu besänftigen: „Ihr seid doch beste Freunde, das ist bestimmt alles nur ein Missverständnis. Er lässt euch bestimmt nicht im Stich!"

Tobi seufzt. „Lea, mal ehrlich, geht man so mit seinen Freunden um? Dass er Karriere machen will, ist alles gut und schön. Diese Chance gönnt ihm auch jeder, aber seine angeblichen Freunde innerhalb kürzester Zeit so vor vollendete Tatsachen zu stellen, ist scheiße. Er kann nicht bestimmen, dass wir alle von jetzt auf gleich unsere Jobs kündigen und alles stehen und liegen lassen. Das mit der Musikkarriere ist sein Traum, nicht unserer." Er macht eine kurze Pause. „Und da brauchst du ihn auch nicht in Schutz zu nehmen, das hat er wirklich nicht verdient."

Ich denke an den Moment, als Ben die Neuigkeiten in dem Container verkündet hat. „Aber ihr habt euch doch auch gefreut, als er davon erzählt hat, ihr habt doch mit ihm gefeiert, und du hast auch gesagt, dass man solche Chancen nutzen muss."

Tobi räuspert sich, und sein Tonfall klingt zum Glück sanfter: „Natürlich hört sich so eine Neuigkeit erst mal wie das ganz große Los an. Man muss sich doch aber die Zeit nehmen dürfen, um sich bewusst zu machen, was man für so eine Karriere, von der man noch nicht mal weiß, ob sie gelingt, alles aufgeben müsste. Dann klingt das alles schon nicht mehr so rosig. Du bist andauernd auf Tour oder unterwegs, um dein neuestes Album zu promoten. Du hast ständig Termine, die du nicht mal selber bestimmen kannst. Die werden dir von deinem Label diktiert, und du musst zu hundert Prozent nach deren Pfeife tanzen. Natürlich wird das Rockstarleben immer so ausschweifend und glamourös wie möglich dargestellt, und ab einem gewissen Status ist es das sicher auch, aber bis du den erreicht hast, musst du sehr viel ertragen. Und dazu ist nicht jeder bereit. Ben hat nichts zu verlieren, er hasst seinen Job, hat keine Beziehung, und auch sonst gibt es nichts in seinem Leben, dem er auch nur eine Träne nachweinen würde. Er flüchtet sich in seine Songs, in seine Texte, weil er die Wirklichkeit, so wie sie sich im Moment für ihn darstellt, nicht ertragen kann. Er ist einfach total abgefuckt und lässt doch schon seit Monaten niemanden mehr an sich ran. Für ihn ist alles, was ihn da rausholt, eine Erlösung."

Mir fehlen die Worte, darauf kann ich nichts erwidern.

„Lea, ich bin froh, dass es deinem Vater besser geht. Kümmere dich um ihn, er hat deine wertvolle Zeit sicher mehr verdient als Ben."

Diese Worte treffen mich wie ein harter Schlag in den Magen, jetzt nur nicht hier in aller Öffentlichkeit zusammenbrechen.

„Du, Tobi, ich bin mit dem Bus unterwegs und muss hier raus. Sag Jule, dass ich sie morgen anrufe!", ist alles, was ich noch herausbringe, dann lege ich auf, nehme meine Einkaufstasche und verlasse den Bus an der nächsten Haltestelle.

Auf dem letzten Stück Fußweg herrscht in meinen Gedanken absolute Stille, ich höre nur noch ein helles Pfeifen in meinem Kopf. So oft habe ich mir gewünscht, einfach mal an nichts mehr denken zu müssen. Jetzt ist es so weit, ich bin vollkommen leer. Alles, was ich noch spüre, ist meine schmerzende Hand. Die Last der Tüte quetscht das Blut in meinen Fingern ab. Meine Brust fühlt sich wie zugeschnürt an, ich kann kaum noch atmen. Als würde ich einen schweren Panzer tragen, der sich immer und immer enger um mich schließt und mich dabei mit aller Kraft in die Tiefe zieht. Meine Beine sind so schlapp, als würden sie jeden Moment nachgeben, und ich schaffe nur noch mit letzter Mühe die Treppen zu unserer Haustür hinauf.

Wie ferngesteuert lasse ich die Einkaufstasche einfach im Flur fallen und gehe an meinen Computer. In meinem Posteingang sind wieder neue Mails von interessierten Veranstaltern. Ich logge mich auf unserem Webportfolio ein. Nach einigen Klicks poppt das Fenster „Möchten Sie Ihre Homepage wirklich under construction setzen?“ auf, und während ich auf „Ja, under construction setzen“ klicke, steigen mir die Tränen in die Augen. Es folgt eine Bestätigung, und dann öffnet sich unsere Bandpage: „Diese Seite befindet sich zurzeit im Umbau. Besuchen Sie uns zu einem späteren Zeitpunkt wieder“. Jetzt ist es vorbei, ich kann meine Gefühle nicht mehr zurückhalten. Wut, Schmerz und Trauer überwältigen mich. Um mich herum verschwimmt alles, und ich kann mich nicht länger dagegen wehren, ich stürze in die Tiefe, es ist wie ein Blackout.

ES IST EINFACH SO PASSIERT

Ganz allmählich komme ich wieder zu mir. Ich liege vor der Toilette auf dem kalten Fliesenboden unseres Badezimmers. Es riecht unangenehm, und als ich mich aufrichte und den milchigen Brei in der Toilettenschüssel schwimmen sehe, kommen ungebremst die Erinnerungen zurück.

Ich habe wirklich alles, was ich gekauft habe, in kürzester Zeit verschlungen. Das Eis, die Schokolade, die Chips, einfach alles, nur um diese unerträgliche Leere in mir zu verdrängen. Bei den ersten Bissen hat es sich noch gut angefühlt. Richtig gut. Das kühle Eis, die salzigen Chips, jeder Bissen, den ich runtergeschluckt habe, hat mich das Gespräch mit Ben ein bisschen mehr vergessen lassen. Ich wollte nichts mehr spüren, rein gar nichts mehr. Und je mehr sich mein Magen gefüllt hat, desto weniger Platz war da für Gefühle.

Nicht für diese Angst, was jetzt auch meiner Band wird, nicht für die Enttäuschung über das, was Tobi über Ben gesagt hat, und vor allem nicht länger für diese eisige Kälte in Bens Stimme. Also habe ich geschlungen, ohne zu kauen, einfach nur rein damit – bis ich so voll war, dass selbst das Schlucken schon schwer fiel. Es war einfach kein Platz mehr in meinem Magen. Aber die Gefühle haben sich zurückgekämpft und ihren Raum gefordert. Plötzlich war mir so, als würde dieser abscheuliche Brei aus fettem, schleimigem Essen und Empfindungen aufquellen. Als würde es immer mehr und mehr in mir werden. Ich ekelte mich vor dieser widerlichen Masse und am allermeisten vor mir selbst. Was hatte ich nur getan? Ich musste mich von all dem befreien, und während mir kalter Schweiß auf die Stirn trat, habe ich meinen Finger genommen und ihn mir ganz tief in den Hals gesteckt. Ich habe nicht drüber nachgedacht, es ist einfach so passiert. Es war ein seltsames Gefühl, sich so anzuspannen, um sich dann wieder zu lösen, aber wenigstens hat es auch den einschnürenden Panzer um meine Brust gesprengt, so dass ich wieder frei atmen konnte. Mich erschreckt der Gedanke, dass es mir gutgetan hat.

Ich reibe mir die Augen. Keine Ahnung, wie lange ich vor der Toilette gelegen habe. Als ich aufstehe und in den Spiegel schaue, trifft mich fast der Schlag. Um meine Augen herum sind ganz viele dunkelrote und fast schon lilafarbene Sprenkel. Ich sehe beschissen aus. Richtig beschissen.

Mit kaltem Wasser gehe ich mir durchs Gesicht, putze die Zähne, um diesen widerwärtigen Kotzegeschmack loszuwerden, und drücke die Toilettenspülung. Einmal zu spülen reicht nicht, ein letzter schleimiger Rest treibt weiter an der Oberfläche. Ich spüle, bis nichts mehr zu sehen ist, dann nebel ich alles so stark mit Raumspray ein, dass ich nicht mehr atmen kann. Im Wohnzimmer stopfe ich die aufgerissenen Kartons, die auf dem

Couchtisch herumliegen, in einen großen Müllsack und verstaue ihn unter dem anderen Müll in der Tonne. Schließlich reiße ich alle Fenster und Türen in der gesamten Wohnung auf, um den Gestank von Erbrochenem rauszubekommen. Trotzdem will der Geruch nicht verschwinden, es ist, als würde er mich verfolgen. Ich rieche an meinen Haaren, ja, da kommt das her, die stinken genauso widerwärtig wie meine Klamotten. Ich muss duschen.

Das warme Wasser tut mir unheimlich gut, und ich atme ganz tief den frischen Duft ein. Meine Haare schäume ich gleich zweimal ein, um auch wirklich sicherzugehen, dass der Gestank rausgewaschen ist. So etwas darf mir nie wieder passieren. Ich darf nie wieder so sehr die Kontrolle verlieren, sonst unterscheidet mich nicht mehr viel von meinem Vater. Das darf ich nicht zulassen, ich bin nicht süchtig, ich nicht!

Mit diesem Gedanken steige ich aus der Dusche, schlüpfe in meine Schlafklamotten und schmiere meine aufgeplatzten Äderchen um die Augen mit Wund- und Heilsalbe ein. Meine Mutter kommt eh erst spät nach Hause, wir werden uns heute also nicht mehr sehen, und bis morgen sind die geplatzten Blutgefäße um meine Augen hoffentlich schon nicht mehr zu sehen. Zur Not muss ich da einfach Concealer und etwas mehr Make-up auftragen. Das wird schon irgendwie gehen.

Als ich mich unter der Decke an Bruno kuschle, läuft „With or without you“ von U2, und ich muss natürlich sofort an Ben denken, wie er den Song auf dem Stadtfest gesungen hat und ich das Gefühl hatte, als könne er in mir wie in einem offenen Buch lesen. Schon an diesem Abend hatten wir irgendwie eine Verbundenheit, obwohl wir uns kaum kannten, und jetzt ist er mir so nah wie sonst niemand, außer natürlich Jule, zumindest dachte ich das. Ich habe Angst, ihn durch diese Major-Sache zu verlieren, und trotzdem kann ich ihn verstehen. Das ist alles, wovon er immer geträumt hat, und ich bewundere seinen Mut, alles auf eine Karte zu setzen.

Gedankenverloren lege ich mein Handy zur Seite, nur um es drei Sekunden später wieder vom Nachttisch zu nehmen und noch mal die eben an Ben gesendete Nachricht zu lesen. „Hallo Großer, es tut mir leid, dass Du vorhin so einen Stress hattest. Diesem Produktmanager muss doch auch klar sein, dass Du nicht sofort an alles denken kannst. Ich habe zumindest noch keine Anleitung ‚Ab heute Rockstar – eine To-do-Liste für den sicheren Einstieg' gesehen. Ich hoffe, dass ihr das klären konntet, die Seite ist ja jetzt auch erst mal aus dem Netz. Ich weiß ehrlich gesagt nicht, ob es richtig ist, dass Du diesen Deal mit dem Label eingegangen bist, aber ich bin mir sicher, dass Du es dein Leben lang bereut hättest, wenn Du diesen Schritt nicht gewagt hättest. Noch mehr als die Dinge, die man getan hat, bereut man nur die Dinge, die man nicht getan hat. Du hast alles, was ein Rockstar braucht. Du bist attraktiv, sehr charmant, mit einer atemberaubenden Stimme gesegnet, und einen Fan hast du ja auch schon mal sicher :) Dieser ist, nebenbei bemerkt, absolut überzeugt, dass da noch eine ganze Menge hinzukommen werden, und das sicher schon sehr bald. Zugegebenermaßen lässt dieser unausweichliche Zustand diesen einen Fan zwar jetzt schon etwas eifersüchtig werden, aber das gehört wohl dazu ;) Drück Dich, Lea".

Ich lege das Handy zur Seite und blättere nachdenklich durch meinen kleinen Taschenkalender. Vielleicht findet Ben bis Silvester ja doch eine Möglichkeit, dass er mit den Jungs im Babylon auftreten kann. Falls die ihn überhaupt noch lassen. Ich denke aber schon, denn Tobi hat ja gesagt, dass es niemanden aus der Band verwundert, dass Ben seine Chance nutzt. Wütend sind die Jungs nur, weil jetzt alles so verdammt schnell ging, aber das hatte Ben so sicher auch nicht erwartet. Die raufen sich bestimmt wieder zusammen, ganz ausgeschlossen ist es also nicht, dass Joyning Silvester gemeinsam mit Ben auf der Bühne stehen.

Ich nehme den Kalender und trage heute mein Anfangsgewicht und dann jeden Sonntag minus ein Kilo als Ziel ein. Dabei muss ich unweigerlich lächeln, es ist ein schöner Traum, dass das alles so einfach gelingt, wie diesen Kalender auszufüllen. Ich hätte zwar zu Silvester noch lange nicht mein Normalgewicht, aber jedes Kilo weniger ist ein Erfolg, und ein Kilo in der Woche müsste mit gesunder Ernährung zu schaffen sein, oder etwa nicht?

Der nächste Song soll mir verraten, wie ich mich Silvester in meinen Klamotten fühlen werde. „You are so beautiful" von Joe Cocker ist eine sehr schöne Antwort, fehlt nur noch, dass ich mich bei meinem Song-Orakel bedanke.

Ich bin fast eingenickt, als mein Herzschlag ruckartig deutlich schneller wird, denn aus dem Augenwinkel sehe ich mein Handy aufblinken. Tatsächlich, es ist eine SMS von Ben. „Hallo Kleine! Danke für Deine lieben Zeilen, das bedeutet mir wirklich viel. So viele neue Eindrücke! An dem einen Tag habe ich bereits mehr erlebt als im ganzen letzten Jahr, und ich kann noch gar nicht begreifen, was hier gerade mit mir passiert. Es ist zwar anstrengend, und der Tag heute wird noch sehr lang, aber es macht Spaß, und es ist genau das, was ich immer machen wollte. Obwohl, so eine To-do-Liste für angehende Rockstars hätte schon was für sich. Mit meinem Tourmanager, der mich ab jetzt zu allen Promoauftritten begleitet, ist es übrigens auch sehr nett, ich habe ihn ... nennen wir es ‚getroffen'. Der wird mir in Zukunft den ein oder anderen Wunsch erfüllen. Schlaf gut, und träum was Schönes ;) Ach, und egal wie viele Fans es hoffentlich noch werden, Du bleibst immer MEIN Mädchen aus der 1. Reihe."

Ich lese mir seine Nachricht wieder und wieder durch, und von Mal zu Mal freut sie mich mehr. „MEIN Mädchen aus der 1. Reihe" hat er geschrieben, und er klingt absolut zufrieden mit seiner Entscheidung, wenn man das nach so kurzer Zeit überhaupt schon sagen kann. Den Teil, in dem er berichtet, dass er mit seinem Tourmanager schläft, nein, dass er ihn fickt, blende ich einfach aus.

Ich versuche, mich daran zu erinnern, wann ich ihn das letzte Mal so glücklich wie gestern erlebt habe. Wie er da auf mich zugekommen ist und ich für einen aufregenden Moment wirklich dachte, dass er mich küssen würde, wie ich schon seinen Atem gespürt habe und er mir so nah war. Sein schiefes Grinsen kommt mir in den Sinn, als er „Keine Angst, das würde ich nicht hier vor den anderen machen" geraunt hat und mich sein fester Griff in meinem Nacken fast um den Verstand gebracht hat. Seine Augen haben versprochen, was zwischen den Zeilen deutlich zu lesen war: „Ich weiß, dass du es willst, aber ich werde es dir nicht geben - nicht jetzt." Und er hatte recht, ich wollte es. Ich wollte in diesem Moment nichts mehr, als dass er mich endlich küsst.

Von Mal zu Mal, wenn wir uns sehen, reizt er mich mehr, und was das mit mir macht, bleibt ihm sicher auch nicht verborgen. „Träum was Schönes ;)" - dieser selbstgerechte, arrogante Typ genießt es, dass ich mich in meinen Träumen nach ihm verzehre. Wenn ich ihn in der Wirklichkeit schon nicht haben kann, dann wenigstens in meinen Träumen - als die wunderschöne, selbstbewusste Lea 2.0. Ben hat schon recht, jemanden zu lieben und jemanden zu begehren sind zwei völlig verschiedene Paar Schuhe.

Langsam werden meine Augen schwer, und ich schlummere ganz allmählich ein - bereit für ein Update.

ICH WEISS, WIE SEHR DU IHN VERMISST

Ich sitze mit locker hochgesteckten Haaren und in meinem zum Glück wieder einigermaßen gut sitzenden Hosenanzug auf dem lederbezogenen Barhocker am Rand der völlig überfüllten Tanzfläche. Klar, zu Silvester ist hier der Teufel los.

Vor mir auf dem Tisch steht eine Cola light.

Das ist definitiv das Wundermittel, das mich in den letzten Wochen davor bewahrt hat, rückfällig zu werden. Sobald ich Heißhunger auf etwas Süßes hatte, habe ich einfach ein Glas getrunken. Waren es am Anfang wenige Gläser täglich, bin ich mittlerweile bei mindestens drei 1,5 Liter Flaschen angelangt, aber ich halte durch, und solange Cola light keine Kalorien hat, ist doch alles gut. Sogar über die Weihnachtstage bin ich standhaft geblieben.

Als ich einen jungen Mann am Tisch neben mir an seinem Rotwein nippen sehe, muss ich an meinen Vater denken. Seit ich ihn im Krankenhaus besucht habe, meidet er mich. Wir haben uns zwar noch einmal getroffen, aber er konnte mir kaum in die Augen sehen. Wir haben uns nur kurz unterhalten, und nach nicht mal zehn Minuten, als er sich davon überzeugt hatte, dass es mir soweit ganz gut geht, hat er sich mit einem vorgeschobenen Grund aus dem Staub gemacht. Ich saß noch eine ganze Weile in dem kleinen Café und habe auf die Tür gestarrt, weil ich doch gehofft hatte, dass er umdrehen würde und wir noch mal über alles reden können, aber er kam nicht zurück.

Weihnachten haben wir uns auch nicht gesehen. Er hat die Feiertage mit Heike und ihren Kindern irgendwo im Schnee verbracht. Mich hat er nur kurz angerufen und gesagt, dass es das Geschenk gibt, wenn wir uns im neuen Jahr wiedersehen. Als ob es mir um dieses blöde Geschenk gegangen wäre. Die Wut über seine Aussage steigt jetzt noch in mir hoch.

Ich habe keine Ahnung, wie ich diese Zeit ohne Jule durchgestanden hätte.

Ich schaue zu ihr herüber, wie sie zusammen mit Sophie in bester Partylaune direkt vor Tobi tanzt. Jule sieht mal wieder atemberaubend aus. Sie trägt ein kurzes schwarzes Kleid, mit einem tiefen Wasserfallausschnitt im Rücken und dazu High Heels. Bei ihrer Topfigur muss sie nicht mal einen BH tragen, so dass ihr freier, schlanker Rücken die Blicke aller auf sich zieht.

Ihre Brust setzt sich, auch ohne tiefes Dekolletee, von ganz allein bestens in Szene, das würde ich nicht mal mit der effektivsten Shapingwäsche hingezaubert bekommen. Viele andere würden in so einem sexy Outfit vermutlich billig aussehen, nicht Jule. Ihre Haare fallen offen in großen Locken bis knapp über die Schultern und ihren schlanken Hals ziert eine mattsilberne Kette mit einem kleinen Stern als Anhänger, die sie von Tobi zu Weihnachten geschenkt bekommen hat.

Jule hat einfach Klasse und Stil, sie schafft es, dass die Jungs zwar aus der Ferne gucken, aber nicht mal wagen, sie anzumachen. Sie hat einfach diese „Ich-bin-glücklich-vergeben"-Ausstrahlung, und zwischen Tobi und ihr fliegen die Funken immer noch wie am Anfang.

Auch sonst scheint alles wie immer zu sein. Die Welt hat sich einfach weitergedreht. Das Babylon ist edel geschmückt und sieht noch genauso aus wie bei unserem ersten Besuch hier.

Das ist jetzt fast ein Jahr her, als ich genau hier stand und den Flyer in der Hand hielt, wo ich zum ersten Mal den Bandnamen Joyning gelesen habe. Ben hat mich vom ersten Moment durch seine Stimme und Bühnenpräsenz völlig umgehauen und mein ganzes gutstrukturiertes und vor allem sehr gemütliches Leben durcheinandergerüttelt. Zum Glück.

Allein beim Gedanken an ihn spüre ich dieses angenehme und mittlerweile wohlbekannte Kribbeln im Bauch. Ich schaue hoch in die Kuppel, in der sich wieder der Nebel fängt und kleine grüne Lichtpunkte in einem vergnügten Tanz vereint sind. Es sieht so endlos da oben aus, so weit, als würde man direkt ins Universum schauen.

Es gefällt mir immer noch außergewöhnlich gut hier, mit den geschmückten Bäumen, die die Tanzfläche umgeben, nur dass die Lampions heute, passend zu Silvester, silbern und gold sind. Ich mochte die petrolfarbenen lieber. Auch um die Theken herum herrscht wieder dichtes Gedränge, und an den kleinen Tischen schauen sich verliebte Pärchen tief in die Augen. Sogar die Gesichter vor der Bühne haben sich nicht groß geändert, und es gibt selbstverständlich, wie sich das für eine Band gehört, Mädels, die den Sänger anschmachten. Alles ist genau wie immer, nur dass auf der Bühne jemand anderes am Mikrofon steht.

Er heißt Thomas, und ich mag ihn nicht. Ben hat sich zwar mit seinen Jungs ausgesprochen, und obwohl sie sich dagegen entschieden haben, ihn als Band zu begleiten, verstehen sie seine Entscheidung. Sie kennen sich jetzt so viele Jahre, die wirft man nicht einfach so weg, aber zusammen auf der Bühne werden sie wohl nie wieder stehen. Das dürfte Ben ja auch gar nicht mehr, da Auftritte mit Joyning angeblich seine Exklusivität schmälern würden.

Abgesehen davon hätte er für Joyning auch gar keine Zeit mehr. Ich erinnere mich noch genau an den Moment, als ich mit meinen Uni-Mädels im großen Hörsaal bei einer Statistik-Vorlesung gesessen habe. Unser Prof war mal wieder redlich bemüht, uns die Inferenzstatistik näher zu bringen, aber das Thema war echt so trocken, dass irgendwann nicht nur meine Gedanken abgeschweift sind, sondern auch mein Blick durch die Reihen ging. Steffi und Sabrina saßen vor uns und haben sich die Zeit mit Klatsch-Magazinen vertrieben, als ich an dem großen Aufmacher auf der Titelseite hängengeblieben bin.

Ben mit seinen wild zerzausten Haaren, seinem markanten Dreitagebart, den stahlblauen Augen und vor Sexappeal strotzend, formatfüllend auf der Titelseite. Darüber die fette Schlagzeile: „Dieser heiße Rockstar kriegt sie alle“.

Steffi hat meinen Blick sofort richtig interpretiert und mir das Magazin nach oben gereicht. Noch nie habe ich eine Zeitschrift so hastig durchgeblättert, bis ich endlich zu der Doppelseite gekommen bin, die mir fast den Atem geraubt hätte.

In der Mitte war ein großes Bild von Ben. Nur mit einer zerrissenen, verwaschenen Blue Jeans, die auf diese unfassbar sexy Art auf seinen Lenden gesessen hat. Mit dem Rücken an eine weiße Wand gelehnt, und mit einer Hand ist er sich gerade durch die widerspenstigen, nassen Haare gefahren. Dazu seine düster funkelnden Augen.

Natürlich kamen sofort wieder die Bilder hoch, wie er am Morgen nach dem Abi-Ball am Hotelfenster gestanden hat. Ich merkte, wie ich bei der Erinnerung daran wieder rot wurde.

Um ihn herum waren die Bilder von fünf, absolut unfassbar gut aussehenden Frauen platziert. Mit Sicherheit alles Models, denen er angeblich das Herz gebrochen haben soll. Und darunter ein Artikel, der ihn als den neuen Star am Rockfirmament beschreibt, dem die Herzen der Frauen nur so zufliegen. Er könnte sich aber aktuell auf keine feste Beziehung einlassen, da er sich voll und ganz der Musik widmen würde. Dazu Werbung für sein erstes Album, das Anfang des neuen Jahres erscheinen soll und auf dessen Veröffentlichung angeblich die ganze Musikbranche wartet. Daneben ein Abriss seines stressigen Alltags als angehender Megastar, er hätte nicht mal genug Zeit, um in Ruhe etwas zu essen. Dass ich nicht lache.

Der Typ, der diesen Text geschrieben hat, wusste auf jeden Fall, wie man einen Newcomer zum Rockstar hypt. Von null auf hundert über Nacht. Und ich dachte immer, dass es nur den Gewinnern irgendwelcher Castingshows so ergeht.

Ich glaube, dass es nicht Schlimmeres gibt, als über Nacht zum Star gepusht, aber ebenso schnell über Nacht wieder ein Niemand zu werden. Das muss ein unglaublich tiefes Loch sein, in das man dann fällt. Ich hoffe, dass Ben so etwas nie passiert.

Sein Tourmanager hat, auch wenn er nicht direkt zum Label gehört, ja schon die Möglichkeit, dort für schlechte Stimmung zu sorgen. Er ist schließlich derjenige, der dem Label ständig Bericht erstattet, wie es so läuft. Ben erzählt manchmal, dass er schon wieder probiert hat, bei ihm zu landen, aber seit Ben ihn einmal hatte, hat er jedes Interesse an ihm verloren. So ist das bei ihm, und das lässt er die Kerle auch spüren, ohne Ausnahme. Ich habe ihm gesagt, dass ich das für gefährlich halte. Ich sage ja nicht, dass er ihm Hoffnungen machen soll, aber zumindest sollten sie eine Ebene finden, damit sie gut und erfolgreich zusammenarbeiten können.

„Mach dir keine Sorgen, den hab ich schon gut im Griff!", war seine überhebliche Antwort, und das Schlimme ist, dass ich genau weiß, dass er recht hat. Ben wickelt jeden um den Finger. So wirkliche Sorgen, dass er über Nacht fallen gelassen wird, mache ich mir also nicht.

Ich habe mich natürlich, auch wenn ich es besser wusste, doch gefragt, ob an diesen ganzen Behauptungen der Models etwas dran sein könnte, vielleicht hat er ja doch wieder Interesse an Frauen gefunden.

Ich hoffe einfach, dass es dabei nur um Publicity und seinen guten Ruf als Rockstar ging. Der Rest des Artikels war schließlich auch von vorne bis hinten gelogen. Von wegen, dass er keine freie Minute hätte. Ich habe noch nie so viel wie jetzt mit ihm zu tun gehabt.

Der größte Anteil seines neuen Lebens besteht aus Warten. Warten auf den Produzenten, warten auf die Interviewpartner, warten auf Fotografen, warten auf seinen Fahrer, denn ja, der feine Herr hat jetzt einen Fahrer, und warten auf den Tourmanager, der quasi seinen ganzen Tag durchstrukturiert, wenn es sein muss auch die Nacht. Er weicht Ben praktisch nicht von der Seite.

Ich bin echt gespannt, ob ich den Typen mal kennenlerne, aber wirklich scharf darauf bin ich nicht. Einmal ist er in ziemlich patzigem Ton an Bens Handy gegangen, um mich abzuwimmeln. Ben hat ihm aber ziemlich unmissverständlich klargemacht, dass er es nicht wagen sollte, noch mal einen Anruf an seinem Handy entgegenzunehmen. Seitdem betont Ben immer besonders laut meinen Namen, wenn wir telefonieren.

Ich habe mal zu ihm gesagt, dass ich glaube, dass er mich nur so oft anruft, weil er Jochen, so heißt der Typ, ärgern will. Ich konnte den Vorwurf aber nicht überzeugend rüberbringen, ich merke ja, wie gut es ihm tut, mit mir zu sprechen. Er scheint niemanden außer mir zu haben, mit dem er seine Erlebnisse teilen kann, dem er erzählen kann, was er wieder Aufregendes erlebt hat, einfach was ihn gerade bewegt. Er lebt da in einer völlig eigenen Welt, abgeschirmt von allem, was ihn von seinen Terminen ablenken könnte. Dafür sorgt Jochen schon.

Seit Ben ihn, nach nur einem Fick, sofort wieder fallengelassen hat, schleppt er ihn von einem Termin zum nächsten. Selbst wenn sie, wie Ben sagt, unsinnig sind. Ich muss grinsen, habe ich gerade echt „nach nur einem Fick" gedacht? Inzwischen sind meine Gedanken schon genauso vulgär wie Bens Ausdrucksweise, der Typ hat echt keinen guten Einfluss auf mich.

Mir kommt eine Situation in den Sinn, als mir so etwas mal in einem Telefonat rausgerutscht ist. Wir haben sehr spät nachts telefoniert, und mir ist, als ich mich mal wieder über Jochen geärgert habe, „Der Typ ist sicher nur so unausgeglichen, weil's dem schon länger keiner mehr richtig besorgt hat" rausgerutscht. Ich hab mich selber total erschrocken, dass ich das wirklich laut gesagt habe, aber von ihm kam nur mit bittersüßer Stimme: „Mein böses Mädchen. Dann weiß ich jetzt also schon mal, wie ich am besten Abhilfe schaffen kann, wenn du mal wieder unausgeglichen bist."

Ich konnte sein schiefes Grinsen deutlich vor mir sehen, aber inzwischen weiß ich ihn ganz gut zu nehmen. Ich habe gekontert, dass ich nie unausgeglichen, sondern, wenn überhaupt, allenfalls müde sei. Müde, weil ich mir bei nächtlichen Telefonaten die existenziellen Sorgen eines Rockstars anhören müsste, der sich nicht entscheiden kann, ob er sich seinen neuen Anzug lieber von Cinque oder Hugo Boss schenken lassen will, nur, um am Ende dann doch beide sein Eigen zu nennen.

Nach dieser Antwort konnte ich auf meiner imaginären Wer-hat-das-letzte-Wort-Liste einen Punkt für mich verzeichnen und habe mich noch tagelang darüber gefreut. Es gelingt mir selten, so einen Schlagabtausch für mich zu verbuchen, aber es tut uns beiden ganz gut, wenn es dann doch mal passiert.

Natürlich bin ich nicht sein einziger Kontakt zur Außenwelt, er meldet sich auch bei Tobi, und ich bekomme zwischendurch schon mit, dass er immer mal wieder „jemanden fickt", wie er es immer so liebevoll und malerisch umschreibt, aber dass es da jemanden gibt, der ihm wirklich nahe ist, glaube ich nicht. Einmal hat er mir, als wir nachts um drei telefoniert haben, weil er nicht schlafen konnte und sich in seinem großen Hotelzimmer einsam gefühlt hat, gesagt, dass es ein besonderes Geschenk sei, dass er mich hätte. Ich sei in seinem Chaos der rote Faden, und in solchen Momenten wie ein Sonnenstrahl in der Nacht.

Es sind nur wenige Momente, in denen er seine Coolness und seine selbstgerechte, arrogante Art ablegt, aber wenn er es tut, haut mich seine sensible und offene Art jedes Mal einfach nur um. Ich weiß, dass es ein Privileg ist, ihn so zu erleben, und ich freue mich, dass er bei mir manchmal seine Maske fallen lässt. Obwohl ich ja auch nicht gerade behaupten kann, dass mir seine überhebliche Art nicht gefällt. Ganz im Gegenteil.

Als mir jemand etwas Kaltes in den Nacken drückt, schrecke ich hoch. Sophie! Der Eiswürfel, den sie mir hinten in den Blazer gesteckt hat, rutscht meinen Rücken hinunter, so dass ich sofort von meinem Barhocker aufspringe und mich nun winde, um ihn schnell wieder loszuwerden.

Sophie setzt sich amüsiert grinsend auf meinen Platz, verschränkt die Arme und sagt dann zu Jule gewandt: „Ich hab dir doch gesagt, dass ich sie dazu bringe, auch mal aufzustehen!"

Ich muss lachen. Ich weiß ja selber, dass ich in letzter Zeit echt `ne Spaßbremse bin, aber ich kann eben nicht einfach so weitermachen, als hätte sich nichts geändert.

Mich wundert es, dass Sophie das so kann. Klar, bei einigen Songs merke ich ihr schon deutlich an, dass sie mit ihren Gedanken auch bei Ben ist, aber sie versucht, das Beste aus der neuen Situation zu machen. Sie hat gesagt, dass sie den Neuen gar nicht so unattraktiv findet, und ihm scheint es mit ihr genauso zu gehen. Ich freue mich für sie, dass Thomas wirkliches Interesse an ihr hat, und das nicht nur, wenn er auf der Bühne steht. Sie hätte es verdient, dass jemand ihre Gefühle erwidert, auch wenn ich mir da echt bessere Typen für sie vorstellen kann. Es ist nicht nur so, dass ich ihn nicht an Bens Stelle auf der Bühne sehen möchte, ich mag seine ganze Art nicht.

Tobi hatte mir, damit die Homepage schnell wieder online gehen konnte, die neuen Fotos und Inhalte geschickt, und ich hatte alles fast über Nacht eingepflegt, was echt 'ne Menge Arbeit war. Thomas hielt es aber nicht mal für nötig, sich dafür zu bedanken. Als Tobi uns bei dem ersten Konzert, bei dem wir aufeinander getroffen sind, einander mit den Worten „Thomas, das sind Lea und Jule, mit den beiden musst du dich gut stellen, die haben hier das Sagen!“ vorgestellt hat, hat Thomas mich nur von oben bis unten gemustert und „Ach, du bist die, die die Homepage macht?“ gesagt. Nicht weniger gelangweilt hat er dann noch hinzugefügt: „Mein Foto muss wesentlich heller sein, das geht neben den anderen ganz schön unter, und auch die Aufteilung der Texte kann so nicht bleiben, das ist viel zu unstrukturiert.“

Wenn ich nicht so viel Spaß an der Sache hätte, hätte ich den Jungs vermutlich schon längst gesagt, dass sie ihren Kram in Zukunft alleine machen können.

Ich mag Thomas jedenfalls nicht, und seine Stimme und Bühnenpräsenz kann nicht mal ansatzweise mit Ben mithalten. Gegen ihn wirkt er da oben wie eine Witzfigur, die ständig und mit einer peinlichen Unterwürfigkeit um das Publikum wirbt. „Bekomme ich bitte eure Hände" oder „Ich würd' mich so sehr freuen, wenn ihr mit mir zusammen singt" – ich kann's echt nicht mehr hören. Er muss doch merken, dass diese weiche Tour nicht zieht. Klar, bei einigen Songs bebt nach wie vor die Tanzfläche, aber das liegt dann eher an den Songs selbst und bestimmt nicht an ihm.

Endlich, die Jungs machen eine Pause, so hat man mal ein paar Minuten Ruhe vor ihm. Ich spüre, wie sich Arme von hinten um mich schlingen und der Duft von unserem Lieblingsparfüm „All about Eve" verrät mir, dass es nur Jule sein kann. Ihre blonden Locken kitzeln meinen Hals, und sie legt ihr Kinn auf meine Schulter. Es tut gut, von ihr so festgehalten zu werden, und sie flüstert leise: „Ich bin froh, dass du trotzdem mitgekommen bist, Maus", und drückt mich noch ein bisschen fester. Ich lehne meinen Kopf gegen ihren und schließe die Augen.

Natürlich hätte ich mir die Silvesternacht anders gewünscht, und es ist wirklich nicht leicht, die Band ohne Ben zu sehen, aber da Jule verständlicherweise mit Tobi feiern möchte, war klar, dass wir trotzdem hier hingehen. Das Wichtigste für mich ist, dass ich zusammen mit meiner besten Freundin das neue Jahr begrüße.

Für die Dauer der Pause kann ich fast vergessen, dass gleich wieder alles anders sein wird. Im Moment stehen nur die Instrumente und sein Mikrofonständer da oben und lassen Raum für Phantasie. Es wäre so schön, wenn Ben gleich die Bühne betreten würde und alles wieder wie früher wäre.

Jule hat uns neue Getränke besorgt, und während wir drei ausgelassen das Ende des alten Jahres feiern und jetzt gemeinsam lauthals „Like the way I do" von Melissa Etheridge singend die Tanzfläche unsicher machen, beobachte ich den Streit dreier Mädels, die nicht weit von uns entfernt stehen. Witzigerweise sehen sie uns sogar ein kleines bisschen ähnlich, und wenn ich mich richtig erinnere, habe ich die Blonde und das Mädel, das

Sophie ziemlich ähnlich sieht, hier auch schön öfter zusammen gesehen. Ich kann nicht hören, worum es geht, aber die Stimmung zwischen den dreien scheint sich immer weiter hochzuschaukeln.

Oft gibt es bei uns Mädels ja das Problem, dass bei dreien immer eine etwas außen vor ist. Ich würde auch gar nicht behaupten, dass das bei uns anders ist, natürlich sind Jule und ich uns wesentlich näher, und das wird sich auch nie ändern, aber Sophie hat in keinster Weise jemals versucht, sich irgendwie zwischen uns zu drängen. Vermutlich kommen wir genau deshalb so gut miteinander klar.

Jule und ich wissen genau, dass wir der wichtigste Mensch im Leben des anderes sind, da gibt es keinen Grund, eifersüchtig zu sein, auch nicht, wenn wir uns mal eine Zeit lang weniger sehen. Daran, dass wir unser Leben lang Freundinnen bleiben und irgendwann mal alt und schrumpelig zusammen auf unserer Veranda sitzen, habe ich überhaupt keine Zweifel. Ich kann mir nicht vorstellen, jemals durch einen anderen Menschen so eine Sicherheit und Geborgenheit wie durch sie zu verspüren. Dieser Gedanke lässt mich lächeln, und ich fühle mich so gut wie schon lange nicht mehr. Obwohl um uns herum alle zu „Narcotic" von Liquido wie wild durch die Gegend hüpfen, gehe ich einen Schritt auf Jule zu, schließe sie in die Arme und brülle ihr über die Musik hinweg „Du bist das Allerbeste, was mir je passiert ist, und ich will dich nie verlieren!" ins Ohr.

Sie gibt mir einen Kuss, strahlt mich überglücklich an und brüllt ebenso laut: „Das ist gut, denn ich lass dich auch nie wieder gehen!" Wir müssen beide lachen. Aber manche Dinge müssen halt einfach sofort gesagt werden, völlig egal, was gerade um einen herum passiert.

Plötzlich steht Tobi neben uns und fragt mich, ob er Jule kurz entführen dürfte. Ich nicke grinsend, und die beiden verschwinden Richtung Backstage. Da würden mich keine zehn

Pferde reinkriegen, es reicht schon, wenn ich diesen Thomas gleich wieder auf der Bühne ertragen muss.

Sophie und ich gehen zurück zur Bar, um uns noch was zu trinken zu bestellen, und Sarah, Mia, Dennis und Silvia, die ich den ganzen Abend von meinem Frusthocker aus kaum gesehen habe, schließen sich uns an. Wir schlängeln uns durch die Grüppchen, und ich merke, dass ich viel selbstbewusster bin, seit ich wieder ein paar Kilo abgenommen habe. Obwohl die Leute dicht gedrängt stehen, habe ich kein Problem damit, mich da durchzuquetschen, denn so viel Mühe macht es ja nun nicht, mal einen Schritt zur Seite zu gehen.

Ich war so stolz, als ich den Hosenanzug tatsächlich zuknöpfen konnte, und dieses Gefühl hält nach wie vor an. Ist ja auch nicht schwierig, denn es ist auch ein paar Tage her, dass ich die Knöpfe das erste Mal schließen konnte, ohne dass es nach Presswurst aussah und man Angst haben musste, dass einem die Dinger beim nächsten Atemzug um die Ohren fliegen, aber so gut wie jetzt hat der Blazer noch nie gepasst.

Und es tut gut, hier zu sein und mit meinen engsten Freunden Silvester zu feiern. Alle sind da, nur Ben fehlt.

Wie er wohl den Jahreswechsel verbringt? Als wir heute Mittag telefoniert haben, war er mit Jochen gerade unterwegs zu einem Meeting, um das nächste Jahr zu besprechen. Oder viel mehr, um informiert zu werden, wie sein nächstes Jahr aussehen wird. Seine deutschen Texte wurden alle ins Englische übersetzt, da der Markt für deutschsprachige Musik ziemlich überlaufen sei. Ich kann mich noch genau an das Gespräch erinnern, wie enttäuscht er war, dass die Texte jetzt nicht mehr das wiedergeben würden, was er zu sagen hätte. Aber das seien Kompromisse, auf die man sich einlassen müsse, wenn man mit den Großen spielen will. Und er habe die Hoffnung auch noch nicht aufgegeben, dass sie die Songs noch mal in den deutschen Versionen veröffentlichen, und so lange arrangiert er sich einfach damit. Er hat aber auch keine andere Wahl, denn alles, was seine Karriere angeht, wird von Marketingteams genauestens geplant und von Jochen ausgeführt. Natürlich.

Ben bekommt nur noch die Info, wann er wo zu sein hat, sogar an Silvester. Für Spontaneität bleibt da kein Platz. Was man all den Bürohengsten aber nicht vorwerfen kann, ist, dass sie ihren Job nicht verstehen. Im Gegenteil, einen Newcomer innerhalb so kurzer Zeit zu einem der gefragtesten Interviewpartner überhaupt zu machen, ist wirklich eine beachtliche Leistung.

Ich erinnere mich daran, wie Ben neulich zu mir gesagt hat, dass er fast schon selbst daran glauben würde, ein Star zu sein. Ich kann mir schon vorstellen, dass es irgendwann schwierig ist, auf dem Teppich zu bleiben, wenn er den ganzen Tag nur mit Menschen zu tun hat, die ihm auf die Schulter klopfen, ihm permanent einimpfen, wie unglaublich heiß und angesagt er ist, und fast schon den Boden, auf dem er geht, verehren. Natürlich macht das was mit ihm, und im Grunde ist das ja auch absolut richtig so. Nur wenn er selbst daran glaubt, ein Star zu sein, gibt er sich in der Öffentlichkeit wie ein Star und bringt dadurch wiederum die Medien dazu, ihn für einen Star zu halten.

Neulich habe ich abends auf der Couch gesessen und eher durch Zufall in so ein Starmagazin gezappt. Mein Herz hat sich fast überschlagen, als genau in dem Moment Bens Gesicht bildschirmfüllend zu sehen war. Sein Blick war so selbstsicher, so lässig und sexy, als hätte er sein ganzes Leben nichts anderes gemacht, als Interviews zu geben und mit Moderatorinnen zu flirten. Ich hätte eine scheiß Angst vor der Kamera und davor, dass ich auf irgendeine Frage keine passende Antwort geben könnte. Ganz davon abgesehen, dass keine Visagistin der Welt mich so schminken könnte, dass man nicht sieht, wie rot ich werden würde.

Bei ihm ist das anders, er flirtet mit der Kamera, senkt im richtigen Moment den Blick und antwortet so cool und souverän, dass selbst ich das Gefühl bekomme, ihn könnte keine Frage aus der Ruhe bringen. Nachts haben wir telefoniert, und ich habe ihm gesagt, wie beeindruckt ich von seiner Präsenz im Interview war. Er hat nur gelacht und mir verraten, dass er einmal pro Woche Interviewtraining hat, wo genau solche Szenen und fiesen Fragen immer wieder durchgespielt werden. Alles reines Training und wieder mal eine perfekt einstudierte Rolle, aber diese ist ihm wenigstens auf den Leib geschneidert.

„Wo bist du denn gerade mit deinen Gedanken?", ist die fiese Frage, auf die ich jetzt vollkommen ohne Interviewtraining antworten muss. Ich schaue Sophie an. „Ich denke an Ben."

Sie sagt leise: „Ich weiß, wie sehr du ihn vermisst." Dann lächelt sie mir aufmunternd zu.

Ich schüttele den Kopf und antworte kaum hörbar: „Nein, ehrlich gesagt, weißt du es nicht, aber danke für den Versuch", und wir stoßen an. „Auf dass er heute auch einen schönen Jahreswechsel hat und es ihm gut geht", sage ich mit einem gequälten Lächeln.

„Ja, darauf trinken wir. Auch wenn er sich für so einen schönen Toast auf ihn mittlerweile sicher Champagner in unseren Gläsern wünschen würde", schmunzelt Sophie. Sie nimmt meine Hand und zieht mich hinter sich her, Richtung Bühne, wo die Jungs gerade wieder ihre Plätze eingenommen haben.

Bevor in diesem Moment das Intro von „Every breath you take" erklingt, hatte ich gerade noch genug Zeit, um das Song-Orakel zu befragen: „Das nächste Lied soll mir Bens Stimmung heute Abend verraten." Ich löse mich aus Sophies Hand, und während sie zügig weiter zur Bühne geht, lasse ich mich langsam zurückfallen. Am Rand der Tanzfläche fühle ich mich heute eindeutig wohler und setze mich an einen freien Tisch.

Von hier aus kann ich beobachten, wie Jule Sophie fragt, wo ich bin, und sie sich suchend in meine Richtung umdreht. Ich lächle sie an und forme mit den Lippen „Alles gut, tanz du mal!" Sie legt den Kopf schief, lässt sich dann aber doch von Sophie, Sarah und den anderen mitreißen. Vielleicht gehe ich später auch noch nach vorne, aber jetzt noch nicht, besonders nicht bei dem Song.

EVERY BREATH YOU TAKE

Ich sehe auf mein Handy. Immer noch keine Nachricht. Vielleicht sollte ich ihm schreiben, dass ich an ihn denke und wie sehr ich ihn … irgendwie fühlt es sich anders an als sonst.

Es ist nicht nur so, dass ich an ihn denke, da ist eine tiefe Sehnsucht nach ihm – ich vermisse ihn. Ja, vermissen ist das richtige Wort. Ich könnte ihm einfach schreiben, dass das hier – ohne ihn – nicht dasselbe ist.

Seit wann habe ich denn so ein Problem damit, ihm eine Nachricht zu schreiben? Er weiß ja, dass wir alle zusammen hier sind, und eigentlich wollte er auch kommen, aber dann wurden Weihnachten und Silvester einfach so gestrichen. „Das Label will die Veröffentlichung des Albums im Januar halten, das bedeutet Nachtschichten statt Feiertage", habe ich noch genau Bens Stimme im Ohr, wie er Jochen imitiert.

Ich schaue auf die Bühne und kann nichts dagegen tun, meine Augen füllen sich mehr und mehr mit Tränen. Ich vermisse es nicht nur, Ben da oben zu sehen, ich vermisse es auch, hier unten von ihm gesehen zu werden. Er gab mir immer das Gefühl, besonders zu sein und nicht nur eine von vielen. Jetzt ist das anders.

Natürlich freuen sich die Jungs, bis auf Thomas, auch, wenn ich da bin, aber es bedeutet mir nichts. Ich weiß, wie blöd das klingt, aber mir fehlt tatsächlich jemand auf der Bühne, in den ich all meine geheimsten Sehnsüchte projizieren kann.

Es ist genau, wie Ben gesagt hat, wir Mädels kommen zum Konzert, weil wir uns ausmalen wollen, wie es wäre, wenn der

Sänger nur für uns allein singt. Und Ben hat es mir sehr leicht gemacht, genau das zu glauben. Natürlich hat es seinen Reiz, ihm zu schreiben, zu telefonieren, und dabei flirten wir auch viel offensiver, als wir es je von Angesicht zu Angesicht getan haben. Der große Unterschied ist aber, dass uns jetzt niemand mehr zuschaut. Ich erinnere mich noch genau an meinen Abi-Ball, als Ben sich während „Rebell Yell" zu mir hinunter gebeugt hat. Das war so was von sexy, und alle um uns herum haben es gesehen. Sie haben die Köpfe zusammengesteckt und angefangen, über uns zu tuscheln. Ich geb's nicht gerne zu, aber das hat mich angemacht. Ich weiß, es sollte mir scheißegal sein, was andere von mir denken, zumal es ja nicht mal der Wahrheit entsprochen hat, aber es hat mir gutgetan, dass sie gedacht haben, dass da was zwischen uns sein könnte. Das war eine Streicheleinheit für mein am Boden liegendes Selbstbewusstsein. Natürlich wusste er, was die anderen um uns herum gerade für Gerüchte gestreut haben, aber es war ihm völlig egal. Er hat das Spiel mitgespielt, mir zuliebe.

Je mehr ich darüber nachdenke, wie es noch vor wenigen Wochen war, desto trauriger werde ich, und allmählich wird mir bewusst, was heute wirklich anders ist. Heute Nacht wäre es mir völlig egal, wenn wir ganz allein wären, uns niemand zusehen würde, jetzt hätte ich ihn einfach nur gerne an meiner Seite.

Während ich missmutig Thomas auf der Bühne beobachte, lasse ich mein Handy nachdenklich von der einen in die andere Hand gleiten, als es plötzlich aufblinkt. Endlich! Eine Nachricht von Ben. „Du musst ihm wenigstens eine Chance geben." Ein Lächeln macht sich auf meinen Lippen breit, der Typ kennt mich einfach erschreckend genau.

Ich überlege, ihm zu schreiben, dass mir das schwerfällt, weil Thomas gerade „Every breath you take" versaut, antworte ihm dann aber einfach nur: „Woher willst du denn wissen, dass ich in diesem Moment nicht ausgelassen vor der Bühne tanze und den unglaublich heißen Sänger anschmachte?"

Seine Reaktion folgt direkt: „Weil deine Antwort dann länger als fünf Sekunden dauern würde und du mich, ganz besonders heute Abend, sehnlichst da oben vermisst."

Ich fühle mich ertappt und rutsche unruhig auf meinem Stuhl hin und her. Mist, der Kerl ist wirklich gut, aber ich vermisse ihn nicht nur da oben auf der Bühne, gerade vermisse ich ihn viel mehr hier bei mir.

Ich lausche dem Text, eigentlich könnte ich ihn Ben eins zu eins genau so schicken: „Since you've been gone, I've been lost without a trace – I dream at night, I can only see your face". Kann ein Song perfekter zu meiner Situation passen?

Aber das Song-Orakel muss sich vertan haben, denn die Frage war doch, wie Ben sich heute Abend fühlt. Na ja, um zu wissen, wie seine Stimmung ist, brauche ich kein Orakel, das zeigen mir seine SMS ja gerade ziemlich eindeutig. Selbstgefällig und überheblich sind die Worte, die seinen Gemütszustand am besten beschreiben. Ich muss innerlich kichern, als ich mir vorstelle, wie er gerade irgendwo auf einer Party vermutlich neben Jochen sitzt und sich langweilt.

Jochen ist sicher wieder tierisch genervt, weil er natürlich genau weiß, dass Ben mit mir schreibt, statt sich ihm zu widmen. Ich wette, er spielt gerade mit dem Gedanken, Bens Handy im nächstbesten Champagnerglas zu versenken. Nur blöd, dass sein neues iPhone 6 Plus da nicht reinpasst. Tja, da muss der liebe Jochen jetzt durch, denn natürlich wäre Ben lieber hier bei uns, und das könnte der coole Rockstar auch ruhig einfach zugeben. Aber nein, er versteckt sich lieber hinter seiner, zugegebenermaßen auch in diesem Moment wieder äußerst attraktiven, selbstgerechten Art. Aber was antworte ich darauf? Ich erschrecke mich, als ich mir vor Nervosität auf die Unterlippe beiße. Meine Güte, es ist doch nur eine SMS, eine SMS wie viele hunderte zuvor. Dann tippe ich „Oh, ist dem werten Herrn Rockstar der Starrummel also schon zu Kopf gestiegen, oder was macht dich so sicher, dass ich mich hier nach dir verzehre?"

Soll ich das echt so schreiben – dass ich mich nach ihm verzehre? Gehe ich damit nicht einen Schritt zu weit? Nein, das ist gut als Konter. Ich schwäche es einfach durch einen zwinkernden Smiley ab, dann ist es unverfänglicher. Gesendet.

Ich starre aufs Handy. Hat es ihm die Sprache verschlagen, oder warum reagiert er nicht? Mist, es kommt keine Antwort, ich bin zu weit gegangen. Ich schließe die Augen, zähle bis zehn und schaue erneut aufs Handy. Ein Glück, eine neue Nachricht. „Ich habe dich eben durchschaut, da brauchst du dir auch gar nicht so verlegen eine Strähne hinters Ohr streichen ..."

Oh Mann, genau das habe ich gerade tatsächlich getan! Ein wohliger Schauer läuft mir über den Rücken und lässt eine prickelnde Gänsehaut zurück. Das ist ja schon fast unheimlich, oder liegt es vielleicht nur an der Stalkerhymne, dass ich mich gerade so extrem beobachtet fühle?

Mein Herz beginnt schneller zu schlagen, während ich nervös an dem Strohhalm in meiner Cola herumspiele und meinen Zeigefinger über das Glas gleiten lasse.

Erneut blinkt mein Handy auf: „Warum denn auf einmal so nervös, Frau Psychologin? Sie sollten einen Schluck zur Abkühlung trinken!"

Alles in mir zieht sich zusammen, ich bin aufs Köstlichste erregt und trinke wie ferngesteuert von meiner Cola.

„Braves Mädchen! Und du weißt doch, es gibt keinen Grund nervös zu sein – I'm watching you", leuchtet die nächste Nachricht auf meinem Handy auf. Das sind eindeutig zu viele Zufälle, er muss hier sein. Sofort straffe ich meinen Rücken, dass ich nicht mehr wie ein Schluck Wasser dasitze, und sehe mich um. Überall stehen die Leute so dicht gedrängt, dass ich gar nicht so schnell jedes einzelne Gesicht erfassen kann. Ich scanne meine komplette Umgebung, kann ihn aber nirgendwo entdecken, trotzdem bin ich mir jetzt absolut sicher, dass er da ist. Er muss hier sein, das spüre ich ganz genau, außerdem stünde ich andernfalls ganz umsonst kurz vor einem Herzinfarkt.

Mein Blick wird auf die Bühne gelenkt, als Tobi zu Thomas geht und ihm, auf die Setliste deutend, etwas ins Ohr flüstert. Das Intro von „With or without you“ ertönt, und der Basslauf fährt in jede einzelne Faser meines Körpers. Ich bin wie elektrisiert. Im Publikum wird es plötzlich unruhiger, immer mehr Menschen drehen sich von der Bühne weg, stecken die Köpfe zusammen und tuscheln aufgeregt, besonders die Frauen. Als würden sie einer lautlosen Aufforderung folgen, weichen mehr und mehr Menschen einen Schritt zur Seite, dass sich in der Mitte der Tanzfläche eine Schneise bildet. Mein Herz setzt einen Schlag aus. Da steht er.

Ben in einem maßgeschneiderten, tiefschwarzen Anzug. Er trägt keinen Schlips, stattdessen liegt nur ein weißer Seidenschal um seinen Hals. Er sieht atemberaubend elegant aus. Ich liebe es, wenn seine Haare so verwuschelt sind, als wäre er gerade erst aufgestanden. Seine Grübchen verraten, dass er versucht, ein Lächeln zu unterdrücken. Ich schüttele fassungslos den Kopf, er steht wirklich dort direkt vor mir.

Und dann ist es wieder da, dieses Funkeln in seinen Augen, das mich in meinen Träumen fast um den Verstand bringt. Er ist ein Meister der Inszenierung und genießt seinen Auftritt in vollen Zügen. Nur als Thomas mit dem Gesang einsetzt, sehe ich für einen kurzen Moment die Irritation in Bens Gesicht und muss schmunzeln. Natürlich ist es für ihn befremdlich, seine Band mit einem anderen Sänger zu hören. Besonders bei diesem Song. Warum sollte es ihm da anders gehen als mir?

Ben legt den Kopf schief und streckt mir auffordernd seine Hand entgegen. Die Köpfe des Publikums wenden sich in meine Richtung, und ich werde rot. Natürlich, ich habe nichts anderes von mir erwartet. Ich lege meine Finger auf meine glühenden Wangen und spüre, dass meine Hände eiskalt sind. Tief durchatmen, Lea, aus der Nummer kommst du jetzt eh nicht mehr raus, gebe ich mir selbst einen lautlosen Ruck, stehe auf, gehe langsam auf ihn zu und genieße seinen fast schon bewundernden Blick. Ob ihm auffällt, dass ich etwas abgenommen habe?

Um seine Mundwinkel spielt ein amüsiertes Zucken, als sich meine Hand zaghaft in seine legt.

Ich stoße einen kleinen Jauchzer aus, als er mich überraschend schwungvoll an sich heranzieht. Während ich über seine Schulter streiche, spüre ich sogar durch den Stoff, wie gut er trainiert ist, und er duftet so gut. Wie sehr ich diesen Geruch vermisst habe. Meine Hand gleitet über den feinen Stoff seines Anzugs. So stehen wir eine kleine Weile eng umschlungen da, bis wir anfangen, uns langsam im Takt der Musik zu bewegen.

Er führt, natürlich - und ich gebe mich ihm hin. „Da war dir eben aber schon ziemlich mulmig zumute", stellt Ben mit einem leisen Raunen zufrieden fest. Ich lehne mich etwas mit dem Kopf zurück und lächle ihn zuckersüß an, bevor ich mich dicht an sein Ohr beuge und „Ein ziemlich großer Auftritt für einen Stalker, findest du nicht?" flüstere. Er muss lachen.

Sein Blick wandert hinunter zu meinen leicht geöffneten Lippen, und obwohl ich meine Augen nicht von seinen abwenden kann, sehe ich, dass er sich auf die Zungenspitze beißt. „Du machst es mir echt nicht leicht", sagt er leise, bevor er mir eine Haarsträhne aus dem Gesicht streicht und mit seinen Fingerspitzen hinter meinem Ohr entlang, hinunter zu meinem Hals gleitet. Ich schließe die Augen und lehne meinen Kopf so zur Seite, dass er sich nur ein klein wenig weiter zu mir runterbeugen müsste, um meinen Hals zu küssen.

Als ich seinen Atem auf meiner Haut spüre, zieht sich alles in mir aufs Empfindlichste zusammen. Ich bin bereit. Ich bin so was von bereit. Ich bin immer noch bereit, aber nichts passiert.

Das Lied ist zu Ende, und ich öffne etwas unsicher meine Augen. Die Menschen, die eben noch mit einem gewissen Abstand um uns herum gestanden haben, beginnen zu den Klängen von Nirvanas „Smells like teen spirit" wild zu feiern. Wir lösen uns aus unserer Umarmung, stehen nun voreinander, und ich bin nicht sicher, ob ich vor Verlegenheit lachen muss oder weil der Song so überhaupt nicht zu Thomas passt. Vermutlich ist es eine Mischung aus beidem.

Ben schaut ebenfalls irritiert zur Bühne, nickt kurz Tobi zu, greift nach meiner Hand, und wir gehen an die Bar. Das Verhalten der Frauen, die uns den Weg freigeben, folgt einem Schema: 1. Sie schauen Ben an. 2. Sie erkennen ihn. 3. Lächeln hingerissen. 4. Wandern mit dem Blick runter auf seine Hand. 5. Gleiten weiter zu meiner. 6. Streifen mit ihrem Blick meinen Arm hinauf und landen schließlich 7. bei mir. Dieser Vorgang endet immer mit demselben Ergebnis: Über ihren Köpfen blinken in Neonfarben viele kleine Fragezeichen auf, und in ihrem Gesichtsausdruck ist in großen Buchstaben das Wort „Error" zu lesen.

Erst als wir an der Bar stehen und er wie selbstverständlich ein Bier für sich und eine Cola light für mich bestellt, lässt er mich wieder los, und wir bemerken beide, dass ich seine Hand etwas länger festhalte als er meine. Mit unseren Getränken lassen wir uns in einer etwas abgedunkelten Loungeecke zwischen die Kissen fallen.

„Ich hätte nie gedacht, dass du hier noch auftauchst!", platzt es begeistert aus mir heraus.

„Dann ist mir die Überraschung ja gelungen", sagt Ben mit einem strahlenden Lächeln und deutet unauffällig Richtung Theke. „Jochen war zwar nicht gerade begeistert, als ich ihm von unserer Abendplanung erzählt habe, aber zum Glück steht er mehr auf mich, als ihm lieb ist."

Ich schaue zur Bar hinüber und sehe einen großen Mann in einem dunkelblauen Anzug, der mit versteinerter Miene grimmig zu uns herüberschaut. Den hatte ich mir irgendwie anders vorgestellt und bei weitem nicht so attraktiv. Er verzieht keine Miene, auch nicht, als ich ihn freundlich grüße.

„Auf mich steht er jedenfalls nicht", sage ich schmunzelnd, während ich mich etwas tiefer in die gemütliche Ecke kuschle.

Ben grinst schief und sagt: „Das würde ich ihm auch nicht raten.“ Er zwinkert mir zu, und ich merke, wie mir deutlich wärmer wird, zum Glück ist es hier so schummrig. Es würde ihn also tatsächlich stören, wenn sich jemand für mich interessieren würde. Ein schmeichelnder Gedanke. Ben, der selbstgefällige und vor Lässigkeit und Coolness geradezu strotzende Rockstar, kann also auch so etwas wie Eifersucht empfinden, und noch dazu, wenn es um mich geht.

Mein Selbstbewusstsein schenkt sich zur Feier des Tages ein Glas Champagner ein. Es geht mir so gut, dass mir Jochen fast schon etwas leid tut, wie er so alleine dasteht, und das auf einer Silvesterparty. „Willst du ihn nicht hier zu uns rüberholen? Der kann doch jetzt nicht den ganzen Abend da drüben alleine an der Theke stehen und auf dich warten“, sage ich, aber Ben macht nur eine wegwerfende Handbewegung: „Vergiss den Typen, die nächsten zwei Stunden gehören uns. Ab zwölf hat er mich ja wieder ganz für sich allein.“ Er stockt kurz, fährt dann aber breit grinsend fort: „Und das mindestens für die nächsten sechs Monate.“ Er trinkt einen großen Schluck Bier und lehnt sich entspannt zurück, als hätte er mir gerade nur gesagt, dass er für eine Woche in den Urlaub fährt.

Ich traue meinen Ohren nicht. „Was hast du da gerade gesagt?“

Die Euphorie in seiner Stimme ist nicht mehr zu überhören, als er weiter erklärt: „Meine Single ist in zwölf Ländern in den Top 10. Mit so einem Erfolg haben selbst die ganz oben nicht gerechnet. Die schicken mich für die Promo und Album-Release-Tour quer durch die ganze Welt. Wenn wir da jetzt dranbleiben, kann das den ganz großen Durchbruch bedeuten! Gleich morgen früh geht's los!“ Mit einem Schlag wird mir klar, dass er nicht gekommen ist, um mit mir ins neue Jahr zu feiern. Er ist gekommen, um sich zu verabschieden.

Ich weiß nicht, ob ich ihm vor Begeisterung um den Hals fallen oder in das schon zurecht geknautschte Kissen neben mir heulen soll. Wahnsinn. Es wundert mich aber gar nicht, der Song wurde extrem gehyped, da kam ja wirklich keiner mehr dran vorbei.

Ich erinnere mich noch genau an den Moment, als ich ihn zum allerersten Mal im Radio gehört habe. Ich war gerade mit Steffi auf dem Weg in die Stadt, um etwas für unser Uniprojekt zu besorgen, als die Moderatorin sagte: „Und hier habe ich noch etwas ganz Heißes für euch. Die erste Singleauskopplung des neuen Shootingstars. Ich hoffe, dass wir ihn zur Veröffentlichung seines Debütalbums ins Studio bekommen, und bin mir sicher, dass sich an diesem Tag keine Kollegin krankmelden wird. Die Fotos des aktuell begehrtesten Junggesellen Deutschlands findet ihr auf unserer Homepage. Aber Vorsicht, nicht sabbern, Mädels."

Dann erfüllten die ersten Töne das Auto, und ich konnte mein Herz bis zum Hals schlagen spüren. In dem Moment, als seine Stimme einsetzte, bekam ich eine Wahnsinnsgänsehaut. Sie klang so warm, so rauchig, so nah.

Sie ließ den Song bis zum allerletzten Ton ausklingen und seufzte anschließend sehnsüchtig ins Mikrofon. Ich konnte es ihr so sehr nachempfinden. Mir nachempfinden, dass ich den Song so großartig fand, konnte Ben hingegen überhaupt nicht. Im Gegenteil, als ich ihn anrief, um ihm zu sagen, wie sehr mich sein Lied berührt, ist er fast ausgerastet. Wie mir denn bitteschön diese weichgespülte Radiogrütze gefallen könnte, hat er mich angeblafft. Diese Radioversion, die sein Produzent da fabriziert hätte, habe absolut nichts mehr mit seinem Song zu tun. „Er hat dem Song die Seele genommen", hat Ben geflucht und sich darüber aufgeregt, dass Musik, die im Radio stattfindet, auf grausamste Art verstümmelt würde, nur damit sich die abgewichsten Radioredakteure darauf einen runterholen könnten. Songs dürften nicht auffallen und nicht beim Spülen stören.

Ich habe zwar nicht genau verstanden, was er damit meinte, denn ich kannte ja das Original nicht, habe ihm aber gesagt, dass ich seine Art, mit Komplimenten umzugehen, immer wieder erstaunlich fände. Wenigstens musste er dann lachen. Meine Meinung, dass dieser Song, auch oder vielleicht auch gerade aufgrund dieser Version, wunderschön sei, konnte er trotzdem nicht teilen. Also habe ich auch nicht weiter versucht, ihn davon zu überzeugen. Einen Ben stimmt man nicht um.

Aber jedes Mal, wenn die Nummer gespielt wurde, und das war ab diesem Moment etwa alle drei Stunden so, habe ich voll aufgedreht und heimlich gebetet, dass auf der Single auch diese Radioversion enthalten sein würde.

Ich werde aus den Gedanken gerissen, als plötzlich die komplette Band zusammen mit Jule und Sophie vor uns steht. Zum Glück, denn ich bin ehrlich gesagt ganz froh, dass ich auf diese Weise noch einen kleinen Aufschub bekomme, um mich zu entscheiden, wie ich diese, zumindest schon mal in Bens Augen großartige, Neuigkeit finde.

Er steht auf und begrüßt, ganz Gentleman, zuerst Jule und Sophie, dann seine Bandjungs und zuletzt Thomas. Während sich die Jungs mit festen Umarmungen begrüßen, als wäre nie etwas gewesen, ist der Handschlag zwischen ihm und Thomas doch sehr distanziert. Ich stelle mich rüber zu meinen Mädels und beobachte, wie die Jungs quatschen, als hätten sie sich drei Jahre nicht gesehen. Ein sehr vertrautes Bild. Ben scheint ihnen gerade von seiner anstehenden Welttournee zu erzählen, und wenn mich nicht alles täuscht, sehe ich da, zumindest bei Patrick und Timm, schon ein bisschen Neid in den Augen. Ich glaube, sie bereuen es, sich gegen Bens neue Band entschieden zu haben. Nur Tobi freut sich aufrichtig für seinen besten Freund, so wie es sich ja eigentlich auch gehört.

Immer wieder sucht Ben meinen Blick. Ich glaube, er ist enttäuscht, dass ich mich nicht so richtig mit ihm freue. Auch wenn es in diesem Moment vielleicht so rüberkommt, stimmt das eigentlich auch gar nicht. Natürlich freue ich mich für ihn, aber er geht weg, und das für mindestens sechs Monate. Wie soll ich denn so eine lange Zeit ohne ihn aushalten?

„Ich bin doch nicht aus der Welt", höre ich plötzlich Bens Stimme hinter mir, ganz leise und verdammt dicht an meinem Ohr. Der Typ kann echt meine Gedanken lesen und mich ganz nebenbei auch um den Verstand bringen, wenn er mich weiter mit seinem rauen Dreitagebart genau da unterm Ohr kitzelt. Ich lege den Kopf in den Nacken und drehe mich zu ihm um. „Ich weiß, trotzdem bist du weg."

Er muss grinsen, als er meinen übertriebenen Schmollmund sieht, und sagt leicht ironisch: „Es gibt doch schon Ersatz für mich!", und deutet auf Thomas.

Jetzt muss auch ich grinsen und boxe ihm in die Seite. „Du Arsch, du weißt ganz genau, dass dich niemand ersetzen kann. Ohne dich ist Joyning für mich nicht mehr Joyning."

Er lächelt zufrieden und legt dann einen Arm um meine Schultern. „Geht doch, genau das wollte ich von dir hören." Ich sehe, dass Thomas alles mitbekommen hat und genervt die Augen verdreht. Mir egal, soll er doch ruhig hören, was ich von ihm halte. Er gibt nicht mal ansatzweise einen guten Frontmann ab, ganz im Gegenteil. Trotzdem hätte ich es vermutlich nicht laut ausgesprochen, wenn nicht gerade Ben an meiner Seite stehen würde. Mit ihm fühle ich mich irgendwie sicher und selbstbewusst genug.

Langsam wird es um uns herum unruhig, an den Theken werden jetzt reihenweise Tabletts mit Sektgläsern herausgegeben, und überall bereiten sich die Partygäste auf den Jahreswechsel vor. Thomas geht auch bei uns mit einem Tablett rum, aber ich habe mich mal wieder zu lange zurückgehalten, so dass kein Glas mehr übrig ist. Ihm scheint es nicht wirklich leid zu tun, nach meiner Ansage eben verständlich.

Jule stellt sich neben mich. „Komm, Maus, wir teilen uns ein Glas." Als alle anfangen, gemeinsam im Chor von zehn an rückwärts zu zählen, wird mir plötzlich von hinten ein Sektglas über die Schulter gereicht, und Ben flüstert mir ins Ohr: „Ich weiß, dass du lieber Cola light trinkst, aber für so einen Jahreswechsel wäre das doch ziemlich unpassend."

Um genau Mitternacht klirren Gläser aneinander, knallen Champagnerkorken, und auf der Bühne wird ein Indoor-Feuerwerk zu Kool & the Gangs „Celebration" gezündet. Alle um uns herum liegen sich in den Armen, und bevor wir uns irgendwem sonst zuwenden, gehören die ersten Sekunden des neuen Jahres Jule und mir. „Ich wünsche dir ein glückliches neues Jahr, Maus, und hätte mit niemandem mein Sektglas lieber geteilt als mit dir", kichert Jule und zwinkert mir zu, während wir anstoßen. Ich hole gerade Luft, um zu antworten, als Tobi sie schon an sich zieht und stürmisch küsst. Er konnte es scheinbar nicht länger abwarten. Ich schüttele lachend den Kopf und drehe mich zu Ben, der neben mir steht. „Immer dieses ekelige Rumgesabber", sage ich, und Ben stößt grinsend mit mir an.

Er legt einen Arm um mich, zieht mich an sich heran und sagt, mit seinem Mund gefährlich nah an meinem: „Wie recht du hast, immer dieses widerliche Rumgesabber." Seine Augen funkeln dunkel, und sein Blick ist betörend, am liebsten würde ich ihn jetzt auf der Stelle küssen. Ich beuge mich ein ganz kleines bisschen weiter nach vorne, und auch Ben kommt noch ein wenig näher. Um seine Mundwinkel spielt ein sexy und zugleich auf gewisse Weise vorfreudiges Schmunzeln. Ich sehe ihm an, dass der nächste Schritt von mir kommen muss, er würde mich endlos so zappeln lassen. Ich öffne scheu meinen Mund und spüre, wie Ben Luft einsaugt.

ES FÜHLT SICH GUT AN, ICH ZU SEIN

„Wir müssen jetzt los, draußen wartet schon die Presse, die wollen Fotos. Also sieh zu, dass du irgendwas Hübsches mit zum Auto nimmst, die können wir ja an der nächsten Ecke wieder rausschmeißen", kommt es plötzlich in bestimmtem Ton von Jochen, und er schaut mich abwertend von oben bis unten an.

Wo kommt der denn jetzt auf einmal her? Er drückt Ben ziemlich pampig seinen schwarzen Mantel in die Hand und schaut demonstrativ auf seine protzige Uhr am Handgelenk. Ben schluckt und weicht einen Schritt von mir zurück. In gefährlich ruhigem und unüberhörbar ironischem Ton stellt er uns einander vor. „Lea, das ist mein angenehm unaufdringlicher Tourmanager Jochen. Jochen, mit dem todsicheren Gefühl für das perfekte Timing", dabei wirft er ihm einen vernichtenden Blick zu. „Jochen, das ist Lea. Lea, die Frau, der keine Beschreibung gerecht werden könnte." Ich nicke Jochen, obwohl mich sein mieser Spruch gerade ziemlich getroffen hat, höflich zu, doch er ignoriert mich eiskalt.

Aber vielleicht hat er recht, vielleicht wäre es besser, wenn Ben sich nur mit gutaussehenden Frauen in der Öffentlichkeit zeigt. Er hat ja nun mal dieses Rockstar-Image, dass man tatsächlich glauben könnte, dass er sich nur mit den hübschesten Models umgibt. Alles Teil der Show, einer Show, die ziemlich gut funktioniert.

Ich seufze. Gleich zum Jahresbeginn ein Schlag ins Gesicht, herzlichen Dank auch.

„Ben, wir müssen jetzt sofort los, der Flieger wartet nicht. Auch nicht auf dich", kommt es auffordernd von Jochen.

Ben schnaubt verächtlich, zieht sich dann aber doch den schwarzen Mantel über und fängt an, sich von seinen Jungs, Jule und Sophie zu verabschieden. Als er schließlich auf mich zukommt, schlucke ich meinen Schmerz runter und versuche, mir nicht anmerken zu lassen, dass ich kurz davor bin, in Tränen auszubrechen. Eben waren wir noch kurz davor, uns endlich zu küssen, und jetzt soll ich ihn schon für ein halbes Jahr gehen lassen?

Ich atme tief durch, lächele Ben an und möchte ihn gerade zur Verabschiedung in die Arme schließen, als er meine Hand ergreift und mit entgeistertem Gesichtsausdruck fragt: „Du kommst doch wohl noch kurz mit runter zum Wagen. Oder etwa nicht?"

Ich schüttele den Kopf und sage, dass ich das für keine gute Idee halte, aber er reagiert überhaupt nicht, sondern hält meine Hand fest im Griff und zieht mich hinter sich her zum Ausgang.

Jochen, der hinter mir läuft, hat das Handy am Ohr, er scheint dem Fahrer Bescheid zu geben, wann er zum Eingang kommen soll. Irgendwie fühlt man sich ja schon wichtig, mit so einem Manager, der sich um alles kümmert. Als wir an die große Marmortreppe im Foyer kommen, kann ich tatsächlich schon einige Fotografen in Lauerstellung sehen.

Jochen quetscht sich so zwischen Ben und mir hindurch, dass wir gezwungen sind, unsere Hände voneinander zu lösen und keine Sekunde später, zieht Jochen auch schon ein Mädchen heran und drückt sie Ben in den Arm.

Das Mädchen scheint nicht ansatzweise so verdutzt wie Ben über die Situation zu sein. Ganz im Gegenteil, in dem Moment, als das Blitzlichtgewitter losbricht, schmeißt sie sich schon in Pose. Ben dreht sich suchend nach mir um, aber Jochen hat mich am Arm gepackt und weiter die Treppe mit runtergezerrt, damit ich auch ja auf keinem Foto auftauche. Wütend reiße ich mich von ihm los. Was denkt der sich denn? Dass ich mich absichtlich mit aufs Bild drängeln würde? Wohl kaum!

Ich stehe etwas seitlich am Fuß der Treppe und beobachte das Spektakel. Das Spiel mit der Kamera beherrscht Ben, selbst in so einer Situation, perfekt. Die Fotografen brüllen „Hierher,

hierher!" oder „Etwas näher zusammen, zeigt mal, was ihr drauf habt!"

Ben und das hübsche Mädel liefern so eine sinnliche Show, dass ich nun doch fast ein bisschen eifersüchtig werde. Nicht nur ein bisschen, ich bin eifersüchtig, und zwar richtig, aber es stimmt schon, sie sehen toll zusammen aus. Mit mir würden solche Bilder eher die Überschrift „Nicht nur die Gesichtsfarbe der Frau an seiner Seite erinnert an eine Fleischtomate" tragen.

Langsam wird das Gebrüll der Fotografen leiser, und ich muss bei dem Gedanken, dass niemand „Drück die Zunge unter den Gaumen" gerufen hat, schmunzeln. Haben die zwei aber auch wirklich nicht nötig.

Jochen steht neben mir und schaut abwechselnd auf sein Handy, seine Uhr und zur Eingangstür. Der Außenbereich ist heute zur Feier des Tages mit einem roten Teppich ausgelegt und mit einem weißen Baldachin geschützt. Links und rechts säumen Heizpilze den Weg, und unter dem Stoffhimmel hängt ein funkelnder Sternenvorhang.

Als eine schwarze Limousine vorfährt, stellt Jochen sich vor Ben und das Mädel und ruft den Fotografen zu, dass die Show nun vorbei sei. Er versucht, die beiden gemeinsam zum Auto zu dirigieren, aber Ben flüstert ihr etwas ins Ohr, sie verabschiedet sich und geht etwas verdattert die Treppe hinauf. Das hatte sie sich wohl auch anders vorgestellt. Die Fotografen merken, dass es hier unten nichts mehr zu holen gibt, und verschwinden ebenfalls. Jetzt ist der Eingangsbereich vollkommen leer, nur wir drei sind noch da. Wir und eine Handvoll Schaulustige, die sich oben an die Balustrade gestellt haben, um auch ein paar Fotos mit ihrem Handy zu machen.

„Was sollte das?", faucht Ben Jochen stinksauer an. Jochen ignoriert ihn und hält uns einfach nur schweigend die Tür nach draußen auf. Ich werfe Ben einen schmunzelnden Blick zu, während ich ihm leise „Wie zuvorkommend er doch ist" zuflüstere.

Hier im Freien ist die Luft zwar eiskalt, aber es ist überhaupt nicht unangenehm. Im Gegenteil. Ich atme tief ein und spüre, wie sich meine Lungen mit der unverbrauchten Luft füllen, was für ein Genuss. So kalt, dass mein Atem gefriert, war es den ganzen Winter noch nicht.

Ich puste Ben etwas Nebel entgegen, und mein Herz beginnt schneller zu schlagen, als er ihn fest einsaugt. Oh Gott, wie sexy das aussieht. „Ich gebe euch drei Minuten", kommt es von der anderen Wagenseite, bevor Jochen einsteigt und der Fahrer die Tür hinter ihm schließt. Ben nickt dem Fahrer höflich zu, und auch der steigt wieder ins Auto.

Obwohl nur Ben und ich hier sind, spüre ich dieses angenehme Kribbeln im Bauch. Es ist schön, hier mit ihm allein zu sein – nur wir zwei unter dem Sternenhimmel. Wie kitschig, aber irgendwie schön kitschig, geht es mir durch den Kopf und ich muss schmunzeln. „Was ist?", fragt Ben, nimmt seinen weißen Seidenschal und wirft ihn mir um die Schultern, bevor er ihn an beiden Enden greift und mich mit einem festen Ruck kräftig an sich heranzieht.

Erschrocken halte ich mich mit beiden Händen an seinen Armen fest. „Ich freue mich einfach, dass wir uns noch mal gesehen haben", flüstere ich etwas verlegen und bin überrascht, wie brüchig meine Stimme auf einmal klingt. Abschiede sind einfach nichts für mich. Ben legt seine Finger an mein Kinn und streicht sanft mit seinem Daumen über meine Lippen. „Ich hätte nicht fliegen können, ohne dich noch mal zu sehen."

Ich genieße seine Berührung. Das Kitzeln im Bauch wird immer stärker. Nicht dass ich dieses Gefühl nicht schon ein paarmal in meinen Tagträumen gehabt hätte, aber das hier passiert gerade wirklich, und es ist trotzdem noch da. Ich stehe hier ganz alleine mit Ben, und es gibt keinen Ort der Welt, an dem ich jetzt lieber wäre.

Sein Blick haftet an meinen Lippen, und erneut streicht sein Daumen ganz langsam von einem Mundwinkel zum anderen.

Ganz zaghaft, beinahe schüchtern, berühre ich seinen Daumen mit der Spitze meiner Zunge. Seine Augen funkeln überrascht, und ich schmiege mich gegen den festen Griff seiner Hand in meinem Nacken. Als er meinen Kopf ein klein wenig zur Seite dirigiert, höre ihn „Ich will mich komplett in dir verlier'n" flüstern, und schließe die Augen. Bitte, bitte, küss mich jetzt endlich, geht es mir durch den Kopf, und dann passiert es tatsächlich.

Unsere Lippen treffen aufeinander, ganz zurückhaltend und vorsichtig. Es fühlt sich so gut an, wie er meine Unterlippe küsst, behutsam an ihr saugt und dasselbe Spiel quälend langsam mit meiner Oberlippe wiederholt. Es ist ein warmer, sinnlicher Kuss – ich hatte ja keine Ahnung, was mir da all die Jahre entgangen ist. Mir entfährt ein leises Stöhnen, und ich schmiege mich noch näher an ihn heran, ich will ihn spüren. Erst langsam, dann immer fordernder drängt sich Bens Zunge in meinen Mund und fängt an mich zu necken, zu liebkosen und mit meiner Zunge zu spielen.

Er schmeckt so gut, nach einer Mischung aus herber Süße, Salz und Ben. Ich bekomme einfach nicht genug von ihm und gebe mich ihm völlig hin. Von meiner anfänglichen Scheu spüre ich nichts mehr, ich will ihn. Unser Kuss wird immer hemmungsloser und leidenschaftlicher, als plötzlich eine leicht angetrunkene Stimme von der Straße rüber ruft: „Nehmt euch doch ein Zimmer, ihr Hübschen!" Ben und ich halten für einen Moment inne, und wir öffnen zeitgleich die Augen. Wir müssen beide grinsen. Er stupst mich neckisch mit seiner Nase, ehe er ein kleines Stück von mir zurückweicht.

Ich will nicht, dass er geht, ich will, dass er hier bei mir bleibt. Bens Augen funkeln verführerisch, und trotzdem spüre ich, dass er kurz davor ist, in dieses Auto zu steigen, um jetzt mit Jochen zum Flughafen zu fahren. Ein Lächeln, um ihn zu verabschieden, wäre wohl angebracht, aber es will mir nicht gelingen.

Als er mir eine Haarsträhne hinters Ohr streicht, kann ich nicht anders. „Ausgerechnet jetzt haust du einfach so ab", flüstere ich so leise, dass ich kaum meine eigenen Worte hören kann. Ich bin nicht sicher, ob er mich wirklich verstanden hat oder einfach nur meinen traurigen Blick richtig interpretiert, auf jeden Fall antwortet er mit einem entwaffnenden Lächeln: „Lea, ich hau doch nicht einfach so ab. Ich gebe dir nur eine Chance, mich zu vermissen." Er zwinkert mir schief grinsend zu, dann öffnet er die Autotür. Ich würde ihn am liebsten festhalten, aber gleichzeitig auch für diesen Spruch kräftig in die Seite boxen. Kann er nicht einfach mal ernst bleiben?

Aber ich rühre mich nicht, stattdessen stehe ich einfach nur da und schaue ihn an. Tränen steigen mir in die Augen, aber ich will jetzt tapfer bleiben. Gerade als er dabei ist einzusteigen, hält er inne und kommt noch mal auf mich zu. Ganz dicht an mein Ohr geschmiegt, so dass mich seine Bartstoppel kitzeln, flüstert er: „Ach Lea, könntest du dich doch nur durch meine Augen sehen." Seine Stimme klingt rau, und das erste Mal, seit ich ihn kenne, habe ich das Gefühl, dass er sie nicht richtig unter Kontrolle hat. Er wirkt mit einem Mal so nahbar, so verletzlich auf mich, und sein Blick verrät mir, dass er sich seit langem zum ersten Mal auch genauso fühlt.

Für einen kurzen Moment scheint ihn das zu verunsichern, doch schon im nächsten Augenblick, als er „Träum heut Nacht was Schönes" hinterherschiebt und eine Augenbraue nach oben zieht, ist er wieder ganz der Alte. Dann steigt er in den schicken Wagen, und mit quietschenden Reifen brausen sie in die Dunkelheit davon.

Ich gehe einige Schritte nach vorne, an die Stelle, an der eben noch das Auto gestanden hat. Um mich herum ist alles ruhig, nur der nächtliche Himmel über mir und der dämmrige Schein einer Laterne. Da ist ein kleiner feuchter Punkt auf meiner Nase, und ich schaue nach oben. Vereinzelt rieseln aus dem sternenklaren Nachthimmel kleine, glitzernde Schneeflocken herab, landen auf meinem Gesicht und schmelzen. Ich lege den Kopf weit in den Nacken und genieße die zarte Liebkosung der kleinen Flocken, wie sie um meine Nase tanzen und sich auf meiner Haut niederlegen, auf meinen Lippen. Auf meinen Lippen, die eben noch mit seinen verschmolzen waren. Der erste Schnee. Heute scheint eine gute Nacht für Premieren zu sein. Mit ausgebreiteten Armen drehe ich mich erst einige Male langsam um mich selbst, dann schlinge ich meine Arme ganz eng um meinen Körper. Ich bin vollkommen gedankenleer und doch so erfüllt von Glück zugleich. Die kalte Luft weht um meine Nase, und ich fühle mich einfach nur schwerelos und frei.

„Ist alles gut, Maus?", fragt mich eine leise Stimme, und jemand streicht mir liebevoll über den Arm. Ich brauche einen kleinen Moment, um wieder in die Wirklichkeit einzutauchen. Jule und Tobi stehen direkt neben mir und schauen sich suchend um.

Ich nicke lächelnd. „Ja, alles ist gut. Er ist jetzt los zum Flughafen." Meine Stimme hört sich zittrig an, ich muss doch ziemlich lange so dagestanden haben.

Jule legt einen Arm um mich. „Komm wieder mit rein, du bist ja schon ganz durchgefroren." Sie rubbelt meine Schultern und den Rücken warm, während wir gemeinsam zurück zur Treppe gehen.

Mit jeder Stufe wird mir mehr und mehr bewusst, dass Ben jetzt weg ist, und ich weiß noch nicht mal, wo er morgen mit dem Flieger landet. Das erste Mal seit vielen Wochen weiß ich nicht genau über sein Leben Bescheid. Obwohl er mir gerade noch ganz nah war, ist er jetzt so fern. Jeder Funken Glück, der mich bis gerade noch erfüllt hat, wird von einer quälenden Unruhe verdrängt, die immer weiter in mir hochsteigt. Mein Herz beginnt zu rasen, und tausend Gedanken jagen panisch durch meinen Kopf.

Ich werde ihn für eine sehr lange Zeit nicht wiedersehen, und wie wird es nun zwischen uns weitergehen? Wird es überhaupt weitergehen, oder wollte er sich nur beweisen, dass er mich doch noch kriegen würde. War das mit mir auch nur ein Spiel für ihn? Ein Spiel, das er jetzt gewonnen hat? War das alles, was ihn an mir gereizt hat?

Ich muss daran denken, wie oft er mir erzählt hat, dass er andere Menschen nur so lange interessant findet, bis er sich sicher ist, dass er sie haben kann. Daran wird er bei mir, nach dem Kuss gerade, ja wohl keinen Zweifel mehr haben.

Meine Gedanken überschlagen sich, und eine tiefe Traurigkeit macht sich in mir breit. Obwohl ich umgeben von Menschen bin, fühle ich mich auf einmal schrecklich verlassen. Ich habe tausend Erinnerungen an Situationen mit ihm im Kopf.

Jule geht bereits die letzten Stufen hinauf, als Tobi mir aufmunternd zunickt. Er hat mich noch gewarnt, mich nicht in Ben zu verlieben – jetzt ist es tatsächlich passiert. Mir kommen Bens Worte in den Sinn: „Liebe hat immer etwas mit Schmerz und Leid zu tun." Da hat er wohl recht.

Oben angekommen, biegen wir gerade wieder in das Atelier, als die ersten Klänge von Bens Single den Raum erfüllen, aber der Song klingt anders, nicht wie die bekannte Radioversion.

Ich lasse meinen Blick umherschweifen, alles sieht so verträumt und friedlich aus mit den beleuchteten Bäumen, dem Nebel hoch oben in der Kuppel und hinter der Tanzfläche die Bühne mit den verlassenen Instrumenten. Um mich herum stehen überall verliebte Pärchen, die sich im Takt der Musik eng aneinander schmiegen. Die haben's gut, geht es mir durch den Kopf, und ich muss schlucken. Verdutzt darüber, dass ich mich gar nicht so sentimental kenne, gehe ich weiter Richtung Tanzfläche.

Als ich mir gedankenverloren eine Haarsträhne aus dem Gesicht streiche und meine Fingerspitzen dabei unverhofft den weichen Seidenschal, den Ben mir kurz vor unserem Kuss umgelegt hat, berühren, bleibe ich stehen. Ich lasse ein Ende durch meine Finger gleiten, bevor ich meine Nase in dem zarten Stoff vergrabe und ganz tief einatme. Er riecht so gut, er riecht nach ihm – und mich umgibt das Gefühl, als würde sich die Welt ohne mich weiterdrehen, als würden sich meine Gedanken entschleunigen. Ich schaue nach oben, und mit einem Mal senkt sich der Nebel aus dem Dachgewölbe langsam auf die Tanzfläche herab, und es sieht aus, als würden wir auf einer Wolke stehen.

„Alles schwarz in dem Haus, nur in deinem Zimmer brennt noch Licht. Der Raum voller Rauch, so wie du dir den Kopf zerbrichst", erklingt Bens Stimme aus den Boxen. Ich habe den Song bestimmt schon Hunderte Male gehört, aber noch nie auf Deutsch, er muss dem DJ die Originalversion gegeben haben. Je mehr ich mich in dem Text seines Liedes verliere, desto sicherer bin ich, dass das zwischen uns keinesfalls vorbei ist, ganz im Gegenteil, es scheint gerade erst begonnen zu haben.

Ich stehe einfach nur da und lasse seine Stimme und seine Worte auf mich wirken, als würde dieses Lied heute Nacht nur für mich gespielt werden. „Du glaubst, du bist nicht gut genug, und du denkst dich klein, weil du dir nicht reichst. Könntest du durch meine Augen seh'n, würdest du wie ich auch zu dir steh'n, jeden deiner Fehler lieben, jedes Detail an dir ist heilig. Denn genau so wie du bist – bist du unvergleichlich."

Eine kleine Träne läuft mir über die Wange, und ich kann gar nicht genau sagen warum. Vor Rührung, vor Überwältigung oder einfach, weil er mir jetzt schon so schrecklich fehlt. Ich wische die Träne weg, kuschle mich in seinen Schal und spüre, dass sich ein glückliches Lächeln auf meinen Lippen ausbreitet. Ein unvergleichliches Gefühl von Sehnsucht und Geborgenheit. Ich bin ganz bei mir, und es fühlt sich mit einem Mal gut an, ich zu sein.

ENDE TEIL 1

Unvergleichlich

Vers 1

Alles schwarz in dem Haus, nur in deinem Zimmer brennt noch Licht
Der Raum voller Rauch, so wie du dir den Kopf zerbrichst
Hier ist Einsturzgefahr, wie du Löcher in die Decke starrst
Und übersiehst dabei die ersten Sonnenstrahlen

Pre

Du glaubst
Du bist nicht gut genug, und du denkst dich klein
Weil du dir nicht reichst

Chorus

Könntest du durch meine Augen seh'n
Würdest du wie ich auch zu dir steh'n
Jeden deiner Fehler lieben
Jedes Detail an dir ist heilig
Denn genau so wie du bist — bist du unvergleichlich

Vers 2

Jeder tanzt um dich rum, aber du wünscht dich weg von hier
Alle so befreit, nur du gefangen in dir
Und du schleichst wie ein Geist durch den Raum, beinah unsichtbar
So wird niemand seh'n, wie du wirklich strahlst

Pre

Denn du glaubst
Jeder Schritt nach vorn ist ein Schritt zu weit
Weil du dir nicht reichst

Chorus

Könntest du durch meine Augen seh'n
würdest du wie ich auch zu dir steh'n
Jeden deiner Fehler lieben
Jedes Detail an dir ist heilig
Denn genau so wie du bist —

Bridge

Bist du das Gelb in mein' Schwarz/weiß Bild
ein Sonnenstrahl in der Nacht
die Melodie, wenn alles still wird
so wie du lachst

In meinem Chaos der rote Faden
lass' dir nie was andres sagen
Denn genau so wie du bist — bist du unvergleichlich

Chorus 'intim'

Könntest du durch meine Augen seh'n
würdest du wie ich auch zu dir steh'n
Jeden deiner Fehler lieben
Jedes Detail an dir ist heilig
Denn genau so wie du bist —

Chorus 'groß'

Könntest du durch meine Augen seh'n
würdest du wie ich auch zu dir steh'n
Jeden deiner Fehler lieben
Jedes Detail an dir ist heilig
Denn genau so wie du bist — bist du UNVERGLEICHLICH

Outro

Alles schwarz in dem Haus, nur in deinem Zimmer brennt noch Licht.

Ich möchte demjenigen danken, der Dir dieses Buch empfohlen hat. Jetzt, nach 311 Seiten, hoffe ich so sehr, dass es Dir gut getan, Dich zum Nachdenken, vielleicht ja sogar an einigen Stellen zum Schmunzeln gebracht hat ... und dass Du in diesem Moment auch schon jemanden im Kopf hast, dem Du es weiterempfehlen wirst – und dafür wäre ich Dir dann sehr dankbar. :)

Danke an alle Zweifler. Danke an jeden, der gesagt hat, dass ich nicht so viel von mir preisgeben sollte, dass es eine Grenze geben müsse. Ihr habt mir wieder deutlich gemacht, dass es viel zu viele da draußen gibt, die uns genau dieses Gefühl geben, dass wir nicht über unsere Ängste, Träume und „Fehler" sprechen sollten. Ich wünsche Euch, dass Ihr irgendwann jemandem vollkommen befreit von Euren Ängsten, Träumen und „Fehlern" erzählen könnt, denn es tut unglaublich gut.

David, ich bewundere Dich. Sehr. Und kann nur meinen Lieblingskünstler zitieren „Ich kenn' kein Wort dafür, doch ich spür's". Du bist mein bester Freund, mein Adrenalin und einfach nicht mehr aus meinem Leben wegzudenken. Bei Dir kann ich endlich ich sein. Was wir haben, ist wirklich unvergleichlich, und bei Dir stehe ich am allerliebsten in der Reihe 1. Ach, übrigens ... Ben hat mehr von Dir, als Du denkst. ;)

Mutter, Du schenkst mir jeden Tag das Gefühl bedingungsloser Liebe. Dank Dir bin ich ein glücklicher Mensch – und das mit dem Essen bekomme ich auch noch hin ... irgendwann. :)

Rolf – ich vermisse Dich.

Anne, Danke, dass Du seit der 5. Klasse meine bessere Hälfte bist. Nur mit Dir möchte ich alt und schrumpelig auf der Veranda sitzen.

Super-Tyhi, Du hast es gelesen und korrigiert, aber was noch viel schöner ist: Du hast es miterlebt.

Götz, Du bist wie ein Vater für mich. Wenn ich nicht weiter weiß, bist Du da, und wenn ich verzweifle, gibst Du mir Halt. Danke.

Renée und Yasmin, meine Schardt Angels. Danke, dass Ihr so sehr an das Mädchen aus der 1. Reihe glaubt. Es tut gut, Euch an meiner Seite zu wissen. Ihr checkt das noch mal mit den Kommata, ja?! ;)

Esther, Du Grafik-Genie, Britta und & Larissa … Danke für Eure Energie, Eure Liebe und wertvolle Zeit. Ohne Euch wüsste ich oft nicht weiter. Oder anders: „Wooohohooooo …“ ;)

Inga, Danke, dass Du in einer Modewelt voll „Nichts-Anzuziehen“ doch immer das passende Teil für mich findest. Mit Dir gehe sogar ich gerne shoppen.

Jenny, Du hast Dir mit Manuskript + Dschungelbuch die Nächte um die Ohren geschlagen. 1000 Änderungen, 1000 Dank.

Clara, Du nimmst Ängste und änderst Blickwinkel – Danke.

Jürgen Grethler, Anwalt und Beschützer. Mit Dir kann mir nichts passieren. ;)

Danke an Michael Danielak und das Schallsucht Tonstudio Hagen. „Der Bass muss ficken!“ ;)

Danke an meine Luxuslärmer, dass Ihr mich so sehr darin unterstützt, „ins Licht zu kommen“. Jini, Du hast mir Mut gemacht und für mich gekämpft, als ich es nicht mehr konnte. Dass ich Dich an meiner Seite weiß, ist so viel wert – echt, ohne Scheiß.

Danke an Micha, Tobi, Thorsten, Marc und Super-Günther, die beste Crew überhaupt.

Franze & Manu, Danke für die unvergesslichen Stunden „auf“ Eurem Küchentisch. ;)

Holger & Anne, Danke für Eure Zeit, Eure Ideen und Eure Unterstützung & alles Liebe nachträglich zu Eurer Hochzeit. :)

Danke an Pala Unikata, Euer Schmuck ist einzigartig.

Felix Schelhasse von FUSE Films, Danke für das unvergleichliche Gefühl beim Videodreh.

1000 Dank an Ben und Darcey, das geilste Wolfsrudel der Welt. Die Bilder sind der Wahnsinn.

Ulrike Kleppi, Deine Cookies schmecken definitiv am besten und das ganz ohne Kalorien ;)

Robin von Cotton Control, endlich passen mir mal Merch-Shirts. ;)

Marc, Olli, Seppel, Muckel, Mike & Tanja, Danke für so viele Jahre voller Joy & Fun. ;)

Ihr Lieben, dank Euch haben wir beim Anblick der Weltkugel ein Lächeln im Gesicht ...

Frank, Danke, dass Du Dir immer Zeit nimmst, auch wenn Du sie eigentlich nicht hast.

Steffi, Du bist einfach die Beste. Es ist ein Geschenk, Dich zu kennen.

Friedrich, bei Dir zu sein, fühlt sich an wie nach Hause zu kommen.

Sandra, Danke für Dein immer offenes Ohr und Deine bedingungslos herzliche Art. :-*

Guten Freunden gibt man ein Küsschen, dem Besten seinen ganz persönlichen Platz auf den letzten Seiten.

Batos Dank an …

Mama, Papa, Flo, Fizzel und meine ganze Familie, dafür dass ich so bin wie ich bin. Für all meine Talente und Fehler, denn dank Euch bin ich unvergleichlich.

Jana, kein Wort würde hier nur annähernd ausreichen, um zu beschreiben, wie unvergleichlich Du bist. Was auch immer passiert, wenn diese Worte auf Papier gedruckt sind, zwischen uns wird sich nichts ändern.

Inga, dass Du mir immer den Rücken freihältst, Du bist meine Auszeit. Danke.

Fabian Strangl, dass Du seit dem ersten Ton Bock auf meine Musik hast, und ohne Dich wäre sie niemals unvergleichlich geworden.

Fabian Römer, für jedes Wort und jeden Schluck Pinot Grigio. Du bist nicht nur einer der besten Texter dieses Landes für mich, sondern auch ein guter Freund.

Götz von Sydow, dass Du mir so viele Dinge beigebracht hast, oft unbewusst und schonungslos ehrlich. Dafür kenn ich wirklich „Kein Wort", außer vielleicht Danke ...

Michael Koch, ohne Dich wäre ich schon oft verzweifelt. Zu einem großen Teil durch Dich, bin ich „Endlich Ich".

Hanni Schäfer, für deine unvergleichliche Stimme. Bei Dir steh' ich in Reihe 1.

Florian Müller, Du bist die ruhige, ausgeglichene Version von mir in besser und immer für mich da. Dafür kann ich Dir nicht genug danken, Bruderherz.

Sven Zumbrock, aus Erdkübeln wurde Pearl, aus der Garage große Bühnen, und wir machen immer noch zusammen Musik. Und uns verbindet so viel mehr, my brother from another mother.

Michael Danielak, für den Wahnsinns-Sound im Schallsucht Studio und Deine Art. Du bist unvergleichlich, und ich bin froh, Dich als Freund an meiner Seite zu wissen.

Die BEATGEES, denn ohne Euch hätte ich Berlin nicht so lieben gelernt. Ich bin dankbar, ein Teil der Etage zu sein.

Felix Schelhasse/FUSE Films für ein unvergleichliches Video und die intensivsten vier Tage der letzten Jahre. Warum haben wir uns eigentlich nicht viel früher wieder getroffen? Egal, läuft bei uns.

Sonja Wiegand, Du hast mir völlig neue Seiten an mir gezeigt. Stimmlich wie menschlich.

Donnie O´Sullivan, für mein Logo und Deine kreative Art, die Dinge zu sehen.

Nils Faller, für Deine Flexibilität und einfach druckvollen Sound.

Lucia Fernandez & das nhow Hotel Team, Danke für die wundervolle Location zum Fotoshoot.

David & Björn vom Lido, für das Lido, den Beamer und eure Flexibilität.

Philipp Salb von Musik Meyer/Musicman, für unvergleichliche Instrumente, ohne die diese Platte und hoffentlich noch unzählige Liveshows nicht möglich wären.

... und natürlich geht last, but not least ein riesiges Dankeschön an das starke Team in unserem Rücken:

Danke an Karl Nowak und Nils Aul-Hölzel von Spinnup. Ihr seid ein Wahnsinns-Team, und es macht unglaublich Spaß, mit Euch zu arbeiten. Wir haben lange nach einem Haken gesucht, aber keinen gefunden. Wenn man Musik über Spinnup veröffentlicht, bleibt man alleiniger Eigentümer sämtlicher Rechte, erhält hundert Prozent der ausgezahlten Erlöse und hat die Chance, von Scouts entdeckt zu werden. Klingt komisch, ist aber so, und dafür kann man dann ruhig auch mal Werbung machen. ;)

Danke an Ulf, Nina, Sebastian, Jenny, Kim und Vievie von DIE 4MA. Schön, wenn man sich zwei Mal im Leben trifft. Noch besser, wenn man Donuts dabei hat, natürlich die Gefüllten. ;)

Nash, Du bist einfach die allergeilste Promoterin und hast Autorin + Musiker als Assistenten. Wir würden sagen: „Läuft bei DefNash!"

Christian Hentschel von SCHALL., Danke, dass Du uns weiterhilfst, wenn uns die Worte fehlen.